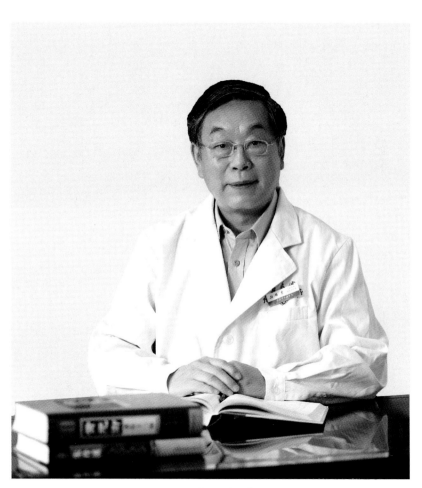

国医大师杨震

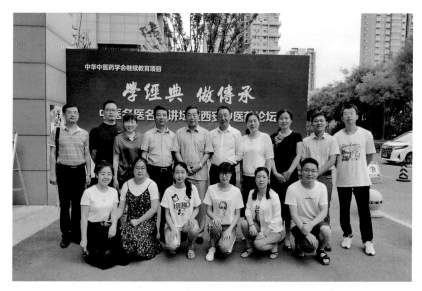

传承团队参加医院学术会议

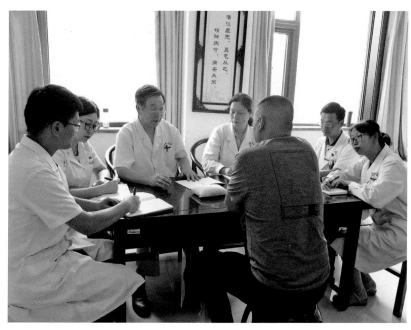

杨震先生在门诊会诊

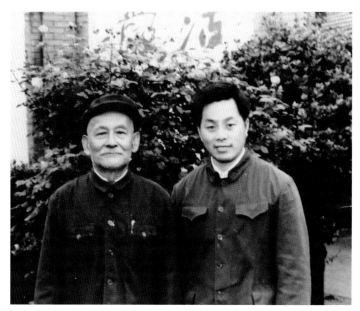

杨震先生与师父麻瑞亭合影

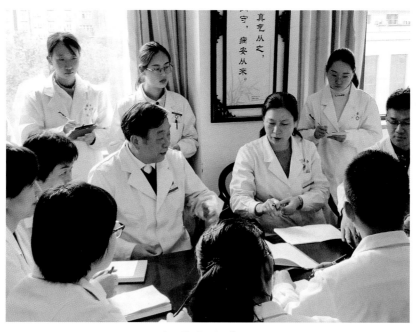

杨震先生带教

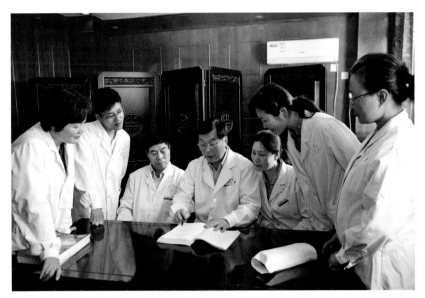

杨震先生在工作室学习

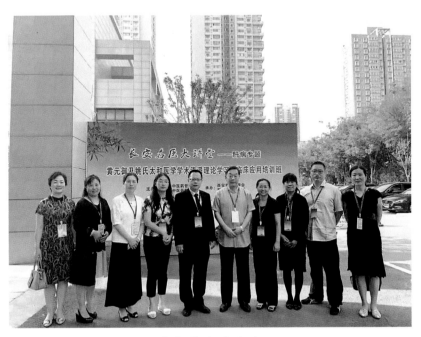

工作室举办学术会议

"十四五"时期国家重点出版物出版专项规划项目

陕西省名中医学术经验集

杨震名中医学术经验集

◎ 郝建梅 主编

陕西新华出版传媒集团

陕西科学技术出版社

Shaanxi Science and Technology Press

——

西安

图书在版编目(CIP)数据

杨震名中医学术经验集 / 郝建梅主编. — 西安:陕西科学
技术出版社,2022.12
(陕西省名中医学术经验集)
ISBN 978 - 7 - 5369 - 8252 - 9

Ⅰ. ①杨… Ⅱ. ①郝… Ⅲ. ①中医临床 – 经验 – 中国 – 现代
Ⅳ. ①R249.7

中国版本图书馆 CIP 数据核字(2021)第 182701 号

陕西省名中医学术经验集·杨震名中医学术经验集
SHAANXI SHENG MINGZHONGYI XUESHU JINGYANJI·YANG ZHEN MINGZHONGYI XUESHU JINGYANJI
郝建梅 主编

责任编辑 耿 奕
封面设计 朵云文化

出 版 者 陕西新华出版传媒集团 陕西科学技术出版社
西安市曲江新区登高路 1388 号陕西新华出版传媒产业大厦 B 座
电话(029)81205187 传真(029)81205155 邮编 710061
http://www.snstp.com
发 行 者 陕西新华出版传媒集团 陕西科学技术出版社
电话(029)81205180 81206809
印 刷 中煤地西安地图制印有限公司
规 格 720mm×1000mm 16 开本
印 张 18.25 插页 2
字 数 235 千字
版 次 2022 年 12 月第 1 版
2022 年 12 月第 1 次印刷
书 号 ISBN 978 - 7 - 5369 - 8252 - 9
定 价 72.00 元

序

《陕西省名中医学术经验集》丛书几经绸缪，即将面世。这是陕西中医界的一桩盛事，也是全省中医药界的骄傲。

陕西是中医药的重要发祥地，素有"秦地无闲草""自古多名医"之美誉。传说中的神农氏和他的族人早先就生活在姜水（今陕西岐水）流域，关中的高天厚土养育了他们，孕育了医学，也推动了《神农本草经》的问世。春秋时期秦国著名医家医缓、医和先后入晋为晋国国君治病，反映了当时秦地医学较其他地区的明显优势。汉代的楼护、韩康，隋唐的孙思邈、王焘，宋代的石泰，明代的王履、武之望以及清代的小儿痘疹专家刘企向等，是陕西中医药的集大成者，为祖国中医药学的进步和发展做出了重要贡献。

中华人民共和国成立后，在毛主席"中国医药学是一个伟大的宝库，应当努力发掘，加以提高"精神的指引下，中医药学进入了日新月异的发展时代，不仅为人民群众提供了方便的中医药诊治途径，也更大幅提升了其理论和技术水平。近年来，习近平总书记对中医药发展做出一系列重要指示，强调"中医药是中华民族的瑰宝，一定要保护好、发掘好、发展好、传承好"，要"遵循中医药发展规律，传承精华，守正创新"。

我省中医药事业在省委省政府的坚强领导下迅速发展，服务体系不断健全、服务能力不断提高，为人民群众"看中医""用中药"提供了更多的途径。

相对于现代医学，中医是很讲究"名医"的，名医绝大多数是德艺双馨的，也是经验丰富的。在临床实践中，"经验"极其关键。在中医领域，几乎所有的经验都是临床积累，或是世代传承而来的。中医药学是必然要向前发展的，新的技术方法也是会不断融合进来的，但中医大约永远都不会离开"经验"。传承精华、守正创新，这是新时代中医药发展的核心与关键。

此前，陕西省中医药管理局曾先后出版过 6 辑《陕西省名老中医经验荟萃》，不仅医生需要，患者也很是欢迎，这些书籍为中医药传承发展起到了重大作用。为进一步挖掘、整理、继承名中医的学术经验，提高全省中医药学术水平，他们开展新一轮《陕西省名中医学术经验集》丛书的编纂工作，这其中既有郭诚杰、杨震等国医大师，又有姚树锦、仝俐功等一批陕西省名老中医，涉及中医内科、外科、针灸等多个专业，覆盖面广，专业水平高。希望通过《陕西省名中医学术经验集》丛书将名老中医的经验传承下去，并为年轻的中医人提高医术提供更多的机缘。更重要的是，通过这种代代相传的模式来不断延续中医的"经验"，必将为中医药学术理论的研究打开新的思路，使中医药学在发展中不断地提升，并造福于万万千千的群众。

《陕西省名中医学术经验集》丛书编委会
2022 年 6 月

目　录

第一章　成才之路

第一节　立志学医，步入岐黄；
熟读经典，功底扎实

　　杨震先生 1959 年高中毕业后，因家中亲属均从事医药工作，本人也从小热爱中医，遂毅然选择学习中医。经过认真的复习准备，如愿考取了半工半读性质的西安中医讲师团，学制 5 年。当时学校成立的主要目的，就是为以后西安中医的发展培养师资力量。因当时讲师团里的中医专家给西安的高级西医脱产班讲课，所以招收的学生需给专家当学徒，并协助整理教材。从 1959 年杨震先生正式踏入中医界，至今 60 多年，历经风雨，积极乐观地面对人生，用自己超常的勤奋与努力，刻苦学习，精研医术，铸就了今天的医学成就。

　　在讲师团学习的 5 年，也是读经典的 5 年。学校的教育体制是学生上午课堂集中上课与下午跟师学习相结合。课堂教育以学习中医基础科目为主，临床实习时和西安市中医二班学生合并，在西安市中医医院各科室学习。首先学习了医古文、四大经典、各家学说及中医内科、外科、妇科、儿科、针灸、骨伤学科，以及生理、解剖等必要的西医基础学科。当时老师要求学生背诵"四小经典"，即《医学三字经》《药性赋》《汤头歌诀》《濒湖脉学》，这是初学中医最方便、最实用的教材；同时要求精读"四大经典"，即《黄帝内经》《伤寒论》《金匮要略》《温病条辨》，这是中医学具有里程碑意义的四部经典巨著，对古代乃至现代中医都有着巨大的指导作用与研究价值。老师们要求学生多背诵，可以先不理解，将来可在临床中加深理解。那时杨震先生利用一切可以利用的时间，经常在课间操场上、排队买饭的队伍里，拿着自己总结的笔记本不时地翻阅背诵，练就了中医经典著作可不假思索、脱口而出的功底，为杨震先生日后博览医书，熟通医理奠定了坚实的基础。

第二节　师出名门，颇得真传；
博采众长，继承创新

杨震先生在半日随师临床期间，拜师于著名中医老专家、陕西省八大名医之一、丹溪学派传承人、西安市中医讲师团团长王新午，以及清代御医黄元御第五代传人、西安市中医医院内科主任麻瑞亭2位老先生，成为入门弟子，当时报纸以"名师出高徒"为题登载了拜师过程。

王新午，山西汾阳人，家学深厚，宗丹溪学派，推崇相火学说。1950年赴京参加第一届全国中医会议，被选为全国中医专门委员会委员。临床擅长诊治伤寒、温病，尤善治急症。1956年率中医治疗乙脑小组在西安市传染病院主持流行性乙脑治疗，效果显著。著有《王新午医话医案》和《流行性乙型脑炎西安市中医治疗纪实》等。

麻瑞亭，山东省安丘人，清代名医黄元御的第五代传人。黄氏乃清代著名医学家，尊经派的代表人物，为明代名臣黄福十一世孙，对研究《黄帝内经》中的气血运动，升降浮沉等有独到见解。麻瑞亭是全面继承与发展黄元御医术的佼佼者，历任西安市中医学会副主任委员、陕西省中医学会副主任委员暨内科分会主任委员等职。编著有《医林五十年》，领衔点校的170多万字巨著《黄元御医书十一种》1990 年出版发行，1991 年获国家中医药管理局中医药科技进步三等奖暨陕西省中医药科技成果二等奖，1992 年获中华人民共和国全国首届古籍整理图书丛书奖。

两位师父均师出名门，中华人民共和国成立后生活于和平盛世，临床多见内伤疾病，病因多为饮食、情绪、劳倦等所伤，但两位导师的学术思想及临证经验却各具千秋。

丹溪学派传承人王新午老先生临床应用相火学说诊治疾病，认为阴阳不和是疾病发生的根本，人体常阳易亢、阴易亏，临床诊病需辨阴阳盛亏，治疗应"调和阴阳，以致平衡"。王老常言，他受丹溪弟子王纶影响很大，认为学好中医应该"专注《黄帝内经》而博乎四子"。他赞成王纶所说的"四子之书，初无优劣，但各发明一义耳"。四子即指张仲景、刘河间、李东垣、朱丹溪，而其中丹溪对他影响最大。他说："人之一身，阴常不足，阳常有余。""火旺致病者，十居八九，火衰成疾者，百无二三。"他认为"人身自少至老，常补其阴，使阴与阳齐，则水能制火，水升火降，斯无疾矣"。他归纳丹溪治病"不出乎气、血、痰，故用药之要有三：气用四君子汤、血用四物汤、痰用二陈汤。久病属郁，故立治郁之方曰越鞠丸"。并告诉大家要学好朱丹溪，首先要读王纶的《名医杂著》。他自己的发挥是气用正元汤，血用圣愈汤，痰用导痰汤，郁用四逆散或越鞠丸。他还说："四子论是明代人学习中医的经验总结，清代以后温病学发展得很快，叶天士、吴鞠通贡献很大，应该提倡六子大全论。要学好中医，一定要学通六子学术，即外感法仲景、内伤法东垣、热病用河间、杂病用丹溪、温病从叶吴。"王新午老师擅长治疗传染病、流行病、五脏病、营血病，如温热病、肝病、心病、肾病、消渴病、自身免疫性疾病等。

麻瑞亭老先生临床应用升降学说诊治疾病，认为气机升降失常是疾病发生的根本，临床宗升降气机，治疗应用升清降浊法治疗疾病，"调达气机，以致和平"。麻老常言：黄氏认为，平人脏气和平。脾升，肝肾随之亦升；胃降，心肺随之亦降。心肾交泰，龙虎回还，阴平阳秘，气血平和，下温而上清，所以健康而无病。一旦外感"八风"，饮食情志所伤为病，则脾气下陷而胃气上逆。脾陷则肝肾升达之路被遏，致使肝肾下陷；胃逆则心肺沉降之路受阻，致使心肺逆升。如此，则心肾不交，气血逆乱，上热而下寒。如复其心肾交泰，龙虎回还，阴平阳秘，气血平和之常，首当调理脾胃，复其脾胃之常，使中焦畅通无阻。更以温升脾胃之药使肝肾升达，以降心肺之药使心肺之气潜降，如是则心肾交泰，龙虎回还，阴平阳秘，气血平和，诸病向愈。他擅长治疗肾病、血液病及经络病、各种腑病，如胃溃疡、胆囊炎、肠炎、息肉、膀胱炎、痹证等。

在校学习期间，杨震先生跟随王新午导师临床应诊以及协同老师整理教材，包括古书整理与医古文翻译工作，同时帮助老师整理了《王新午医话医案》和《流行性乙型脑炎西安市中医治疗纪实》2本书。而临床实践拜西安名老中医麻瑞亭为师，在西安市中医医院的临床工作中，每日跟师侍诊左右，耳提面授，获益匪浅。2位名师的谆谆教诲，为杨震先生在中医道路上的发展奠定了深厚的中医学基础并使他积累了丰富的临证经验。

第三节　潜心中医，广博临床；
兢业工作，德诚业精

一、研治肝病

1964年，杨震先生调到西安市北大街中医门诊部工作。当时门诊部有4位老中医主治医师，专业分别为心病、肺病、脾病、肾病，因此杨震先生被直接指派学习肝病专业。杨震先生把困难当机遇，从头开始，通过查书籍找资料，向当时西安中医肝病专家沈反白老师和传染病专家余榕老师学习。"勤于学而敏于思"，杨震先生精研肝病，就此也确定了肝病成为其毕生主要研究方向，他逐渐形成了自己独特的学术思想及临床经验。

杨震先生在全面继承 2 位老师的学术经验和其他肝病专家的学术特长的基础上，临床对肝胆疾病方面，匠心独具。根据肝脏"体阴用阳"的特点，经过多年肝病专业的诊治，他看到在临床上病人常易出现"用常有余，体常不足"，符合相火学说"阳常有余，阴常不足"的理论。他认为，相火学说是研究人体组织功能及能量运动的生命科学。相火是人体的正能量，是生命活动的原动力，是人的生命之火。相火通过气化产生元气，通过生化产生胃气，是人体先、后天之本的原动力。他在肝病的临床诊治中应用丹溪相火理论指导临床，把肝脏等部位所产生的局部内生火热按"病理性相火"这一理论去研究，提高了对病毒性肝炎病机的认识水平。在肝病的诊治中，首创"肝经血热"为乙肝早期病机理论；按"病理性相火"在肝病进程中的不同表现，提出"六型相火"病机，即郁热相火、血热相火、湿热相火、瘀热相火、阴虚相火、相火虚衰；并研集历代经验，归纳了"治肝十法"，即凉血解毒法、芳香化浊法、疏肝理气法、疏肝健脾法、疏肝利胆法、柔肝养阴法、和肝健补法、清肝息风法、活血化瘀法、通络利水法。依此指导组方，自拟经验方 40 余首。

杨震先生认为在肝脏病中，阴虚阳亢早期，若能及时应用调节气机方法以达平衡，这是最佳方法，故临床主张用"和法"。为此仿黄元御治病之法，选用仲景"四逆散"调达气机，调理肝脾，以达到"调整阴阳，以平为期"。且认为肝病病机应以中医理论为指导，同时吸收 2 大学派的优点，组成新的病机理论。辨证分型后，组方多用经典处方，如传统古方四逆散、猪苓汤、复脉汤、一贯煎、大补阴丸、正元汤、三才汤、圣愈汤、调肝汤、三甲复脉汤等，再结合自己诊治肝病中独创的经验方，按"君臣佐使"法选方组成新方剂，打出"组合拳"，临床疗效显著。

1970 年，杨震先生在新城区医院工作时任医务科长、内科主任，当时内科设床 40 张，另设肝病床 20 张。他潜心研究总结治疗肝病的经验，研制出"百草精糖浆"治疗肝病获得良好疗效，后被西安更新制药厂开发为新药，参加全国首届中草药应用展览会。1982 年，他主导研制的"电子计算机在肝病诊治中的应用"作为陕西省项目参加全国首届电子计算机应用展览会。之后，杨震先生在肝病的中医诊治方面，医疗、教学、科研均成绩卓著，成为肝病大家。

二、防治流行病、传染病

20 世纪 60 年代，政府把医疗卫生工作重点放到农村，当时年轻医生经常被派到基层，这使杨震先生有了多次下基层临床锻炼学习的机会，在麻疹肺炎、肠道传染病、出血热、抗震救灾以及软组织损伤的中医药治疗中学习积累了大量的临床经验。在实践中，他充分发挥中医药特色优势解决临床问题，活学活用、大胆尝试，不仅提高了自身的学术水平，也更加坚定了做中医人的信心。近年来，SARS 和 H1N1 流行时，杨震先生都积极参与省专家组防治方案的制订工作。他时常告诉我们，中医中药在急性病、传染病方面敢收敢治，且疗效确定，所以中医能积极参与突发性医疗卫生事件，我们要坚信中医。

1. 治疗麻疹肺炎

1964 年冬季，西安麻疹肺炎大流行，病人很多，因传染病医院、儿童医院根本住不下，患儿都在各地段卫生院进行治疗。杨震先生被当时北大街中医门诊部主任、西安著名中医儿科专家午雪峤调去小儿科，参加救治小儿麻疹工作，并负责西华门地段的麻疹肺炎患儿诊治工作，开设家庭病床，上午在儿科门诊接诊，下午去地段巡诊。麻疹肺炎西医予对症消炎，中医则认为病毒要散要发，儿科老中医遂制定了内服外治相结合的办法。"休克肺"辨证服用生脉散合麻杏石甘汤加减，大便秘结者予导泻灌肠治疗，同时采用外治方法，把柳条放在脸盆内水煎，搓碎叶子趁热揩搓皮肤，同时加茜草、紫草、板蓝根、大青叶等煎煮后，水洗透疹。区域内 20 多个麻疹肺炎患儿均治愈。这种用中药凉血解毒清热法治疗麻疹病毒的良好效果，对他以后治疗病毒性肝炎极具启发。

2. 治疗肠道传染病

1967 年，杨震先生作为"赤脚医生"的培训老师，下乡到咸阳西马跑泉村。当时正值夏季农忙收割季节，村里许多社员发高烧，上吐下泻，追问病因是队里一匹骡子从崖上摔下致死，村里把骡肉分给大家吃了。杨震先生初步考虑为肠道传染病，遂连夜在村场地上支大锅熬中药，方以葛根芩连汤合白头翁汤加减，同时加大黄通因通用，清泄里热。凡吃过肉的人均喝中药，并给咸阳市防疫站送去吐泻标本。第 2d 早上，村里有病的人均病情好转，再没有新发病人，嘱继续服药至痊愈。后来检验标本报告为沙门氏菌属感染。遂以此事为契机，组建卫生室，培训了本村 2 名和周边村里的数名"赤脚医生"。

3. 治疗出血热

1976 年 7 月，杨震先生下乡被派到灞桥区水流乡防治出血热，并帮助建立合作医疗站。10 月下到兰家庄村医疗站中。当时是冬季，天气特别冷，一位患出血热、病情危重的昏迷病人，因区医院床位已满无法收治，没有家人管（母亲双目失明，媳妇马上临产已送回娘家），杨震先生在病人家中单独守治病人三天三夜，除用平衡盐外，其他西药不用，予中医药辨证治疗。此患者病前因劳累受凉，发热身痛已 5d，第 6d 上午神志不清，下午神昏谵语，脉沉细微数，舌红绛少苔。血压 70/50mmHg，全天尿很少。当时杨震先生诊断为出血热、低血压少尿期、酸中毒昏迷，中医病机为热毒耗营，邪陷心包。先用大剂量生脉散合清瘟败毒散，加升麻、葛根、大量白茅根，每天 2 剂，以清营透热、凉血解毒。继用大剂量三才汤加重剂猪苓汤［除阿胶 15g（5 钱）外，余皆 30g（1 两）］，加生地 60g（2 两），白茅根 90g（3 两），每天 2 剂。4d 后病人渐清醒，有尿，继服 5d，病人转危为安。以后他的医术在当地出名，前来求治的患者络绎不绝，医疗点共接收了 30 名出血热病人（1 例钩端螺旋体病），无 1 例死亡。在次年的全市出血热防治总结大会上，水流乡防治组被授予"中西医结合防治出血热先进单位"。

4. 防治 SARS

2003 年，中国 SARS 流行。SARS 又称传染性非典型肺炎，简称"非典"，发病急，变化快，重症患者死亡率高，疾病初期无有效的预防办法。杨震先生主张应积极发挥中医药防病治病优势应对本病。他认为本病属于中医学温病范畴，临床需运用三焦、卫气营血辨证治疗。结合自己多年临床中医药诊治病毒性传染病的经验，运用中医理论辨证组方，在亚健康诊治中心煎煮中汤药免费分发给西安市民，用于 SARS 的防治，收效显著，在一定程度上减少了发病率。

5. 预防甲型 H1N1 流感

2005 年，杨震先生作为陕西省中医防治甲型 H1N1 流感专家组成员，参加省卫生厅专家组，拟定对甲型 H1N1 流感的防治计划，制定防治药品处方。通过省电视台，宣讲防治方法，普及流感防治知识。中医认为"温邪上受，首先犯肺"，也就是指病邪易从口鼻吸入，因此保证口鼻健康可以有效防控流感。杨震先生向公众演示了简单易行的自创防流感保健操——**防感六穴功**，电视播出后，在省内外广泛流传。因为防治有效，很受群众欢迎。

保健操共有 6 节：一是开天门。用双手大拇指内侧，由印堂向神庭上推（即从眉心推到发髻线），推 100 次，可以动员阳气上升，提高免疫力。二是推坎宫。大拇指由攒竹推向丝竹空（即从眉心推到眉梢），可以调整正气，增加免疫力。三是按太阳。双手顺时针按压太阳穴 100 次。四是揉鼻通。用双手大拇指交替揉鼻唇沟的上端，拇指腹向上、向鼻腔内的鼻通穴方向稍用力按揉，可缓解轻型感冒的鼻塞等症状，有通气的作用。五是叩百会。百会为诸阳之会，百脉之宗，身体受风寒侵袭，则阳气受遏。单手叩压头顶百会穴，可刺激诸阳之会以鼓舞全身阳气，加强卫外功能，将风邪予以祛除。六是搓三风。即颈后 3 个穴位：风府穴和 2 个风池穴。用单手放在颈部后边，拇指向下，用指尖、掌心、鱼际分别向颈中的风府穴和两边的风池穴用力搓揉，可防外邪入侵。风为百病之长，风邪常为外邪致病的先导，凡寒、湿、燥、热等病邪均可依附于风而侵犯人体。风为阳邪，其性轻扬，头顶之上，惟风可到。因此风邪侵袭人体，首先找的就是受风要处风府穴和风邪蓄积之所风池穴。当风邪冲破这一道关卡后，人就会有外感发病。先生强调，每天花几分钟时间进行面部按摩，可振奋全身卫阳，有效预防流感。同时还介绍说，除了进行面部按摩外，成人将夏枯草、桑叶、菊花 3 味中药各 15g 煎服，连续服用 5d，也能有效预防流感。

三、应对重大自然灾害

1976 年，唐山发生特大地震，杨震先生被派到唐山接收病人并带回西安治疗。35 名伤员中男性 18 名，女性 17 名，闭合性骨折合并软组织损伤 9 例，单纯软组织损伤 26 例，其中严重功能障碍不能下床、不能翻身者 15 例。新城区医院内科病床全部用于 2 批 35 名软组织损伤患者的治疗。杨震先生不会就学，找书籍查资料，找老师问办法，知难而上，边学边用，运用西安中医皮外科专家姜树荆老师等多位老中医的外伤治疗方法，解决了伤员们以疼痛为主的肌肉、韧带、神经损伤及骨裂等病的许多症状，也明显缩短了病程。伤员最快恢复者 6d，最慢者 20d，平均 10d 即可恢复。其中损伤最严重的 15 例也于 14～20d 全部恢复。在当时陕西省政府抗震办组办的地震伤员治疗总结会上，以"中医药治疗软组织损伤的疗效观察"为题交流了经验，因工作成绩突出，受到了上级领导的表扬。

四、下基层义诊服务

杨震先生出生于农民家庭，他的情结在农村的广袤大地，他深知基层百姓的疾苦及缺医少药、看病难的现状。过去，他作为医院院长，常利用周末时间组织全院医务工作者轮流参加"三下乡"活动，到西安周边区县及一些贫困县义务坐诊，把医药送到农村的沟沟坎坎，不仅解决了群众的身体疾苦，更为他们带去了心理慰藉及政府的关怀。他常说，作为中医人，应该是"集古今精华，寿天下苍生"。如今，作为国家级名老中医，一位"布衣"名医，他积极响应陕西省卫生厅号召，发挥名老中医的作用，重大节假日期间到外县、偏远山区参加由专家义诊。曾多次参加由陕西省中医药管理局组织的，到延安、安康、铜川等地专家义诊、送医送药活动，为群众免费进行中医药诊疗和健康咨询服务，给当地群众在家门口提供了省级专家高水准的中医药服务，让更多的老百姓切切实实得到了实惠，感受到中医药的魅力。

五、中医治未病

杨震先生遵循《黄帝内经·素问·四气调神大论》中的"是故圣人不治已病治未病，不治已乱治未乱，此之谓也。夫病已成而后药之，乱已成而后治之，譬犹渴而穿井，斗而铸锥，不亦晚乎"，临床注重治未病。他总结临床经验，撰写慢性疲劳综合征、抑郁症等亚健康状态的中医药治疗相关论文，连续 6 期发表于《陕西中医药研究》。退休后，2002 年创建全国首个亚健康诊治中心，建设面积 4000m²，员工 120 余人，规模大，检测手段先进，建立多项疾病的中医诊疗规范，影响深远。2002 年 4 月，卫生部孙隆椿副部长参观考察陕西亚健康诊治中心后，为其题字"消除隐患，远离疾病"。在此基础上还成立了中华中医学会亚健康分会，为中医治未病的开展与交流奠定了基础。

同时，杨震先生作为中医保健专家，受邀到多家机关单位进行养身保健讲座，从饮食调养、情志调摄、适量运动等方面，讲解"怎样拥有健康人生"。他告诫人们，必须打好健康五大基石，即合理饮食、适量运动、戒烟限酒、心态平衡、劳逸适度，才能达到大健康标准，即健、寿、智、乐、美、德。并要求做好自己的健康管理：①关心自己的健康状态、生命体征、生理功能、疾病先兆。②加强自己的防病预警线：预防外邪入侵——**防感六穴功**（见前H1N1防治）。预防内患发生——通络解郁功。促进人体升清降浊功能——足部按摩功。③建立自己的健康档案，落实自己的健康管理。

附：

通络解郁功：因内患多为"内伤七情"而致"郁"，故有"气为百病之源"之说。通络解郁功即"512功"：5——用双手经常从上向下推5个穴（合谷、内关、足三里、章门、期门）；1——腹式呼吸（鼓肚皮），每早36次；2——两腿立正式下蹲（老年人可扶桌椅），早晚各36次。总功能是通经气，解郁火，提高免疫力。

足部按摩功：搓、揉、转、抓、捶，均每日36次。总功能是促进三阴经和三阳经的升清降浊、经脉流通。

搓——搓足底，重在搓涌泉穴。足心偏前是涌泉，偏后是然骨。

揉——揉按足背左、中、右三部。

转——对足部前后两边的周围按摩。

抓——对足底前、中、后进行抓式按摩。

捶——捶足底部足掌、足心、足跟。

杨震先生从事临床医疗、教学、科研工作60余年，在诸多疑难疾病，尤其是肝胆疾病方面临床诊疗经验丰富，在界内享有盛誉。退休后被医院返聘，杨震先生不顾年事已高，坚持每周2次在医院国医馆上专家门诊，并兼职肝病科病房查房、会诊、带教工作。还每周3次到基层医院指导医疗，诊治疑难病人。杨震先生接诊的区域外患者人数多达40%以上，更有慕名而来的日本、美国、英国、澳大利亚等外国友人。杨震先生作为国医大师，每次接诊门诊患者达50~70人（限号50），虽工作量大，但对重症患者及远道而来的病人却经常加号诊治。杨震先生教导学生以大医精诚为行医准则。他对待病人，不论贫贱富贵、地位尊卑，皆一视同仁，自始至终态度和蔼，无论门诊时间延迟到几点，直至仔细诊治完最后一位患者才下班，经常没有喝水及上厕所的时间，连做学生的都于心不忍。杨震先生年接诊患者门诊量达14400人次左右，年病房会诊病患200人次左右，多年来在西安市中医医院中医专家个人工作量排名第一，为医院带来了良好的社会效益及经济效益。通过口口相传，杨震先生精湛高超的医术及谦逊仁厚的医德得到广大患者的一致认可。

第四节　科研创新，成果丰硕；成绩卓著，名医志远

杨震先生经常讲，经验是感性认识，科研是理性认识。所以临床医生只有把多年的经验，通过科研验证，才能使其真正上升为理性认识，既能提高水平，也便于推广。因此，他不仅学术经验丰富，而且注重科研开发，硕果累累。在数十年肝病诊治实践中，学习和运用"相火学说"，按乙型肝炎中相火发病规律，拟定分期治疗方药，提高了自己对乙肝的研制水平，体会到在理论指导下的实践研究是提高学术水平的重要途径。

乙型肝炎是常见多发病，病程长，难治愈，辨证治疗效果虽好，但长期服汤剂既不方便也不经济。为此，杨震先生应用《相火论》的观点研制能治疗乙型肝炎之新药。1978年起，由他牵头，西安市中医医院、西安医科大学和西安市传染病院3所医院系统观察了341例乙肝病人，归纳主症后发现烦躁、胁痛者占全部病例的65.7%，纳差者占42%，乏力者占54%。说明乙肝的主要病因是郁怒伤肝、饮食失调、正气不足。在病程上早期表现在气分，后期表现在血分。通过大量的病例观察，杨震先生认为乙型肝炎的主要

病因病机可归纳为毒、热、湿、瘀、虚五大因素，而中转环节是"肝经血热"。基于以上认识，他综合了清热解毒、凉血祛湿、理气活血、扶正养阴几个法则，制成了碧云砂乙肝灵冲剂。方中针对"毒、热、湿"，选用白花蛇舌草、茜草、土茯苓、青黛等，清热解毒，凉血祛湿。诸多资料表明，这些中药对肝炎病毒、流感病毒等均有抑制作用，并能增强肝脏解毒功能。针对"瘀"，选用佛手、蚕砂、丹参、山楂等，疏肝理气，活血化瘀。实验证明，丹参具有改善肝内循环、抑制或减轻肝细胞变性、有利于肝损伤修复与再生等作用；山楂有活血和抑制 HBsAg 作用。针对"虚"，选用灵芝、麦冬等扶正固本，益气养阴。实验证明，灵芝有提高肝脏代谢能力，促进肝细胞增生等作用。由此可见，本方攻中有补，寓补于攻，祛邪而不伤正，扶正而不留邪，共奏清热解毒，理气活血，益气养阴之目的。通过对 341 例乙肝患者使用碧云砂乙肝灵治疗的系统观察，总有效率 84.75%，疗效明显高于 3 个对照组。1979 年研发的碧云砂乙肝灵治疗乙型肝炎获得良好效果，在内参资料上被报道，随后和西安国药厂联合研制成新药，批量生产使用后，被评为陕西省优产品，1990 年应邀参加全国医药卫生科技成果展览会，被评为优秀展出项目。

之后陆续研发新药。"中药肝毒清治疗乙型肝炎的临床实验研究"获西安市政府 1992 年科技进步一等奖，后和陕西华西制药厂合作，开发为国家准字号新药参虎解毒丸；"健肝口服液治疗慢性活动性肝炎的临床及实验研究"获西安市政府 1997 年科技进步二等奖。1979 年开始计算机研究，"乙型肝炎中医病机规律探讨"和"电子计算机在肝病诊治中的应用"分别获西安市政府 1986 年科技进步三、四等奖，曾代表陕西省参加全国首届计算机应用展览会。完成的《黄元御医学全书》合作整理研究项目荣获西安市卫生局 1997 年度科研成果一等奖，《麻瑞亭治验集》合作整理研究项目获 1997 年度陕西省中医药科研成果二等奖。"连紫汤直肠给药治疗手足口病"荣获西安市人民政府 2014 年科技进步三等奖。主持研制开发的船仓式饮片贮藏柜和活斗饮片调剂柜，2 项研究均获国家实用新型专利。开发新药 3 项，获新药证书，由企业批量生产。研发肝病系列院内制剂 9 项，即复方抗病毒颗粒、肝毒清浓缩丸、健肝口服液、疳脂平片、杞黄龟苓膏、甲苓饮、甦脉百灵饮、疏络化纤颗粒、桃红化浊丸，服务于临床，可提高疗效。

　　通过科研提升了理论水平。在临床肝病的辨治中，杨震先生创新性地应用朱丹溪《相火论》的观点，提出"六火十法"诊治肝病的经验，临床疗效显著。撰写学术论文 50 余篇，曾因学术论文"相火学说在乙型肝炎诊治中的应用"成果突出，受邀到苏联医学科学院、日本东京北里大学医院大学进行学术讲座和交流。韩国汉方学术研究专刊《医林》，1994 年出刊的 219 期、220 期以《丹溪相火学说的研究和应用》分别介绍了其学术思想。

第五节　编撰教材，教学相长；传承育人，薪火相传

　　1978—1988 年杨震先生先后担任新城区中医医院副院长、院长，新城区卫生局副局长，西安市中医医院院长。曾先后举办了 6 期中医学习班，包括中医、针灸、中药等专业及陕西中医学院函大教学点 2 期，共培养学生 300 多人。教学内容涉及中医基础理论、中医内科学、黄帝内经、伤寒论等科目。当时没有现成教材，杨震先生组织各位任教老师，自己编写教材。他自己也通过多方查找汇总资料，认真仔细备课，编写完成了一本本内容翔实、知识系统、资料完备的教案，并在一次次的教学过程中反复增补完善新内容。他常说，教学的优点是带教学生，同时也提高了自己。教学任务的完成，不仅夯实了他的中医基础理论，也让他带教出的一批批优秀

学员，之后都成为各自岗位的栋梁之材、现代中医队伍的中坚力量。

从1995年开始带教西安市卫生局临床研究生起，到成为第二批全省老中医药专家学术经验继承工作指导老师，第三批全国、第四批全国、第五批全国、第六批全国、第七批全国老中医药专家学术经验继承工作指导老师，共带教继承人36人，其中培养硕士、博士研究生24人，博士后研究生4人。他们目前均已成为各自科室的骨干，为传承中医药文化和专业技术作出了贡献。其中最具代表性的有3位传承人：第1位是代表性传承人——西安市中医医院肝病科郝建梅主任医师。她自2002年跟师学习起，深得"相火气机学说"之真传，在肝胆病方面潜心钻研，临床肝病诊治颇有心得，在当地具有一定的学术影响力，被遴选为第三批全国老中医药专家学术经验继承工作优秀继承人。2009年担任国家"十二五"中医重点专科肝病科主任，系统整理了杨震先生的治肝学术思想及临证经验，梳理、制定中医肝病诊疗方案5项应用于科室，充分发挥中医药内服与外治结合、简便廉验的优势，临床取得显著疗效。研发院内制剂5项，发表学术论文40余篇，参编论著9部，主持并参与各级科研项目10余项。牵头陕西省中医药管局"慢性肝炎中医诊疗方案"的制订并向省内推广，深受同行好评。目前作为"杨震传承工作室"负责人，带领团队承担陕西省、西安市"黄元御长安学术流派传承工作室项目"建设任务。兼任中华中医药学会肝胆病分会常务委员，陕西省中医药学会肝病专业委员会副主任委员兼秘书，西安市中医学会肝病专业委员会主任委员等，担任《中西医结合肝病杂志》编委。第2位是主要传承人——曾任西安市北方医院传染科主任的杨璞叶主任医师。她是西学中的代表，对中医有着浓厚的兴趣，为第四批全国老中医药专家学术经验继承工作继承人，她将西医局部、微观的观念与中医全身、宏观的观念相结合，将现代化的技术与中医传统的诊疗手段相结合，将现代医学知识与传统的中医理论相结合，延伸和扩展了传统中医理论的应用范围，形成了独特的中西医结合的诊疗思路，提高了诊疗水平。随着中西医结合诊疗特色的日趋鲜明，在周边医院感染科因运营困难或撤销或萎缩之时，她所负责的传染科床位使用率居高不下，医院还为此重新恢复了中药房（10年前随中医科的撤销而撤销），特别是其中西医结合治疗手足口病在省内已具一定的知名度，得到同行和患者的认可，受到了陕西省卫健委、西安市卫生局的表扬。因工作业绩出色，后被调至西安市第八医院（西安市传染病院），组建中西医结合科并任科主任。目前科室开放床位50余张，收治急慢性肝炎、流感、小儿手足口病、腮腺炎等多种传染性疾病。现任国家中医药管理局重点研究室建设项目"陕西省中医药防治传染病重点研究室"主任，并牵头成立了西安市中西医结合传染病专业委员会，任主任委员。第3位是西安市儿童医院史艳平，为第五批全国老中医药专家学术经验继承工作继承人，师从杨震教授学习。从事儿科临床工作近20年，继承杨震先生的相火理论，并将其与儿科临床相结合，发展了相火学说的理论和运用。她认为，小儿异常情志、不当饮食、不当视听、温病伏邪、药毒等均可引起相火妄动，治疗时当时时顾护阴血、阴液。采用相火理论治疗儿童性早熟、痤疮及儿童乙肝、药物性肝损害等，积累了丰富的临床经验，取得了显著疗效。她先后在国内外核心期刊发表学术论文40余篇，撰写专著4部，其中37万字的《中西医结合儿科集成》荣获第二十一届中国西部地区优秀科技图书三等奖。承担省市级科研项目11项。现为中西医结合儿科主任医师，西安交通大学附属儿童医院中西医结合科主任，中国中医科学院博士，陕西中医药大学硕士研究生导师。兼任全国中医药高等教育学会儿科教育研究会理事，中华中医药学会儿科分会委员，陕西省中医药学会常务理事，陕西省中医药学会儿科分会副主任委员兼秘书等职务。目前已成为陕西省中医儿科发展的中坚力量。

杨震先生 1995 年后担任陕西省人大第八、第九届常委会委员、资格审查委员会副主任。虽然公务繁忙，但杨震先生一直坚持每周 2 次门诊，带教研究生、讲课、搞科研，不断在临床和科研上提高自己。2004 年退休后，杨震先生仍坚持门诊及病房工作。工作中，他悉心指导临床年轻医师及研究生的中医辨证思路及遣方用药，通过临诊口传面授及定期专题讲课形式等为学生答疑解惑，毫无保留地传授自己的宝贵经验。杨震先生的学术造诣及平易近人的教学、接诊态度，让我们终生受益。工作中他的以身作则激励着我们，作为学生不仅要学老师高超的医术，更要学他谦逊仁厚的医德。只有德技双馨、德才兼备，方为良医。在杨震先生带教的 36 位继承人中，有 2 位被评为第三批、第四批全国老中医药专家学术经验继承工作优秀继承人，杨震先生荣获第四批全国老中医药专家学术经验继承工作优秀指导老师。2012 年 8 月，杨震先生被陕西省委组织部、省老干局授予"全国老干部发挥作用工作先进个人"荣誉称号。

杨震先生从事内科疾病及肝病诊治 60 余年，积累了独到而丰富的临床经验。鉴于在中医学术上的重要贡献，他连续 3 年获得了政府嘉奖和殊荣。1990 年被西安市人民政府授予有突出贡献专家，1991 年被授予陕西省有突出贡献的中医专家，1992 年又被批准为享受国务院政府特殊津贴专家。2008 年被陕西省人事厅、陕西省卫生健康委员会和陕西省中医药管理局联合评选为"陕西省名老中医"。2011 年年初，陕西省名老中医工作室建设项目"名老中医杨震工作室"成立，同年年底全国名老中医传承工作室建设项目"杨震名老中医传承工作室"成立。2017 年 5 月国家人力资源和社会保障部、国家卫生健康委员会、国家中医药管理局授予"全国名中医"荣誉称号，2018 年成立"杨震全国名中医传承工作室"。2018 年 12 月承担西安市"黄元御学术流派传承工作室"建设项目，2019 年 1 月承担陕西省"黄元御长安学术流派传承工作室"建设项目。2019 年，4 月在上海市中医医院、5 月在广东省中医院分别建立传承工作站。2019 年 8 月，被陕西省医师协会授予"陕西省德艺双馨荣誉"称号。

成立传承工作室，国家下拨专项经费支持，用于名老中医学术思想及临证经验的传承学习和科研开发。杨震先生内心感激，立志将自己几十年来的学术经验加以总结，编撰成书，启示后人，将知识传承下去，把中医事业发扬光大。

杨震先生退休 20 年，利用业余时间，坚持学习太极拳，从未间断。从理论到实践，一招一式对自己要求严格，其目前已成为杨震先生养生保健的重要方法之一，每晚必利用饭后 1h 打太极拳和八段锦。良好的生活习惯，保证了健康的身体，杨震先生虽年过古稀，但精神矍铄，从而能坚持每周 5d 的正常临床及师承带教等工作。杨震先生每逢遇到重要事件或外出开会学习、旅游等，都会即兴作诗表达情怀，共作诗 50 余首。在第三批全国老中医药专家学术经验继承工作毕业会上，杨震先生饱含深情地朗诵他写的"杏林春"——杏林逢盛世，杏坛多高徒；林海竞华盖，愿为林下土。这首诗表达他对国家中医政策的拥护和对中医继承人的殷切期望。

第二章 学术主张

第一节 继承中医传统，研读经典著作

　　《黄帝内经》《伤寒论》《金匮要略》《温病学》是中医必学的几部经典著作，构建了中医的思维方法和理论体系，是中医学理论的基石和精髓。作为中医教学体系中的经典课程，这4门是中医学之本源，是中医创新的源泉。

　　杨震先生认为，通过经典的学习，首先，可以培养中医思维模式。即必须具有天人相应的整体思维和辨证论治的临证思维，将两者相结合来认识疾病、诊治疾病、预防疾病。这种思维观的培养应是中医教育的核心。《黄帝内经》的重要性之一，就在于它形成了中医学的辨证思维方法，而这种思维方法又在其他3部经典中得以发展和应用。中医思维模式的培养是学习中医的前提条件，而经典正是形成和培养这种思维模式的最佳方法和途径。其次，可以构建中医理论体系。无论是师徒传授还是学校教育，四门经典课程始终被列为中医必修科目。《黄帝内经》涉及阴阳、五行、脏腑、经络、病因、病机、病证、诊法、治则、针灸、养生等各方面，奠定了中医学的理论基础；《伤寒论》和《温病学》以外感病为研究中心，以六经辨证、卫气营血辨证、三焦辨证为辨证方法，将《黄帝内经》的理论和方法应用于临床；《金匮要略》则以脏腑辨证为核

心，阐述了内伤杂病的内容。这些辨证理论及方法是中医临床的核心，只有认真领会和掌握其辨证理论和方法，才能更好地学习其他临床各科。最后，从认识论的角度看，四大经典课程以其知识的内在逻辑，反映了中医理论体系及其学术思想的精髓，并作为保存、传授中医学理论体系的有效载体，在中医学的教学体系中占有极其重要的地位。

杨震先生指出，中医学几千年来守护着中华民族的繁衍生息和身体健康，靠的是从实践中总结出来的理论和经验。综观中医学的发展历程，每一个新学说的提出，每个新学派的建立，都以其独特的高度和深度将中医理论研究推上一个新的台阶，并印证于实践，从而推动整个医学的发展创新。但同时，中医学每一次的发展和创新莫不是在传承的基础上得以实现，离开了中医的思维观，离开了《黄帝内经》的基本理论，离开了经典中的辨证方法，何谈创新和发展。故中医要想创新，必须立足于经典，在继承的基础上创新。因此，四大经典是中医学理论和临床的重要基石，是培养中医思维模式的有效途径，是培养中医人才的必由之路。

一、内经学说

《黄帝内经》是我国医学宝库中现存成书最早的一部医学典籍，是研究人的生理学、病理学、诊断学、治疗原则和药物学的医学巨著。主要汇集并吸收了春秋、战国、秦、汉以前悠久的医疗经验和学术理论，以及有关天文学、历算学、生物学、地理学、人类学、心理学，运用阴阳、五行、天人合一的理论，对人体的解剖、生理、病理以及疾病的诊断、治疗与预防，做了比较全面的阐述。在理论上建立了中医学上的"阴阳五行学说""脉象学说""藏象学说""经络学说""病因学说""病机学说""病证""诊法""论治""养生学""运气学"等学说，确立了中医学独特的理论体系，成为中国医药学发展的理论基础和源泉。

杨震先生指出，《黄帝内经》作为"医家之宗"，历来是学习领悟古人研究中医思维、发展中医理论的重要源泉。唐代经学家、训诂学家陆德明在《经典释文》中，把"经"解释为"常也，法也，径也"，指出"经"就是常道、规范、门径，即《黄帝内经》是医学的规范，借由学习《黄帝内经》可以掌握中医思维方法，探索临证规律。通过学习，明晰古人如何运用中国古代哲学思想方法对自然界、人体的各种现象进行分析、归纳和总结，最终形成以精气学说、阴阳学说、五行学说等哲学思想为核心观念，以整体观、辨证论治为特点的中医药学体系。只有精研《黄帝内经》，使学者有准则于胸中，掌握中医思维方法，才能联系指导临床，并成就理论建树；同时真正的中医名家，都是饱读原著、精通经典，从原著、经典中真正领会中医药理论的内涵，并运用到临床实践当中。

《黄帝内经》作为传统中医学的理论奠基之作，在中医学术发展史上具有不可替代的作用。它不仅规定了传统中医学的基本发展方向，而且是传统中医学术思想的不竭源泉。杨震先生在学习过程中，认为《黄帝内经》对于相火理论、气机升降学说的建立有着重要的研究价值。

相火之名出自《黄帝内经》。《黄帝内经·素问·天元纪大论》主要论述了天之六气之序与三阴三阳相合的关系，认为："少阳之上，相火主之。"《黄帝内经·素问·六微旨大论》又认为："显明之右，君火之位也；君火之右，退行一步，相火治之；复行一步，土气治之……"由此可见，《黄帝内经》中"相火"的概念是运气中六气之一，与三阴三阳相配则为"少阳相火"。六气之中，惟火有二，分为君相，即"少阴君火""少阳相火"。《黄帝内经·素问·天元纪大论》认为两者的关系为："君火以明，相火以位。"君火为主，只是守位而奉天之命、宣行火令，并不主持某种物化，而相火在生长化收藏的物化中，则主持着"长"的作用，故称"少阳相火主长"。可见，《黄帝内经》中提出的"少阳相火""相火以位""少阳相火主长"均论天之六气之一，而未涉及人体。

杨震先生认为，相火理论来源于《黄帝内经》的"五运六气"

学说，经历代学者研究和实践，逐渐演化成用来阐释人体生理病理变化的理论，并逐渐用来指导临床，对内、外、妇、儿、男、皮肤、生殖等病，均有很强的指导作用。究其原因，心主君火，肝肾脾等脏腑内寄相火，命门为相火之源，相火学说涉及人体精神意识和组织功能的各个方面。从病理上看，相火妄动、耗气伤阴又成为人体各种疾病的共同病理基础。所以，不研究相火学说，就不能深刻地理解人体的生命科学，就不能理解中医的科学价值。

同时，《黄帝内经》确立人体气机升降理论的基本原理，从气的升降运行道路、生理、病理及治则治法等方面，全面阐述了升降学说的学术思想，并为后世脏腑气机阴阳升降出入的特性认识奠定了基础。

"气"的升降出入运动的机理，称为"气机"。气机升降学说是中医阴阳学说在气机的动态消长转化过程中的具体运用，升和降是2个阴阳对立方面，既互相对立，又互相联系；既互相制约，又互相依赖。故《黄帝内经·素问·六微旨大论》曰："升已而降，降者谓天；降已而升，升者谓地。天气下降，气流于地；地气上升，气腾于天。"气之上升至极使之转化为下降，气之下降至极转化为上升，正是由于气机升降出入的有序运动，万事万物才得以化生。并曰："气之升降，天地之更用也……高下相召，升降相因，而变作矣。""故非出入，则无以生长壮老已；非升降，则无以生长化收藏。是以升降出入，无器不有。"气机的升降与出入运动是相互联系的，升降运动停止，则气机出入运动必然孤危；出入废，则升降运动必然受到威胁，正如《黄帝内经·素问·六微旨大论》言："出入废则神机化灭；升降息则气立孤危。"人体的脏腑、经络等组织器官，都是气的升降出入场所，气的升降出入，是人体生命活动的根本。杨震先生认为，常人气机升降有序，出入有常，升清降浊，气机调畅，则五脏六腑通泰，四肢百骸濡养，内外整体和谐，进入"阴平阳秘"而致"正气存内，邪不可干"。病人则气机升降逆乱，清者不升，浊者不降，外邪不去，毒邪内积，气机失调，出现五脏六腑不调和，四肢百骸不濡养，内外整体不和谐，病变由生。因此，临证重视观察和分析"气机"异常变化，既是认识疾病的重要依据，也是调治疾病，使机体"气机"恢复正常升降出入运动的重要前提。正如缪希雍在《本草经疏》中指示："升降者，治法之大机也。"

二、仲景学说

张仲景生活在战乱频发的东汉末年，他在临证基础上，撰成了《伤寒杂病论》。此书是中国医学史上现存最早的一部完整系统的临床医学著作，它以理、法、方、药相结合的方式阐述了多种外感病和许多杂病的辨证论治，并涉及方剂学、药剂学、护理等多方面的内容。创立了理法方药相结合的辨证论治体系，为中医临床医学乃至中医多学科的发展奠定了基础，成为后世医家诊治疾病的准绳。杨震先生指出，《伤寒杂病论》作为唐代及其以后历代选拔医官的必考科目，是中医成才的必读之书，更应是中医临床医生的案头书，需要反复学习。

《伤寒论》继承了《黄帝内经》《难经》的精华，创立了三阴三阳辨证方法，即六经辨证，是将错综复杂的外感病证及其合并症、并发症进行了归纳和分类，作为辨证的纲领、论治的依据，使临床有所遵循。六经辨证作为中医辨证论治的诊疗原则，一直沿用不衰，成为中医的特色之一。六经辨证亦是诸多辨证方法的源泉，对后世许多辨证方法的创立和完善，有着开山意义。同时，《伤寒论》提出了很多中医治疗的基本法则，其中的扶正祛邪、保胃气、存津液、扶阳气、表里缓急分先后等治疗原则，汗、吐、下、和、温、清、补、消等治疗方法，以及针、药并用法，药、食并用法等，皆为后世临证治则。还有沿用至今的仲景方剂，选药精当，组方严谨，疗效可靠。如桂枝汤、麻黄汤、大青龙汤、葛根汤类治疗外感病和痹证，麻杏石甘汤、白虎汤、竹叶石膏汤、三承气汤（大承气汤、小承气汤、调胃承气汤）、白头翁汤类治疗多种热病和热证，柴胡剂治疗热病、消化系统病、精神情志病和妇科疾病，炙甘草汤治疗心律失常，泻心汤类治疗心下痞和胃肠功能失调，茵陈蒿汤、麻黄连翘赤小豆汤治疗黄疸型肝炎，大陷胸汤、大柴胡汤、承气汤类治疗多种急腹症，附子汤、四逆汤一类抢救心衰、休克等。因此，《伤寒论》当之无愧地被称作"众方之祖"，是方剂学发展的基础，具有极高的临床实用价值。

《金匮要略》是我国现存最早的一部论述诊治杂病的专书。原著以整体观念为指导思想，以脏腑经络为理论依据，运用四诊八纲，建立了以病为纲、病证结合、辨证论治的杂病诊疗体系。注重病证结合，辨证施治。首先，原著以病分篇的编写体例，确立了病名诊断在杂病中的纲领地位。其次，原著各篇篇名均冠以"病脉证治"，进一步揭示病与证相结合、脉与证合参、辨证和施治紧密结合的重要意义，使辨病与辨证论治有机地结合起来。最后，重视整体，注重脏腑经络变化，把脏腑经络作为辨证的核心是其基本论点之一，并作为理论依据来论述疾病的发生、发展变化以及诊断、预防和治疗。杨震先生强调，这部古典医著在内容上很丰富，是祖国医学治疗内伤杂病中，具有理法方药和辨证论治的第一部重要基础典籍，后世医家对疾病的认识、分类、诊断、治则都基于此。因此，学习《金匮要略》，对于拓宽临床思路，提高综合分析和诊治疑难病证的能力有着独特的作用。

杨震先生指出，仲景是灵活应用中医"八法"的典范。如在《金匮要略·黄疸病脉证并治第十五》中首次全面系统地应用了汗、吐、下、和、温、清、消、补八法治疗黄疸。认为黄疸乃脾胃阳气不足，脾虚胃热，兼有外感风邪，或正气不足，或饮食不节，或外感疫疬之邪时，邪气入里困脾，使胆瘀不得泄而致。治应针对不同的病因、病位与病机，在上者从汗而解，在下者从下利而解，在中焦者以正治之清法清利湿热而解，以清利湿热、攻下利湿为主要方法，使湿下热退，中焦脾胃运化正常，胆道通利。仲景治疗黄疸八法是临床治疗黄疸的根本大法。杨震先生认为，将八法融于临床治疗黄疸的过程中，从黄疸的发病观、病机观、脏腑观阐述，加上仲景治黄经典方剂，如茵陈蒿汤、栀子大黄汤、茵陈五苓散、硝石矾石散、桂枝加黄芪汤、瓜蒂散等，均为临床全面治疗黄疸奠定了基础，而且为后世医家应用八法治疗其他疾病提供了范例。

三、温病学说

杨震先生指出，温病是一个很大的范畴，吴鞠通《温病条辨·卷一·上焦篇》第一条就有明确记载："温病者：有风温、有温热、有温疫、有温毒、有暑温、有湿温、有秋燥、有冬温、有温疟。"指出了9种代表性温病病种。吴又可《温疫论》是第一部有关温疫的著作，也是第一部温病专著，为温疫（主要是湿热疫）的辨证与治疗提出了一些新的观点与方法，尤其对病因学的发展作出了重要贡献。但他提出的"九传"，有特定的范围，都是以半表半里的膜原为出发点，范围有一定局限，故后人宗之者少；叶天士《温热论》成为温病学的奠基之作，提出卫气营血辨证，涵盖面广而具体，被广泛接受与运用，至今仍起到重要的指导作用；吴鞠通在卫气营血辨证的基础上提出三焦辨证，使温病辨证系统更为全面，为温病学的推广作出了重要贡献。

叶天士在总结《黄帝内经》《伤寒杂病论》等有关卫气营血理论的基础上，根据外感温热病发生发展的一般规律，结合自己的临床实践，创立了卫气营血辨证，弥补了六经辨证的不足，丰富了外感热病学辨证论治的方法。临床上用卫气营血理论，可以辨别病位，区分病程，推断病机，概括病性，制定治则，说明传变，使温病逐渐形成了一个比较完整、独立的理论体系。卫气营血辨证阐述了温病发展的不同阶段，代表着病邪的轻浅深重，指导着温病治疗的原则。正如叶天士在《温热论》中指出，"大凡看法，卫之后方言气，营之后方言血。在卫汗之可也，到气才可清气，入营犹可透热转气……入血就恐耗血动血，直须凉血散血"，乃是后世治疗温病必须遵循的大法。但温邪致病易伤津耗液，阻遏气机，故治疗温病一方面需时时顾护阴津，另一方面卫气营血各个阶段，都要畅达气机，疏通三焦，给邪以出路。杨震先生强调，卫气营血辨证的临床意义有三：第一，卫气营血是温热病发展的 4 个不同阶段中 4 类不同证候的概括，也是反映病邪由表入里的 4 个层次；第二，标明了温热病发展变化的一般规律，即其病理变化主要表现为机体卫气营血的功能失调或损害；第三，说明了温热病以病情的轻重、病位的深浅、正邪的盛衰作为论治的依据。

三焦辨证是清代吴鞠通创立，主要用于湿热病的辨证施治，实际是湿热病初、中、末 3 个发病阶段的辨证。湿热病以湿为主，多发生于潮湿炎热季节。脾胃是湿热病的重心。湿为阴邪，其性重浊黏滞，因热居湿中，病情缠绵，难解难分。三焦为元气通行的通道和体液运行的管道，因湿阻气机，气、液营运不畅，所以只有开通上、中、下三焦之气道，方能疏通上、中、下三焦之水道。吴塘在《温病条辨》中，从三焦论治，制定了"治上焦如羽，非轻不举；治中焦如衡，非平不安；治下焦如权，非重不沉"的治疗原则。"开上、畅中、渗下"之法，是湿热病治疗原则，既能开通气道，又能疏通水道，使湿去而热无所居，热随水流，病人方得安康。杏仁是开上的主药，豆蔻仁是畅中的主药，薏苡仁是渗下的主药，该三药见于三仁汤方中。在其他治疗湿热病的药方中，也基本遵循这条治疗法则。

杨震先生在湿温病的治疗方面体会颇多。如临床用三香汤治疗中焦湿热壅滞、肝胃不和、胆胃上逆、肺胃不降等病证，常可获奇效。本方源于清代温病学家吴鞠通撰著的《温病条辨·卷二·中焦篇·湿温》。原文为："湿热受自口鼻，由募原直走中道，不饥不食，机窍不灵，三香汤主之。"杨震先生指出，本证病位偏于上中，病邪在气分；湿热之邪从上焦传入中焦，故仍从上焦治疗。以上焦为湿热的去路，所以用质轻芳香走上的药物为主，如用栝楼皮、桔梗、枳壳微苦微辛开上，山栀轻浮微苦清热，香豉、郁金、降香化中上之秽浊而开郁。诸药合用，旨在使湿热之邪从上焦宣散而解。

三香汤为吴鞠通宣肺化湿法的代表方剂之一。

杨震先生依据治疗湿热伤肝之经验认为，湿热在肝胆经，邪入血分。湿热是病因，肝脏是病位，调治时应紧紧抓住肝郁与湿滞这一对主要矛盾，疏肝时应注意不要耗气伤阴，化湿时不要寒凉滞脾。治法不宜苦寒泻火法，而应采用利湿而不伤阴，清热而不助湿之法，宜芳香化浊、辛开苦降。代表方为自拟桃红化浊汤，方中用藿香、佩兰叶芳香化浊以醒脾困；用茵陈、白茅根、板蓝根清热利湿以清相火；用薏苡仁、茯苓、香薷健脾化湿以健脾运；用青皮、郁金疏理气机以解肝郁；用桃仁、红花疏通肝络以防瘀结，兼作引经以清血分湿热。

杨震先生强调，温病治疗过程中应时刻注意"存阴"。温病易伤津劫液，特别是在后期尤多阴伤，而阴伤程度与疾病预后关系密切。吴氏说："盖热病未有不耗阴者。其耗之未尽则生，尽则阳无留恋，必脱而死也。"吴鞠通在《温病条辨》中，针对温热之邪最易化燥伤阴，亦主张温热为病，法在存阴，留一分津液，便有一分生机。在温病的全程治疗中自始至终注意保津护阴，可用清热保津间接护阴和滋阴增液直接补阴。针对阴液耗伤这一病理变化，必须采用《黄帝内经·灵枢·热病》"实其阴以补其不足"的养阴生津法补充阴液的不足。按此理论，养阴生津法应贯穿整个温热性疾病的治疗过程中。银翘散中的芦根，清营汤中的生地黄、玄参、麦冬，犀角地黄汤中的生地黄，以及加减复脉汤中的生地黄、阿胶、麦冬、白芍等，都是养阴生津之品，都可起到补充阴液不足的作用，与现代医学重视机体失水和丢失电解质而采用补液方法具有相同的意义。

杨震先生诊治温病非常重视舌诊。湿热病属外感病范畴，舌象变化尤为明显，舌苔随着病情由表入里，由上传下，由轻转重而变化，即舌苔由薄灰白腻转为灰黄厚腻，舌质由淡转红或红绛。所以舌象的变化谓之湿热病的"体温计"，是湿热病的辨证要点。舌苔的厚薄，可知病邪的深浅；舌苔的润燥，可断津液的存亡；舌苔的腐腻，可识脾胃的湿浊；舌苔的有无，可测病情的进退。

第二节　秉承相火理论，
提出"六型相火"

"相火学说"是元代医家朱丹溪在《格致余论》中提出的，是他在《黄帝内经》"少火、壮火"说的基础上，继承刘河间的《火热论》、李东垣的《阴火论》，吸收了陈无择、张子和的若干观点形成的。这一学说发展和完善了内生火热理论，使祖国医学对火热症的病因、病机、辨证治疗规律的认识等，都有了长足进步。

杨震先生认为，肝为厥阴，中见少阳之化。肝主藏血，故云体阴；肝主疏泄，故云用阳。且肝与胆相表里，内寄相火。所以肝的体阴用阳之特点，决定了肝的阴阳对立统一关系。只有在血养其本、气资其用的前提下，肝才能调畅敷和而不病，否则最易导致"阳有余，阴不足"的病理变化。

杨震先生在临床诊疗方面经验丰富，尤其在临床肝病的辨治中，创新性应用《相火论》的观点，把肝病产生的局部内生火热按病理相火这一理论去研究，提高了对肝病病机的认识水平；在丹溪所分二型相火证治的基础上，在肝病临床诊治中，按疾病的发展过程将病理性相火分为"六型相火"，即郁热相火、血热相火、湿热相火、瘀热相火、阴虚相火、相火虚衰，用内生火热理论指导并贯穿于肝病的临床治疗始终，疗效显著。

一、郁热相火

郁热相火是肝病发病的早期阶段，其病变基础是"气火内郁"，主要以"内郁"为主，且有火郁迫阴之兆。病机特点是肝气郁结，肝脾失调。辨证要点为胁下不适，情绪不安，烦躁失眠，咽干，尿黄，便秘，舌暗红边尖部较红，苔薄白，脉弦稍数。调治本证，应本"见微知著"的原则。张山雷《脏腑药式补正》曰:"肝气乃病理之一大门,善调其肝,以治百病。"善调其肝,就是要运用疏肝、养肝、清肝的方法使气火不至向伤阴方面转化。具体应依《黄帝内经》"木郁达之,火郁发之"的原则,综合疏、平、抑、调、柔各法,选用辛、酸、甘、苦、咸之类药味,自拟解郁合欢汤(合欢皮15g,麦冬10g,天冬10g,白芍10g,大青叶10g,丹皮10g,郁金10g,佛手10g,香橼10g,白茅根15g,茜草15g等)加减,以清肝、解郁、凉血。方中佛手、香橼皮辛散理气疏肝;白芍、牡丹皮柔肝调肝;白茅根以酸甘化阴;郁金、合欢皮调肝木之横逆而不伤肝阴;天冬、麦冬凉血养阴以护肝;大青叶、茜草清热凉血,化瘀通络。全方共奏疏肝郁、平肝逆、清肝火、养肝阴之效。

由于"肝郁"是肝病的重要病因,"火郁迫阴"是肝病的病变基础,所以早期截断气郁向迫阴转化至关重要。以前对此证多使用理气疏肝之剂,长期应用往往耗气伤津,学习《相火论》后认识到"内火迫阴"问题,所以应该在其"迫阴"前就给以提前量以防传变。故拟本方应用于肝病早期"肝郁"阶段,防患于未然,效果比较令人满意。把郁热称为相火者,实为提醒医者对此证应注意防止内火迫阴来临。

二、血热相火

郁热相火治疗不当,病情进一步发展,即进入血热相火阶段。血热相火的病变基础是"肝经血热"。病机特点为肝郁化热,热伤肝血。辨证要点为胁下不适或疼痛(胀痛、刺痛、隐痛交替发作),情绪不安,咽干,尿黄,便秘,舌淡边尖部较红,苔薄白,脉弦稍紧。治疗不用苦寒香燥之剂,遵从《王旭高临证医案》"将军之性,非可直制,惟咸苦甘凉,佐微酸微辛……以柔济刚"的原则,自拟茜兰汤(茜草15g,紫草15g,败酱草15g,佛手15g,白芍15g,板蓝根15g等)加减,以清肝凉血。方中茜草、紫草咸凉入血,配伍板蓝根、败酱草清热解毒,佛手、白芍理气平肝。

关于"肝经血热"这一提法以前很少论及，类似记载，见于秦伯未的《谦斋医学讲稿》论肝病篇，"肝郁证的全过程，其始在气，继则及血"，"凡肝脏郁热容易暗耗营血"这个病理转机。杨震先生认为，肝炎病毒属伏邪范畴，肝炎早期是肝气郁，只有病情深入，气郁与伏邪结合形成"血分伏邪"，郁久化热达到"肝经血热"之际，才导致质变。如能在治疗中控制"血分伏邪"和"肝经血热"，可对肝炎起到较好的防治作用。

三、湿热相火

肝炎经常迁延反复，加之肝病必然乘脾，脾失健运易出现肝郁挟湿，郁久化热，形成湿热相火之证。病机特点为肝郁乘脾，湿滞化热。辨证特点为胸胁胀闷，纳差，腹胀，口中黏腻，四肢无力，情绪烦躁，目赤或溲黄，舌红苔厚黄白相间，脉弦数。对肝病中的湿热相火，治法不宜用丹溪的苦寒泻火法，而应采用利湿而不伤阴，清热而不助湿之法，芳香化浊、辛开苦降。自拟"桃红化浊汤"（桃仁10g，红花6g，香薷10g，佩兰15g，藿香10g，茵陈15g，茯苓15g，薏苡仁10g，青皮10g，郁金10g，白茅根15g，板蓝根15g等）加减，以疏肝健脾、清热利湿。方中用藿香、佩兰叶芳香化浊以醒脾困；茵陈、白茅根、板蓝根清热利湿以清相火；薏苡仁、茯苓、香薷健脾化湿以健脾运；青皮、郁金疏理气机以解肝郁；用桃仁、红花疏通肝络以防瘀结，兼作引经以清血分湿热。

丹溪之论"湿热相火为病甚多"是经验之谈，临床确实多见。湿热是病因，肝脏是病位，调治时应紧紧抓住肝郁与湿滞这对主要矛盾，疏肝时注意不要耗气伤阴，化湿时不要寒凉滞脾。温病学家治湿的理论，可以用来指导湿热伤肝的证治。其病因为"太阴内伤，湿饮内聚，客邪再至，内外相引"；其病机是"热得湿而愈炽，湿热两合，其病重而速"。湿热缠绵，如油入面，胶结难分，治疗较难。

四、瘀热相火

肝病日久或治疗不当，均可出现气血瘀滞，病久耗气伤阴，瘀而化热，形成瘀热相火之证。病机特点为瘀热伤肝，络脉瘀阻。辨证特点为胁痛以刺痛为主，劳累或精神不畅时疼痛增加，面色晦滞，手足心热，面部红缕如丝，手掌红。舌质暗红，舌苔少，脉沉细。针对瘀热相火，不宜长期应用理气活血法，以免日久耗气伤阴，而应采用益气养阴、化瘀通络之法，自拟三才化纤汤（天冬12g，生地12g，党参12g，桃仁10g，茜草15g，地龙12g，炙鳖甲12g，海螵蛸12g，鸡内金15g，桑葚15g，黄芪15g等）加减，以益气养阴、扶正通络。三才汤是《温病条辨》治疗暑邪入里，阴液元气两伤者，用该方益气养阴。而本证是毒邪入里，耗伤正气，既有气阴两伤，亦有肝血瘀滞，故用三才汤合《黄帝内经》中四乌鲗骨一蘆茹丸等化瘀通络之品而成，用以益气养阴、扶正通络。方中用桃仁、茜草、鳖甲、地龙化瘀通络，用天冬、生地、党参、黄芪、桑葚益气养阴，用海螵蛸、鸡内金和中化积。全方共奏益气养阴、扶正通络之功。

肝病日久由气入络，血行滞缓，亦或脏腑瘀热，煎熬津血，血黏滞不畅而由淤致瘀，均能因"血瘀"导致肝硬化，即"肝积、癥积、积块"等。仲景在《金匮要略·黄疸病脉证并治第十五》中说：黄疸病的病机是"痹非中风"，所以发黄者"瘀热以行"。但在此之前的肝纤维化似属中医的"肝痹"。其主要病机特点为"肝络瘀阻"，可发生于肝病的各个阶段，如不尽早治疗病情易进展，导致因"瘀"致"积"，最终发展为肝硬化。故对各期肝病均应全面评估，如有肝纤维化改变，应早发现、早治疗，以免延误治疗。

五、阴虚相火

肝体阴而用阳，为藏血之脏。若肝郁过久，化火必伤肝阴。肝火伤阴，既可自伤，也可伤及他脏之阴。从病变发展的过程看，尤以自伤肝阴、中伤脾阴、下伤肾阴多见。病机特点为郁火伤阴，肝失所养。辨证特点为胁痛以隐痛为主，休息时痛减，且喜用手按压，劳累或精神疲惫时疼痛增加，形体消瘦，面色晦滞，常伴有头晕，目眩，口燥心烦，鼻衄、齿衄，手足心热或午后低热，体倦乏力，舌质边尖红，脉弦细。

治疗时，自伤肝阴，多用一贯煎（生地15g，枸杞15g，沙参15g，麦冬10g，当归12g，川楝子6g）以养阴柔肝。方中用生地、枸杞滋养肝肾，用沙参、麦冬、当归养阴柔肝，用川楝子疏肝理气止痛。中伤脾阴，多用滋脾饮（山药15g，扁豆10g，莲子肉12g，薏苡仁12g，桔梗10g，鸡内金12g，麦芽10g，葛根10g，山楂12g，大枣3枚等）以滋养脾阴。方中用山药、扁豆、莲子肉、薏苡仁滋脾阴，鸡内金、麦芽、山楂健脾消食，桔梗宣肺，葛根健脾升提，大枣和胃。下伤肾阴，若无瘀血，多用滋水清肝饮（熟地15g，山药10g，山萸肉12g，茯苓15g，丹皮10g，泽泻15g，柴胡10g，栀子10g，当归10g，白芍15g）以疏肝养阴清热。方中用熟地滋阴补肾；山萸肉补养肝肾；山药补益脾阴；泽泻利湿泄浊，防熟地之滋腻；丹皮清泄肝火，并制山萸肉之温涩；茯苓淡渗脾湿，并助山药之健运；柴胡、栀子疏肝清肝；当归、白芍养血柔肝。若兼瘀血，选用三甲复脉汤（鳖甲10g，生龟板10g，生牡蛎15g，白芍10g，麦冬15g，生地15g，阿胶10g，麻仁10g，炙甘草6g）加减以柔肝养阴、凉血软坚。方中用生龟板滋阴益精；鳖甲、生牡蛎养阴清热，平肝息风，软坚散结；阿胶滋阴养液；麻子仁滋阴润燥；生地、麦冬养阴清热；白芍酸甘养阴。三甲复脉汤载于吴鞠通《温病条辨·卷三·下焦篇》，为热病后期，肝肾阴亏，虚风内动而设，功能为滋阴软坚，柔肝息风。杨震先生将其创新性地应用于治疗肝硬化之肝肾阴虚型，既可滋阴柔肝潜阳，又有凉血散瘀软坚之功效。其选方思路受朱丹溪大补阴丸的启迪。

六、相火虚衰

历代医家论肝病,多论其有余,而论肝气肝阳不足者少。肝内寄相火,寓一阳生化之气,寄居肾中真阳。《相火论》认为,"天非此火不能生物,人非此火不能有生"。病机特点为肝阳气亏虚。辨证特点为疲乏无力,胁下不适或隐痛,情绪抑郁,寐差易惊,纳差,大便不畅,腰痛,畏寒肢冷,女子月经不调,或男子性功能减退,舌淡苔薄白,脉沉细。针对肝病中之肝气虚,治疗以补益肝气为大法,自拟"补肝颐气汤"(柴胡10g,升麻15g,当归12g,生黄芪15g,山萸肉15g,白芍10g,茯苓15g,陈皮10g,远志15g,夜交藤15g,合欢皮15g等)加减,以补肝益气。方中柴胡、升麻益气升提以升发肝气,当归、黄芪益气养血以养肝,山萸肉、白芍理气养阴以柔肝,茯苓、陈皮健脾化痰,远志、夜交藤宁心安神,合欢皮疏肝解郁。全方共奏益肝气、养肝体、柔肝阴之功。对于肝阳虚型者,自拟"桂附二仙汤"(桂枝10g,制附片10g,白芍10g,甘草6g,淫羊藿10g,巴戟天10g,仙茅10g,石楠叶10g,鸡内金15g,炙鳖甲10g,青黛1g,白矾1g等)加减,以温生肝肾阳气。方中桂枝配白芍取桂枝加桂汤之意,张仲景用以治"气从少腹上冲心"的阳虚阴乘证;桂枝配附子,温补肝阳;再佐以酸甘温养之品,如淫羊藿、巴戟天、仙茅、石楠叶等温补肝肾;炙鳖甲、鸡内金畅气通络;青黛、白矾取"硝石矾石散"之意,并以青黛为引经药,咸软直入肝血。

《蒲辅周医疗经验集》谓:任何一脏,皆有气血阴阳,"肝阳虚则筋无力,恶风,善惊惕,囊冷,阴湿,饥不欲食"。肝气肝阳虚证,是导致疏泄不及的一个重要病理环节。《黄帝内经·素问·方盛衰论》曰:"肝气虚则梦见菌香生草,得其时则梦伏树下不敢起。"《黄帝内经·灵枢·天年》云:"五十岁,肝气始衰,肝叶始薄,胆汁始减,目始不明。"由此可见,先秦时代的医家,就已认识到肝气虚、肝阳虚表现出不同的病理变化规律。二者有轻重之别。气虚为阳虚之渐，阳虚为气虚之甚，两者并无绝对界限，但有轻重之分。在临床上，杨震先生曾用"桂附二仙汤"治疗阴黄证、寒重于湿型，包括胆汁性肝硬化、阿狄森氏病、肝肾综合征等，取得了较好效果。

第三节　首创"肝经血热"，
提出"肝痹"病名

祖国医学目前大多认为，乙肝病因病机是"湿热毒邪侵入人体，正气虚弱，气血失调"，表现为肝胆脾胃不和、气滞血瘀痰积、阴阳气血亏损等，病机复杂，呈现相互关联。历代各家论述较为详细，但对临床常见的"肝郁化火伤阴"之病机论及较少。

杨震先生结合临床乙肝患者病证特点，探析乙肝病机，首次提出"肝经血热"理论。他认为，乙型肝炎的临床主症，早期表现在气分，后期表现在血分。外因湿热毒邪侵入人体，潜伏血分而形成"血分伏邪"；内因多为情志不遂所致的"肝气郁结"，内外相合，导致"肝经血热"，此乃乙型肝炎的主要发病病机。气郁日久，阻滞脉络则致肝络瘀滞；邪留日久，耗气伤阴，致肝脏虚损，常常累及脾肾。总之，乙肝的病变基础是"肝郁"，主要病因为湿、热、毒、瘀、虚，而中转环节是"肝经血热"，即肝郁化热，热伤肝血。临床症见胁下不适或疼痛（胀痛、刺痛、隐痛交替发作），情绪不安，咽干，尿黄，便秘，舌淡边尖部较红，苔薄白，脉弦稍紧。治以清肝凉血。自拟方药"茜兰汤"：茜草15g，紫草15g，败酱草15g，佛手10g，白芍15g，板蓝根15g等。其中茜草、紫草咸凉入血，配伍板蓝根、败酱草清热解毒，佛手、白芍理气平肝。药物加减：若肝郁证较重时加柴胡10g，黄芩10g；若有血热伤阴时加麦冬15g，生地15g，沙参10g；若有胁痛明显者加栝楼15g，郁金10g，桃仁10g；若有轻度肝脾肿大者加桃仁10g，醋鳖甲12g；若

HBeAg（＋）者，用"白苓茜兰汤"，即"茜兰汤"加白花蛇舌草15g，土茯苓15g，重楼10g，虎杖15g。

针对肝纤维化之中医病名，目前说法不一。杨震先生认为，肝纤维化是国际疾病认识分类中的一种组织病理学病名，是指肝细胞发生坏死或炎症刺激时，肝脏内纤维结缔组织增生与分解失衡，从而在肝内异常沉积的病理过程，可贯穿于慢性肝病的各个发展阶段。祖国医学认为，此病可归属胁痛、黄疸、积聚、鼓胀等不同中医病证阶段，但无具体病名。其临床表现虽无特异性，但患者常有肝区不适、疼痛，舌质暗红，舌下络脉迂曲，脉弦细涩等表现。考究古代文献，精研历代医家观点，杨震先生认为，就其病因病机及发病过程，本病似命名为"肝痹"较为恰当。

"痹"有广义、狭义之分，平素所指痹证或痹病为狭义之"痹"，指由于外受风寒湿热之邪，痹阻经络，气血运行不畅所致的病证。如《黄帝内经·素问·痹论》所说，"风寒湿三气杂至合而为痹。"外受风寒湿热等外邪侵袭人体，痹阻经络，气血运行不畅所致痹证，以关节、肌肉、筋骨等处的酸痛、麻木、重着、屈伸不利，甚或关节肿大灼热为主要临床表现。广义之"痹"泛指机体为邪痹阻，而致气血运行不利，或脏腑气机不畅所引起的病证。它是络病常见的临床表现之一。病积延年，久病不愈，由经入络，由气及血，络中气血流通不利，血滞为瘀，阻滞络道，成为痹证的发病基础。故明代张景岳的《景岳全书》曰："盖痹者，闭也，以血气为邪所闭，不得通行而病也。"《黄帝内经》中关于"痹病"有20多篇，内容广泛，不同部位的痹证，病名多达10余种，如五脏痹、六腑痹、皮肉筋骨痹、周痹等。张仲景的《金匮要略》进一步发展了《黄帝内经》的痹病学说，认为"血痹"系体虚外邪乘虚侵入，使血气闭阻不通所致。尤其在《金匮要略·黄疸病脉证并治第十五》中明确指出：黄疸病的"痹"证是"痹非中风"，所以发黄者"瘀热以行"而致。近代中医名家秦伯未概括总结了前人经验，认为痹病"总的看包括2种：一种指肌肉筋骨疼痛、麻木，另一种指脏腑机能障碍。大家只注意到前一种，而忽视了后一种"。实际上前一种多因"风寒湿"引起，后一种多属于"血凝不流"。如《黄帝内经·素问·痹论》曰："痹在于骨则重，在于脉则血凝而不流"，所以脏腑的"痹病"其病位在血脉，主要病机应为血凝而不流。

杨震先生综合西医"纤维化"的病理改变和中医"痹病"的病机特点，认为二者病理发展过程类似，且均可波及脏腑，引发相应部位血脉痹阻，使络道瘀滞，脏腑功能障碍。因此提出"肝纤维化"应属中医"肝痹"之名，并结合临床经验制订肝纤维化的分期辨治方案，指导临床用药，收效显著。

第四节 倡导"肝系疾病"，提出"治肝五论"

杨震先生从医60余载，临床擅治肝病。他认为，西医以解剖学说为主要内容来认识肝病，形成了"肝脏疾病"的认识论；中医以脏象学说为主要内容认识肝病，形成了"肝系疾病"的认识论，与肝的生理特点紧密相关。其生理功能主要表现在喜条达、主谋虑、藏血、舍魂、生筋，在窍为目、在声为呼，与胆相表里，并通过经络，与脾、肺、心、肾、四肢等相关。当其发生病理变化时，在临床上就会出现种种病证，如郁证、胁痛、积聚、黄疸、鼓胀、血证、不寐、震颤等。这些病证涉及现代医学的消化、血液、内分泌、神经系统，包含了各种类型的病毒性肝炎、肝硬化、肝昏迷、各种黄疸等。由于理论认识不同，中西医在肝病的诊断和治疗上具有各自的特点。

中医教学和临床中对肝的功能多注重肝主疏泄、主藏血，理论上不够充实。杨震先生从研究"肝主疏泄"入手，以《黄帝内经》、仲景、金元四大家等历代医家对肝的认识开始学习研究，厘清了"肝主疏泄"的渊源、意义，还阐释了"肝主敷和"以及"肝主腠理"理论，结合相火论及气机理论，提出了"肝主相火论"及"肝主气机论"。有鉴于此，从自身临床实践出发，提出"治肝五论"，即肝主敷和论、肝主疏泄论、肝主腠理论、肝主相火论、肝主气机论。在此五论的指导下，遣药组方，化裁出补肝颐气汤、疏肝化瘀汤、乌紫解毒汤、白茜汤、桃红化浊汤、解郁合欢汤等临床有效的治肝新方剂。具体内容择要如下：

一、肝主敷和论

"敷"意为布置、铺开、宣、布施，《尚书·禹贡》谓生长之意；"和"意为协调、均衡、和解、温和、祥和。所谓"敷和"，即布散、协和之意。

"敷和"原意是对五行之一的"木"在正常情况下的基本性质和功能的概括。《黄帝内经·素问·五常政大论》："愿闻平气何如而名？……木曰敷和，火曰升明，土曰备化，金曰审平，水曰静顺。""敷和之纪，木德周行，阳舒阴布，五化宣平……"王冰注曰："敷和，敷布和气，物以生荣。"《黄帝内经·素问·气交变大论》曰："东方生风，风生木，其德敷和，其化生荣，其政舒启，其令风，其变振发，其灾散落。""木曰敷和"即指敷布某种物质，使其不协调状态趋于和谐。张志聪解释为"敷布阳和之气以生万物"。《黄帝内经素问运气七篇讲解》释义："木曰敷和，意为在春天里，东风劲吹，风给大地带来了温暖，自然界万物开始萌芽生长。"《黄帝内经·素问·五运行大论》曰："在气为柔，在脏在肝。其性为暄，其德为和，其用为动。"均阐明了风木属性，温和柔软，舒发宣展，对自然界事物具有启陈致新，促进生化的作用。万物生化之所以繁茂，与木德敷和以令五化宣平的调节有重要关系。

肝胆属木，皆属少阳生发之气，肝胆之气敷布于脏腑机体，诸脏因此升降出入，生化不息，故《素问病机气宜保命集》将肝胆生理病机概括为"故此脏气平则敷和，太过则发生，不及则委和"。由此可证，所谓"木曰敷和"就人体脏腑而论，即为肝胆敷和。周学海《读医随笔》："凡脏腑十二经之气化，皆必借肝胆之气化以鼓舞之，始能调畅而不病。"其意则本《黄帝内经》"凡十一脏取决于胆"之论。木不升发，则心血不生，脾不能为胃行其津液，胆不能化相火，胃不能下降而收纳，肾无以藏精。若肝胆生气失布，枢机不利，人体升降出入之机阻滞，气血无以化生，五脏六腑则难以受气，生机难以维持，故肝胆调和，气机生化有序，则五脏安和。

肝主敷和的表现：

1. 肝胆敷和则心气中节

明代薛己在《明医杂著》中注曰："凡心脏得病，必先调其肝肾二脏，肾者心之鬼，肝气通则心气和，肝气滞则心气乏。此心病先求于肝，清其源也。"《四圣心源·天人解·精神化生》曰："肝血温升，升而不已，温化为热，则生心火。"说明肝气通，则心气和，肝气失和则心气失助而虚乏，故治心病必先畅其肝、疏其络、清其源。《四圣心源·天人解·营气运行》曰："气之慓悍者，行于脉外，命之曰卫；血之精专者，行于脉中，命之曰营。营卫运行，一日一夜周身五十度。人一呼，脉再动，一吸，脉再动，呼吸定息，脉五动，闰以太息，脉六动。一息六动，人之常也。一动脉行一寸，六动脉行六寸。"同时还指出，营卫气之运行均在早上平旦寅时起，营从手太阴之寸口始，一日百刻，周身五十，次日寅时，又会于寸口；卫气也于平旦寅时起，从足太阳之睛明起，昼行阳经二十五周，夜行阴经二十五周，而复合于目。而且，卫气出于阳则寤，入于阴则寐。为什么心动如此中节呢？陈士铎的《石室秘录》指出："肝属木，包络属火，肝木生心火。"《四圣心源·天人解·气血原本》曰："血统于肝，凡脏腑经络之血，皆肝血之所流注也，其在脏腑则曰血，而在经络则为营。营卫者，经络之气血也。"《四圣心源·劳伤解·神惊》曰："乙木上行，而生君火；甲木下行，而化相火。升则为君而降则为相，虽异体而殊名，实一本而同源也。"以上说明心主一身之血脉，然其血之化生，气之运畅，节律之周规，均有赖于肝胆之敷和以斡旋于其间，才能保证心气正常、运血中节。

2. 肝胆敷和则谋断适宜

《黄帝内经·灵枢·本神》曰："肝藏血，血舍魂。"《黄帝内经·素问·灵兰秘典论》曰："肝者，将军之官，谋虑出焉。胆者，中正之官，决断出焉。"《黄帝内经·素问·六节藏象论》曰："心者，生之本，神之处也……肝者，罢极之本，魂之居也……以生血气……此为阳中之少阳，通于春气……凡十一脏取决于胆也。"《四圣心源·天人解·精神化生》曰："神发于心，方其在肝，神未旺也，而已现其阳魂……盖阳气方升，未能化神，先化其魂，阳气全升，则魂变而为神。魂者，神之初气，故随神而往来。"唐容川的《血证论》指出："肝之清阳，即魂气也。"《说文解字》释魂为阳气。所谓"肝藏魂"，就是指肝脏内寓少阳之气。它不但敷布于周身而无所不至，运行不息以保证人体各脏腑的运动和变化，同时还要参与精神意识活动的谋虑和决断。"随神往来者谓之魂"是指肝中藏的阳气，在心神的主宰下，能够根据人的生命活动需要，应神而动，随神以变，通过肝胆的敷和气血，燮理阴阳的调节作用，提供生命能量，保证人的组织功能和精神状态都处于良好运行之中。这样，肝胆敷和，肝气充盛和调，谋虑决断适宜，人体内生理和心理功能协调，就能更好地适应外界自然的变化。

3. 肝胆敷和则肺气宣通

《四圣心源·天人解·气血原本》曰："肝藏血，肺藏气……午半阴生，阴生则降，三阴右降，则为肺金，肺金即心火之清降者也，故肺气清凉而性收敛。子半阳生，阳生则升，三阳左升，则为肝木。肝木即肾水之温升者也，故肝血温暖而性生发……气统于肺，凡脏腑经络之气，皆肺气之所宣布也，其在脏腑则曰气，而在经络则为卫。血统于肝，凡脏腑经络之血，皆肝血之所流注也，其在脏腑则曰血，而在经络则为营。营卫者，经络之气血也。"《黄帝内经·灵枢·经脉》曰："肝足厥阴之脉……其支者，复从肝别贯膈，上注肺。"故肝能挟生发之气循经而上至肺，助肺之宣降而行治节之权。然肺为娇脏而主皮毛，其所以不被邪气戕害而自立者，实乃营卫之气温行其间，肝藏之血贯注于肺，为之护卫而御外。肝主藏血，内寓少阳生气。卫气亦由精血所生、阳气所化而出。沈金鳌的《杂病源流犀烛》曰："夫少阳起于夜半之子，为肾之天根，其气上升，以应肺之治节。为肾天根，则通乎下；应肺治节，则通乎上。其所以能通乎上下者，以其为中和之极也。惟通乎上下，故得游行三焦。且即三焦之所治……是以肝之为用，能起九地而升地德，亦能出三阳而布天德，皆少阳之妙运也。"唐容川的《血证论》亦认为："则少阳之气，内行三焦，外行腠理，为营卫之枢机。"他还在书中指出："一阳生于水中，而为生气之根。气既生，则随太阳经脉布护于外，是为卫气。"以上黄、沈、唐三氏均认为少阳之气即是卫气，其由少阴、厥阴真精所化，赖肝宣发敷布，游行于三焦，出入于阴阳，以温煦、捍卫机体，发挥着"肝为将军之官"的作用。

4. 肝胆敷和则脾土如枢

《黄帝内经·素问·宝命全形论》曰："土得木而达。"说明脾土得木气才能通达。《四圣心源·天人解·厥阴风木》曰："冬水闭藏，一得春风鼓动，阳从地起，生意乃萌。然土气不升，固赖木气以升之，而木气不达，实赖土气以达焉……木为水火之中气，病则土木郁迫，水火不交，外燥而内湿，下寒而上热。"《四圣心源·天人解·阴阳变化》曰："阴阳未判，一气混茫。气含阴阳，则有清浊，清则浮升，浊则沉降，自然之性也。升则为阳，降则为阴，阴阳异位，两仪分焉。清浊之间，是谓中气。中气者，阴阳升降之枢轴，所谓土也。"说明肝胆敷和则土得木而能达，则木对土有生克制化之功。木能"生"土是指肝胆敷和对脾胃有促进其纳谷消化之功（即木能疏土），若脾胃运化太过，则肝胆对脾胃又有调节其过亢的作用（木能克土）。《读医随笔》还强调："肝者，贯阴阳，统血气，居贞元之间，握升降之枢者也……世谓脾为升降之本，非也。脾者，升降所由之径；肝者，升降发始之根也。"所以，肝胆敷和，升降出入，生克制化都很适宜，脾胃纳谷运化之功能既不衰弱，亦不亢奋，水谷精微因此得以化生。

5. 肝胆敷和则肾水温化精血

肝肾两脏同居下焦，精血同源，互为归化。关于两脏，陈潮祖的《中医治法与方剂》指出其有如下关系：①乙癸同源：肝为藏血之脏，肾脏藏精主髓。肝脏所藏之血实由肾系精髓化生。②水能涵木：肝主筋膜，肾主水液。肝系筋膜有赖肾水濡泽，才能活动自如。③同司相火：肝为阴中阳脏，中寄胆火，职司疏泄；肾脏藏精主水，内舍真阳，宜于潜藏。两脏同司相火而相火宜潜。此火能够潜藏，端赖肾阴以为约制，才能控制肝的疏泄，以免相火妄动。④肝肾虚寒或水液失调引起两脏同病亦复不少……阳虚失温，筋脉受寒收引，则呈挛急而痛；水湿阻滞，筋脉受湿而弛，则呈痿、酸。《四圣心源·杂病解中·腰痛根原》曰："腰痛者，水寒而木郁也。木生于水，水暖木荣，生发而不郁塞，所以不痛……木者，水中之生意，水泉温暖，生意升腾，发于东方，是以木气根荄下萌，正须温养，忽而水结冰澌，根本失荣，生气抑遏，则病腰痛。"周慎斋《医家秘奥》曰："木者，火之母也。木浮则火在上而肾水寒，木沉则火在下而肾水温。"以上说明人体在生理状态下，肾藏之精由肝藏之血所化生，以供机体各脏腑生长发育之需要；生殖之精虽蛰藏于肾，亦由肝胆谋虑决断，以供男女生殖之用。故朱丹溪的《格致余论·相火论》曰："肝肾之阴，悉具相火。""天非此火不能生物，人非此火不能有生。"强调人之所以富有生命力，无不因于肝肾内寄相火一气之运动。因此，在精血归化、水液代谢及生长繁育诸方面，两脏相互为用，相得益彰。由于在肝肾"乙癸同源"中，"木者，水中之生意"，肝胆敷和则"木沉则火在下而肾水温"，有助于肾水温化精血。

6. 肝胆失和则肝木自病，亦凌侮他脏

肝胆失和导致本经自病，且可凌侮他脏。《四圣心源·天人解·厥阴风木》曰："盖厥阴肝木，生于肾水而长于脾土。水土温和，则肝木发荣，木静而风恬；水寒土湿，不能生长木气，则木郁而风生……故风木者，五脏之贼，百病之长。凡病之起，无不因木气之郁，以肝木主生，而人之生气不足者，十常八九，木气抑郁而不生，是以病也。"故周学海的《读医随笔》强调："医者善于调肝，乃善治百病。"在临床中所见肝肾同病而用滋水涵木，温补肝肾；肝肺同病而用清金制木；心肝同病而用调肝宁心或治心宁肝；肝脾同病而用调和肝脾、调和肝胃等法，都是从肝论治其他脏腑病的重要治法。《杂病源流犀烛》曰："故一阳发生之气，起于厥阴，而一身上下，其气无所不乘。肝和则生气，发育万物，为诸脏之生化，若衰与亢，则能为诸脏之残贼。"

总之，肝主敷和是指肝能敷布少阳生发之气，燮理气血，促进生化，调整气机运行和新陈代谢，同时还能随神往来，主持或参与协调人体诸脏器功能活动。根据《黄帝内经》的理论，从肝胆调治多种疾病，既拓展了思路，又提高了疗效。

二、肝主疏泄论

疏，《说文解字》释为"通"，即疏导、开通之意；泄，有发泄、发散之意。

"疏泄"一词最早来源于《黄帝内经》。《黄帝内经·素问·五常政大论》曰："发生之纪，是谓启陈，土疏泄，苍气达，阳和布化，阴气乃随，生气淳化，万物以荣。"王冰注曰："物乘木气，以发生而启陈，其容质也……生气上发，故土体疏泄。木之专政，故苍气上达。达，通也，出也，行也。"

肝主疏泄是指肝具有疏通、调畅全身气机，使之通而不滞、散而不郁的作用。《黄帝内经·素问·宝命全形论》曰："木得金而

伐……土得木而达……"其意义应是土得木的疏泄作用后,才具有通达的功能。

肝主疏泄,首见于元代朱丹溪的《格致余论·阳有余阴不足论》:"主闭藏者,肾也;司疏泄者,肝也。二脏皆有相火,而其系上属于心……相火翕然而起,虽不交会,亦暗流而疏泄矣。"这里主要指男子的排精作用。其弟子戴思恭在《推求师意·遗精》中将它改为"肝为阳,主疏泄",拓展和肯定了肝主疏泄的功能。明代薛立斋又在《内科摘要·卷下》中将其表述为"肝主疏泄",更进一步肯定了肝主疏泄这一功能。至清代,医家采用肝主疏泄越来越多,使肝主疏泄这一理论又有了新的发展。清代张志聪认为,肝主疏泄水液,当厥阴之气逆或不化时,可使小便不利。他在《黄帝内经素问集注》中曰:"肝主疏泄水液,如癃非癃,而小便频数不利者,厥阴之气不化也。"晚清时,唐容川对肝主疏泄与血液的生成及运行的关系进行了阐述,使肝主疏泄的理论更趋完善。《血证论·脏腑病机论》曰:"木之性主于疏泄,食气入胃,全赖肝木之气以疏泄之,而水谷乃化。设肝之清阳不升,则不能疏泄水谷,渗泻中满之证在所不免。"至今,肝主疏泄为大部分医家所认可,为肝的主要功能,其正常与否可影响到五脏六腑的机能、情志的调畅、生殖的发生、水液的输布等。肝主疏泄功能主要表现在调畅气机、调节情志、促进脾胃功能、促进血液运行和水液输布、调节生殖功能5个方面,并写入全国统编中医高校教材《中医基础理论》中。若肝疏泄异常,则气机不畅,气血失和,经络阻滞,脏腑机能失调,病由之生。肝失疏泄,不仅会影响肝的藏血、藏魂等功能,而且会累及全身各脏腑经络,导致气机紊乱,百病丛生。正如《类证治裁》所说的"肝木性升散,不受遏郁,郁则经气逆,为嗳,为胀,为呕吐,为暴怒胁痛,为胸满不食,为飧泄,为癫疝,皆肝气横决也"。又如周学海的《读医随笔·平肝者舒肝也非伐肝也》曰:"凡病之气结、血凝、痰饮、胕肿、鼓胀、痉厥、癫狂、积聚、痞满、眩晕、呕吐、哕呃、咳嗽、哮喘、血痹、虚损,皆肝气之不能舒畅所致也。或肝虚而力不能舒，或肝郁而力不得舒，日久遂气停血滞。"

肝主疏泄主要是条畅气机，即对全身各脏腑组织的气机升降出入间的平衡协调，起着重要的调节作用。

肝主疏泄功能主要表现在：

1. 疏理情志

肝的疏泄功能正常时，肝气升发、精神愉快、气和志达、血气平和、思维灵敏。若肝失疏泄，则易于引起情志活动异常，疏泄不及，多见抑郁多虑；疏泄太过，多见烦躁易怒、头痛面红等。

2. 疏理脾胃

肝通过协调脾胃的气机升降和分泌、排泄胆汁，实现对脾胃消化吸收功能的促进作用。肝的疏泄功能正常，脾土得肝木之疏泄而通达，脾中清阳升发，水谷精微上归于肺；胃之浊阴下降，食糜精专下达于小肠。若肝失疏泄，乘脾克胃，必然导致脾胃的升降失常而见肝脾失调和肝脾不和的临床症状。由于脾为阴中之至阴，非阴中之阳不升；土有敦厚之性，非曲直之木不达。只有肝气升发，疏达中土，才能助脾之升清运化和胃之受纳腐熟。

3. 疏泄胆汁

胆附着于肝，胆汁为肝之余气。若肝失疏泄，可影响胆汁的分泌和排泄，导致脾胃功能障碍而致病。胆汁降则肺胃均降，能保证水谷的运化吸收。肝的疏泄功能正常，则胆汁排泄通畅；若肝失疏泄，则胆汁的生成和排泄异常会致多种消化系统疾病。

4. 疏通血脉

气为血之帅，血为气之母，气行则血行，气滞则血凝。若气机逆乱，可导致血液不行常道，即《格致余论·经水或紫或黑论》中所指出的："血为气之配，气热则热，气寒则寒，气升则升，气降则降，气凝则凝，气滞则滞，气清则清，气浊则浊。"肝主疏泄还包括疏调人体血量，所谓"人动则血运于诸经，人静则血归于肝藏"，是指肝有储藏血液和调节血量的作用，故肝亦被称为"血海"。若疏泄太过或肝气不足，收摄无力亦可造成出血，如《丹溪心法·头眩六十七》曰："吐衄漏崩，肝家不能收摄荣气，使诸血失道妄行，此血虚眩晕也。"

5. 疏通水液

肝能条畅三焦的气机，促进上、中、下三焦及肺、脾、肾三脏调节水液代谢的功能，即通过促进脾的运化水湿、肺的布散水津、肾的蒸化水液，调节全身水液代谢。《类经·藏象类》曰："上焦不治则水泛高原，中焦不治则水留中脘，下焦不治则水乱二便。三焦气治，则脉络通而水道利。"三焦的决渎功能，就是肺、脾、肾三脏在肝的疏泄功能调节下共同完成了水液的代谢功能。所以，当肝的疏泄正常时，气机调畅，三焦气治，水道通利，一身之津液流畅；若肝失疏泄，三焦气机阻滞，气滞则水停，从而导致痰、饮、水肿或鼓胀等的发生。

6. 疏调生殖

1）疏理冲任

妇女经、带、胎、产关系到多个脏腑，但均与肝的关系密切。古有"女子以肝为先天""女子有余于气而不足于血"之说。冲为血海，任主胞胎；肝为血海，冲任二脉均与足厥阴肝经相通，而隶属于肝，肝主疏泄，可调节冲任二脉的生理活动。肝的疏泄功能正常，足厥阴经之气条畅，冲任二脉得其流助，则任脉通利，太冲脉盛，经、带、胎、产均顺利；若肝失疏泄，则冲任失调，气血不和，则形成多种女科疾病。

2）疏调精室

男子精室的开阖、精液的藏泄，与肝肾的功能有关。《格致余论·阳有余阴不足论》曰："主闭藏者，肾也；司疏泄者，肝也。"肝之疏泄与肾之闭藏相互协调，疏泄功能正常则精室开阖适度，精液排泄有节，使男子的性与生殖功能正常。若肝之疏泄失常，既可导致性功能不及，也可导致性功能太过，正如《类经·藏象类》曰："肝为阴中之阳，其脉绕阴器，强则好色，虚则妒阴，故时憎女子也。"

7. 疏达腠理

腠理泛指皮肤、肌肉、脏腑的纹理，以及皮肤、肌肉交接处的组织间空隙。《黄帝内经·素问·阴阳应象大论》曰："清阳发腠理。"《金匮要略·脏腑经络先后病脉证第一》曰："腠者，是三焦通会元真之处，为血气所注；理者，是皮肤脏腑之纹理也。"腠理是渗泄体液，流通气血的门户，有抗御外邪内侵的功能。腠理与三焦相通，三焦通行的元气和津液，外流入腠理，濡养肌肤，并保持人体内外气液的不断交流。清代高士宗在《医学真传》中言："皮毛而外，肺气主之；皮毛之内，肝血主之。""人身通体皮毛，太阳之气所主也。皮毛之内，肌腠之间，则有热肉充肤之血，厥阴之气所主也。"明确指出腠理由肝所主，疏泄正常则腠理疏达。

8. 疏导相火

相火是人体生生不息的机能活动，是人体生命活动的物质基础，"天非此火不能生物，人非此火不能有生……肝肾之阴，悉具相火，人而同乎天也"。由于相火以肝肾精血为其物质基础，而能温百骸、养脏腑、充九窍，所以后世也有人把相火称为元阴、元阳。相火运动也和自然界所有生物运动一样是升降出入。《黄帝内经·素问·六微旨大论》曰："是以升降出入，无器不有。故器者生化之宇，器散则分之，生化息矣……死生之机，升降而已。"这是对生命规律即相火运动规律的高度概括。由于肝能疏畅气机，疏通血脉，疏导胆汁，疏导卫气，在脏腑组织中具有生升之气，肝所藏的精血和营卫之气均是相火的物质基础，所以说肝能疏导相火。

9. 疏导卫气

水谷的精微物质与下焦肝肾中所寄的相火，在肝的升发作用气化下，最终形成了卫气。卫气以水谷精微和五脏六腑的精气为其物质基础，其运行的规律是行于脉外。《黄帝内经·素问·痹论》曰："卫者，水谷之悍气也，其气慓疾滑利，不能入于脉也，故循皮肤之中，分肉之间，熏于肓膜，散于胸腹。"《黄帝内经·灵枢·本脏》曰："卫气者，所以温分肉，充皮肤，肥腠理，司开阖者也……卫气和则分肉解利，皮肤调柔，腠理致密矣。"卫气的功能：护卫肌表以防御外邪入侵；调节腠理的开阖，调制汗液的排泄，维持正常的体温；肝为将军之官，主要负责抵御外邪，护卫机体，肝的功能正常，则气机条畅、营卫和调，卫气的剽悍滑利之性才能正常地发挥出来。将率兵以卫外，兵拥将以协力，将、兵协调，共奏"卫外而为固也"。由于卫气的生成、性质、功能和运行都与肝有密切关系，所以说肝主卫气的疏导。

10. 舒调睡眠

人的睡眠和肝与卫气有很大关系。《黄帝内经》认为，卫气白天行于阳经则清醒，夜晚行于阴经则睡眠，如《黄帝内经·灵枢·大惑论》曰："夫卫气者，昼日常行于阳，夜行于阴，故阳气尽则卧，阴气尽则寤。"《黄帝内经·灵枢·卫气行》曰："是故平旦阴尽，阳气出于目，目张则气上行于头……阳尽于阴，阴受气矣。其始入于阴，常从足少阴注于肾，肾注于心，心注于肺，肺注于肝，肝注于脾，脾复注于肾，为一周。"说明卫气在肝的升发舒调下，白天从目出，行手足三阳经；晚上则因卫气行于阳完毕，便入阴分，而五脏则开始接受卫气，其顺序为肾—心—肺—肝—脾—肾，此顺序为五脏相克排列，复注于肾为循行一周。其中心主血，心藏神；肝藏血，血舍魂。而人的睡眠与心、肝两脏关系最大。在病理上，神不守舍和魂不归肝均能导致失眠。由于夜晚睡眠时，胆、肝二经在午夜11时至次日3时"主时"，而这时正是熟睡的好时间，所以肝与睡眠的关系更为密切，临床上各种原因导致的肝经郁热，肝阳上亢，肝血受损，不能涵养卫气，卫气动荡，肝魂不能归肝而浮动于外，则睡眠不宁。或因肝郁气滞，使"营卫之行，失其常道"而失眠。或工作烦劳，使阳气亢奋，"阳气者，烦劳则张"，肝阳亢奋，卫气不能循常道转入营阴，亦成失眠。临床上因肝功能失常影响卫气运行所致的失眠，往往伴有"惊""狂言"等情志改变的症状。

总之，肝主疏泄学说经过历代医家不断补充完善后，是临床医家重要的指导理论，时刻提醒医家要认识到气机条畅是人体脏腑功能活动的基本形式，肝的疏泄失常是导致气机升降出入紊乱而致病的重要原因。正如《四圣心源·六气解·厥阴风木》曰："木以发达为性……风动而生疏泄……及其传化乘除，千变不穷。故风木者，五脏之贼，百病之长。凡病之起，无不因于木气之郁。以肝木主生，而人之生气不足者，十常八九，木气抑郁而不生，是以病也。"

三、肝主腠理论

1. 腠理的概念

腠理，即皮肤和肌肉的纹理，最早见于《黄帝内经》。《黄帝内经·素问·阴阳应象大论》曰："清阳发腠理。"《黄帝内经·素问·疟论》曰："卫气一日一夜大会于风府……每至于风府则腠理开，腠理开则邪气入，邪气入则病作……故风无常府，卫气之所发，必开其腠理，邪气之所合，则其府也。"腠，又称肌腠，肌肉的纹理，或肌肉纤维间的空隙；理，皮肤上的缝隙。唐代王冰注："腠，为津液渗泄之所；理，谓文理逢会之中。""腠理，皆皮空及纹理也。"因此，肌肉和皮肤的间隙相互沟通，共称为腠理。

腠理，《黄帝内经》有肤（皮）腠、肌腠、粗理、细理、小理、膲理等名称。如《黄帝内经·素问·六元正纪大论》曰："寒来不杀，温病乃起，其病气怫于上，血溢目赤，咳逆头痛，血崩胁满，肤腠中疮。""……温病乃作，身热头痛呕吐，肌腠疮疡。"《黄帝内经·灵枢·卫气失常》："脂者其肉坚，细理者热，粗理者寒。"《黄帝内经·灵枢·本脏》曰："赤色小理者，心小。"《灵枢集注》："理者，肌肉之纹理，乃三焦通会之处，故曰膲理。"《黄帝内经·素问·长刺节论》曰："病风……先刺诸分理络脉。"《黄帝内经·灵枢·五变》曰："肤粗而皮不致者，腠理疏。"

《黄帝内经》中与腠理同义的词，尚有"玄府""汗空""气门""鬼门""膜"等。

《黄帝内经·素问·水热穴论》曰："所谓玄府者，汗空也。"《黄帝内经·灵枢·小针解》："玄府者，汗孔也。"张景岳《类经》注释："汗属水，水色玄，汗之所居，故曰玄府。从孔而出，故曰汗空。然汗由气化，出乎玄微，是亦玄府之义。"在古汉语里，"空"和"孔"通用，故"汗空""玄府"都指汗孔。《黄帝内经·素问·生气通天论》："故阳气者，一日而主外，平旦人气生，日中而阳气隆，日西而阳气已虚，气门乃闭。"此处"气门"就是指汗孔。

鬼门即汗孔，又名玄府、气门。《黄帝内经·素问·汤液醪醴论》曰："开鬼门，洁净府。"王冰注："开鬼门，是启玄府，遣气也；洁净腑，谓泻膀胱，水去也。"吴昆的《素问吴注》云："腠理谓之鬼门，膀胱谓之净府。开鬼门，发汗也。洁净府，渗利小便也。"张介宾的《类经·论治类十五》曰："鬼门，汗空也，肺主皮毛，其藏魄，阴之属也，故曰鬼门。净府，膀胱也，上无入孔而下有出窍，滓秽所不能入，故曰净府。"刘完素的《素问玄机原病式》谓："然皮肤之汗孔者，谓泄气液之孔窍也；一名气门，谓气之门也；一名腠理者，谓气液出行之腠道纹理也；一名鬼门者，谓幽冥之门也；一名玄府者，谓玄微府也。"直把"气门""腠理""鬼神门""玄府"四者并名于汗孔之中，说明四者可分不可离，名异而实同，大同而小异。

"膜"是人体有形有质的实体。《黄帝内经》中曾多次提到"膜""筋膜""膜原""肓膜"等概念。如《黄帝内经·素问·太阴阳明论》曰："脾与胃以膜相连耳。"《黄帝内经·素问·疟论》曰："其间日发者，由邪气内薄于五脏，横连募原也。其道远，其气深，其行迟，不能与卫气俱行，不得皆出，故间日乃作也。"《黄帝内经太素·卷第二十五》曰："膜者，人之皮下肉上膜，肉之筋也。"张景岳的《类经》曰："凡肉理脏腑之间，其成片联络薄筋，皆谓之膜，所以屏障血气者也。"《血证论·脏腑病机论》曰："为包裹周身之白膜，皆是三焦所司。白膜为腠理，三焦气行腠理，故有寒热之证。"唐宗海认为，膜即为腠理。由于膜为筋之余气，是人体各种组织器官的分隔，所以其在体内形成的空腔，可以形成"三焦"；其在体内和肢体形成的筋膜，可以形成"经筋"。三焦是人体能量通行通道，也是废物排泄通道；而十二经筋则有联络骨骼，固护体表，抵御外邪等作用。膜在人体内广泛分布于各个脏腑组织及器官中，既不在表，也不在里，而是居于半表半里之间，是联系机体表里、脏腑气血的重要纽带。既不在表，也不在里而介入二者之间，故其位应属少阳。黄元御的《四圣心源·杂病解》曰："厥阴风木与少阳相火，相为表里……手少阳三焦以相火主令，足少阳胆从相火化气。"加之膜为筋之余气，而肝主筋，所以腠理自然也包括"膜"。

狭义腠理者，即《黄帝内经》所言"汗孔""玄府""气门""鬼门"也；广义腠理者，指皮肤和肌肉的纹理，包括"汗孔""玄府""气门""鬼门""膜"等，是气血、津液、荣卫、精神出入流行之道路门户。如张仲景《金匮要略·脏腑经络先后病脉证第一》曰："腠者，是三焦通会元真之处，为血气所注；理者，是皮肤脏腑之纹理也。"腠理与三焦相通，三焦通行的元气和血、津液外流入腠理，以濡养肌肤，并保持人体内外气液的不断交流。刘完素《素问玄机原病式》谓："一名玄府者，谓玄微府也。然玄府者，无物不有，人之脏腑、皮毛、肌肉、筋膜、骨髓、爪牙，至于世之万物，尽皆有之，乃气出入升降之道路门户也……人之眼耳鼻舌身意神识能为用者，皆由升降出入之通利也。有所闭塞者，不能为用也。"可见，腠理指广泛分布于人体组织器官中的超微结构或网络通道。

2. 腠理的生理功能

腠理是气血、津液、荣卫、精神出入流行之道路门户，气血津液等基本物质在体内的输布及神机的运行均有赖于腠理畅通。只有腠理有开有阖、开阖有度，才能保证气血、津液、荣卫、精神出入流行正常。因此，腠理为气血、津液、荣卫、精神之道路门户，为枢，贵开阖有度，贵条畅，忌郁闭。

3. 腠理的生理特性

腠理体阴用阳，皮腠、肌腠均需元气、津液、血等濡之，只有卫气卫护、开阖有度，才能条畅。正如《黄帝内经·灵枢·本脏》所说："卫气者，所以温分肉，充皮肤，肥腠理，司开阖者也。"

"肝主腠理"的理论是清代医学家高士宗在《医学真传》中提出的。他在其著作中多处阐述了腠理由肝所主的观点，如"皮毛而外，肺气主之；皮毛之内，肝血主之。""人身通体皮毛，太阳之气所主也。皮毛之内，肌腠之间，则有热肉充肤之血，厥阴之气所主也。"高氏认为：腠理是络脉所网络之处，络脉有孙络、横络之分，其血来源于胞中血海，血海又为冲任脉所主，冲任脉之血又为肝所主，其血有热肉充肤，淡渗皮毛之功，故清代谢玉琼的《麻科活人全书》云："盖人身通体毫毛之气，肺所主也；毫毛之内，腠理之外，则秉胞中之血，热肉充肤，淡渗皮毛，肝所主也。"

肝为枢，主疏泄、主气机的运行，疏导卫气，卫气卫护腠理，调节腠理开阖；肝藏血，肝血热肉充肤，淡渗皮毛，营养腠理。肝主腠理濡养、开阖，只有腠理濡养充沛、开阖有度，才能条畅，也才能保证气血、津液、荣卫、精神正常的升降出入运行。

4. 腠理疾病的病因病机

外感六淫、内伤七情、饮食劳倦、痰饮瘀血等因素，均可引起腠理的濡养、开阖失常。

腠理是外邪入侵人体的门户。在正常情况下，卫气充盈于腠理之中，控制和调节腠理之开阖。正如《黄帝内经·灵枢·本脏》所说："卫气者，所以温分肉，充皮肤，肥腠理，司开阖者也。"腠理致密可提高人体抗病能力，防止外邪入侵。《黄帝内经·素问·调经论》曰："上焦不通利，则皮肤致密，腠理闭塞，玄府不通，卫气不得泄越，故外热。"若腠理疏松或腠理不固，则风寒外邪易于侵袭人体，发作感冒等病证；腠理闭郁，则毛窍闭塞，肺气不宣，卫气不得外达，在表的风寒之邪难出，可引发恶寒发热、无汗等症。所以，腠理的疏密直接影响汗液的多少，调节人体的津液代谢和体温的高低。在病理情况下，若腠理开，则令汗出，可致伤津脱液。如《黄帝内经·灵枢·决气》说："津脱者，腠理开，汗大泄。"《黄帝内经·素问·举痛论》也说："寒则腠理闭……炅则腠理开，荣卫通，汗大泄，故气泄。"《素问玄机原病式》谓："有所闭塞者，不能为用也。"腠理闭郁是具有普遍意义的病机概念，若外感六淫、内伤七情、饮食劳倦、痰饮瘀血等原因，使腠理失却营养，无以正常开阖，腠理不通，气血津液阻滞，势必影响精神、荣卫、血气、津液正常运行，形成气滞、血瘀、湿阻、痰凝、郁火、气血亏虚等不同的病理变化，但其共同的病理基础为腠理开阖失常、失却条达。腠理开阖失常是多种疾病的基础和中介环节，也是腠理病变的实质和根源。

5. 腠理疾病治疗大法

开阖有度，贵条达，以平为期。

6. 肝主腠理的临床意义

腠理疾病疏肝达郁、从肝论治。

四、肝主相火论

"相火"二字，最早源于《黄帝内经》："君火以明，相火以位。""君火"是事物和自然界生长变化的主持者和推动力；"相火"是在君火统帅下，具体完成生物变化或成长之火，有了它，君火的作用才能具体落实。"明"是神明，指君火的正常表现。"位"是位置，指相火应在本位上充分发挥本职功能。"君火以明，相火以位"是指在君火的统帅作用正常时，相火在本位的作用才能正常发挥。

"相火"就人体而言，产生和贮藏于肝肾二部，相火的作用是人身的"动气"，是人体生生不息的机能活动，是人体生命活动的物质基础，"天非此火不能生物，人非此火不能有生……肝肾之阴，悉具相火，人而同乎天也"。由于相火以肝肾精血为其物质基础，而能温百骸、养脏腑、充九窍，所以后世也有人把相火称为元阴、元阳。

正常相火是五脏功能活动的推动力和物质基础，在君火统帅下的相火与五脏功能活动，正常的应是"中节"。丹溪曰："彼五火之动皆中节，相火惟有裨补造化，以为生生不息之运用耳。"故凡人体脏腑、经络、玄府、肌腠、气血等正常的功能活动及生命延续，无不体现相火的重要作用。即君火为心主之，相火发于命门，贮于肝肾，畅行三焦，内寄肝胆、心包、脾胃、经脉脏腑之间，是人身的"动气"，是生命活动的物质基础。所谓"动气"，是指在人的生命活动中，阴阳之气相互作用变化的气化过程，是生命活动的推动力，是相火运动的具体体现。

相火运动和自然界所有生物运动一样是升降出入。《黄帝内经·素问·六微旨大论》曰："是以升降出入，无器不有。故器者生化之宇，器散则分之，生化息矣……死生之机，升降而已。"这是对生命规律即相火运动规律的高度概括。黄元御《四圣心源》曰："阴阳未判，一气混茫。气含阴阳，则有清浊，清则浮升，浊则沉降……升则为阳，降则为阴。"说明人体阴阳变化的基本形式是升降运动。

由于"相火之下，水气承之……君火之下，阴精承之"，所以相火以水津为养，君火以营血为养，二者均为相火运动的物质基础。君火、相火形成的"动气"，也是以升降出入为其运动形式。

肝能调畅气血的通道，血的源头在气，气行则血行，而血中营阴又是相火的物质基础。肝还能调节人体血量，"人动则血运于诸经，人静则血归于肝藏"是指肝有储藏血液和调节血量的作用，故肝亦被称为"血海"。肝能疏导胆汁，相火寄于肝胆，胆附着于肝，胆汁为肝之余气，胆汁的分泌依赖相火的蒸腾和肝的疏泄，肝主疏泄可以直接影响胆汁的分泌与排泄。胆汁降则肺胃之气降，甲木（胆气）升则肝脾之气升。肝能疏导卫气，卫气的功能是"卫外而为固也"，而护卫肌表以防御外邪入侵；"卫气者，司开合也"，即调节腠理的开阖，调节汗液的排泄以维持正常体温；"卫气者，温分肉，肥腠理"，即可以温养脏腑、肌肉、皮毛、玄府等。肝为将军之官，主要负责抵御外邪，护卫机体。肝的功能正常，则气机调畅，营卫和调，卫气的剽悍滑利之性，才能正常发挥出来。卫气的生成是水谷精微与下焦肝肾中所寄之相火，在肝的升发作用下气化形成，正如《黄帝内经·灵枢·营卫生会》曰："卫出于上焦……营卫者精气也。"由于卫气的生成、性质、功能和运行都与肝有密切关系，所以肝主卫气的疏导。肝具有生升之气，相火是生命之火，而五行中只有木才有生命。《四圣心源·六气解·厥阴风木》曰："手厥阴心主以相火而化气于风木……然土气不升，固赖木气以升之，而木气不达，实赖土气以达焉……木以发达为性……风动而生疏泄……以肝木主生，而人之生气不足者，十常八九，木气抑郁而不生，是以病也。"周学海的《读医随笔》曰："肝为将军之官，而胆附之，凡十一脏取决于胆也。东垣曰：胆木春升，余气从之，故凡脏腑十二经之气化，皆必借肝胆之气化以鼓舞之，始能调畅而不病。"

由于肝能疏畅气机，疏通血脉，疏导胆汁，疏导卫气，在脏腑组织中具有生升之气，肝所藏的精血和营卫之气均是相火的物质基础，所以说肝能疏导相火，肝主相火运行的枢机，肝主相火。

五、肝主气机论

气的运动，称作"气机"。人体之气是不断运动着的活力很强的极细微物质，它流行于全身，内至五脏六腑，外达筋骨皮毛，推动和激发人体的各种生理活动。

气机的运动形式虽然多种多样，但对人体脏腑功能活动的基本形式可以概括为升、降、出、入4个字。

气机的升降出入运动，是人体生命活动的根本保证。如先天之气、水谷之气和吸入的清气，都必须经过升降出入才能布散全身，发挥其生理功能。而精、血、津液也必须通过气的运动才能在体内不断地运行流动，以濡养全身。人体脏腑、经络、形体、官窍的生理活动必须依靠气的运动得以完成，脏腑、经络、形体、官窍之间的相互联系和协调也必须通过气的运动得以实现。也就是说，人体整个生命活动都离不开气的升降出入运动。同时，人与自然环境之间的联系和适应，也离不开气的升降出入运动，如人之吸入清气、呼出浊气，摄入食物和水液，排出粪便及尿液、汗液等都是气运动的体现。气的升降出入运动是人体生命活动的根本，气升降出入运动一旦停息，也就意味着生命活动的终止。故《黄帝内经·素问·六微旨大论》曰："气之升降，天地之更用也……故高下相召，升降相因，而变作矣……出入废则神机化灭，升降息则气立孤危。故非出入，则无以生长壮老已；非升降，则无以生长化收藏。"

人体气机运动的升与降、出与入是对立统一的矛盾运动，广泛存在于机体内部。气机的升降出入运动不仅推动和激发了人体的各种生理功能，而且只有在脏腑、经络、组织器官的生理活动中才能得到真正的体现。虽然从某个脏腑的局部生理特点来看，有所侧重，如肝、脾主升，肺、胃主降等，但从整个机体的生理活动来看，升与降、出与入之间必须协调平衡。只有这样，才有人体之气的正常运动，各脏腑才能发挥正常的生理功能。因此，气机升降出入的协调平衡是保证生命活动正常进行的一个重要环节。一方面，气必须有通畅无阻的运动；另一方面，气的升降出入运动之间必须平衡协调。具备这2点，气的运动才是正常的，这种正常状态称为"气机调畅"。

人体的脏腑、经络、形体、官窍，都是气升降出入的场所。气的升降出入运动，也只有在脏腑、经络、形体、官窍的生理活动中，才能得到具体体现。脏腑之气的运动规律，有其独特之处，体现了脏腑生理活动的特性，也表现了脏腑之气运动的不同趋势。以五脏分述之：心肺位置在上，在上者宜降；肝肾位置在下，在下者宜升；脾胃位置居中，通连上下，为升降转输的枢纽。以六腑而总论之：六腑传化物而不藏，以通为用，以降为顺。其在饮食水谷的消化吸收过程中，也有着吸取水谷精微和津液参与全身代谢的作用，总体是降，降中寓升。以脏腑之间关系而言，如肺主出气、肾主纳气，肝主升发、肺主肃降，脾主升清、胃主降浊以及心肾相交等，都说明了脏与脏、脏与腑之间处于升降的统一体中。而以某一脏腑而言，其本身也是升与降的统一体，如肺之宣发肃降、小肠的分清别浊等。总之，脏腑的气机升降运动，在生理状态下，体现了升已而降、降已而升、升中有降、降中有升的特点和对立统一协调平衡的规律。由于人体各脏腑之气的运动调畅，各脏腑之间的气机升降出入处于协调的对立统一体中，从而保证机体不断从自然界中摄取人体生命活动所需物质，并通过气化作用，升清降浊，摄取精微，排泄废物，维持物质代谢和能量转换的动态平衡，共同完成整个机体的新陈代谢，促进生命活动的正常进行。

首先，肝为人体最大最重要的脏器，为魂之处，血之藏，筋之宗。肝在五行属木，主动、主升，与胆、筋、爪、目等构成肝系统。肝位于腹部，横膈之下，右胁下而偏左。肝的生理功能主要有：①肝主疏泄，在人体生理活动中的主要作用是疏理情志、疏调脾胃、泌排胆汁、疏畅气血、疏调水液、调节生殖等。②肝主藏血，有储藏血液和调节血量的功能，还有生血的功能。

肝为风木之脏，其性善升，喜条达，为刚脏，肝体阴而用阳，肝气与春气相通应。胆为中清之腑，内寄相火，最宜通降。肝胆表里结合，升降相宜，对全身气机升降起着主导作用，故《黄帝内经·素问·宝命全形论》云："土得木而达。"《黄帝内经·素问·六节藏象论》曰："凡十一脏取决于胆也。"

其次，从肝的生理特点看。

在阴阳方面：足厥阴肝经是阴气最终，厥阴经位于阴阳交界处，居晦望朔，处雾露、盼生气。《黄帝内经·素问·阴阳类论》曰："一阴至绝作朔晦。"一阴指的是厥阴，说明足厥阴肝脉与气血阴阳交替循环关系密切。加之肝本身体阴用阳，内寓水火，可调达全身气机，调节气血周流，以维持阴阳平衡。这说明肝经是阴尽阳生的阴阳之枢。

在脏腑方面：肝为将军之官，多用阳事而善疏通、发泄，可条达全身气机，调节全身气血周流，维持人体阴阳平衡。肝在体为阴，性柔润而宜肝木，既可疏泄生发，又可制约升发太过。《温病条辨·卷六》曰："肝主血，肝以血为自养，血足则柔，血虚则强。"肝体阴而用阳，内寓水火，是肝为阴阳之枢的内在依据，故厥阴肝经为阴阳之枢。胆系于肝，为出入之枢，少阳亦称一阳，为阳气初生。张景岳言："少阳为枢，谓阳气在表里之间，可出可入，如枢机也。"少阳介于表里之间，能枢转阳气的出入。少阳又分属胆和三焦，胆内寄相火，主少阳春升之气，而三焦主决渎，统率全身阳气之气化。胆主枢之启动运转，肝以疏通三焦之路径畅达，肝又源源不断地把所寄相火激发为阳气，推动三焦气化。这样胆为气枢，三焦为气水的共同通道，肝提供相火不断熏蒸，使各脏腑在阳气推动下，水津四布，五经并行，使阳气和相火出入自如，发挥正常地温养全身的作用。胆又附于肝，故全身的气化运动，必依赖肝胆之气推动、鼓舞，方能调畅不衰。

从肝本身的功能方面看：肝主升发，"升发"是指肝的气机运动方向，是向人体的上方和外方运动的，是肝气通过向上向外的方向，参与人体的气机活动。肝气凭借"主升"的运动方式，达到疏通宣泄以调节一身气机活动，说明肝气主升发是"肝疏泄气机功能的实质机理"（张登本《黄帝内经二十论》）。

肝主疏泄，既能升清，又能降浊。肝为枢机，可出可入，可升可降。肝推动阴阳升降出入，气血流通，保持阴阳平衡。肝主持了气机的调畅，故云肝主气机（枢机）。

当气的运动出现异常变化，升降出入之间失去协调平衡时，概称为"气机失调"。由于气的运动形式是多种多样的，所以气机失调也有多种表现。例如：气的运行受阻而不畅通时，称作"气机不畅"；受阻较甚，局部阻滞不通时，称作"气滞"；气的上升太过或下降不及时，称作"气逆"；气的上升不及或下降太过时，称作"气陷"；气的外出太过而不能内守时，称作"气脱"；气不能外达而郁结闭塞于内时，称作"气闭"。由于肝主气机，故对于"气机失调"病变的治疗可从肝论治，即疏肝调气。

第五节　主张衷中参西，提倡病证结合

辨证论治是中医学的核心和基本原则。它源于张仲景的《伤寒杂病论》以"病下系证，证下列方，方随证出，随证治之"，开创了以病为纲，以证为目，病证并重的辨病辨证治疗思想。其奠定了中医学辨证论治的理论基础，由证而辨病、由病而辨证，且随证加减的治疗体系，分别对不同病证采用不同的辨治方法。自此，各代均遵而从之。明清之后，西方医学在中国临床实践的不断深入，逐渐被中医接受，出现了"衷中参西"的病证结合论治模式。唐容川提出"中西汇通"，张锡纯主张"衷中参西"，将病、证、症相结合，为今日之中医辨病辨证论治提供了理论依据。

杨震先生在临床诊治中注重中医辨病辨证论治，同时强调中西并用，衷中参西，各取所长。即通过中医详细的四诊与西医的实验室检查共同参考，作为临床论治的基础。中医辨病能够了解疾病的特异性，辨证则能认识疾病阶段性的病机变化，而现代医学的辨病则有利于我们对疾病的病位有更为深入的认识。

杨震先生认为，作为生活在现代的中医，特别是专病中医，在用中医四诊时，也参用了现代生物、化学、物理技术进行微观辨证，这样可以使四诊内涵得到扩展和延伸。如肝脏瞬间弹性纤维检测和血清肝纤维化检测可延伸切诊，确定肝脏的硬度指标；运用电子胃镜可望见胃黏膜糜烂及溃疡充血、水肿及食道胃底静脉曲张情况；运用分子生物学等技术可了解人体禀赋和体内毒素等异常情况等。用四诊延伸的微观辨证，对辨证中的病位辨识有很大的帮助，

对确定疾病的病名也有积极意义。所以,杨震先生强调用中医传统的宏观辨证确定本病的病机、病势,再结合四诊延伸的微观辨证,更能准确判断本病的病位和病程。因此,使用现代的先进检测手段,不仅是西医的专利,也是中医四诊的延伸和拓展。

传统中医学的"病"是建立在阴阳、五行、脏腑等理论指导下,对于疾病发生、发展和转归等情况的宏观认识。"证"是指证候,是疾病在某一阶段中的病因、病位、病性以及邪正关系等,能够反映出疾病过程中某阶段的病理变化的综合概括。中医辨证是将望、闻、问、切四诊所获得的资料,运用中医理论加以综合、分析、归纳做出的诊断过程,也就是分析、辨别、认识疾病的证候。而证则是疾病在某一阶段的病因、病位、病性以及邪正双方力量对比等情况的综合概括。辨证的过程,实际上是以藏象、经络、病因、病理等基本理论为基础,以四诊资料为依据,辨明其内在联系,各种病变间的相互关系以及人与四时、地域等关系从而做出诊断。杨震先生时常教导学生在诊治中当细心体察疾病始终及其细末枝节,结合四诊,随证施治,才可通权达变,应对自如。正如《黄帝内经·素问·徵四失论》所述:"诊病不问其始,忧患饮食之失节,起居之过度,或伤于毒,不先言此,卒持寸口,何病能中。"同时指出,在临床辨证论治时要抓主症,抓主要矛盾,可兼顾次症。辨证论治是指把四诊得到的资料,采用中医理论予以分析、归纳的诊断,分析、辨别疾病的证候,从而给予不同的治疗方法。

西医辨病是在解剖、生理、病理、生化乃至基因水平上,对疾病病因病理变化给予微观而具体化的认识。这样的辨病可以加深对疾病本质的认识,可以表明疾病发生的物质基础和内在机理,还能提供特异性诊断和判断疾病预后的客观的量化指标。

杨震先生认为,中医、西医虽思维方式不同,但都有其相应的辨病与辨证,只有将两者有机地结合起来,应用整体观念的思维模式才能更好地认识和治疗疾病。在治疗模式上,中医重整体宏观,西医重局部微观，只有将其有机地结合起来，才能更好地解决临床实际问题。同时强调在中西合参时，更要重视在疾病诊疗中的中医思维，在疾病的任何阶段均应突出中医优势。无论是急性病还是慢性病，中医都不是陪衬，均可发挥优势作用。杨震先生在整个临床诊疗过程中，中西并重，汲取现代医学的精华为我所用，同时重视中医思维和辨证论治，在疾病的不同阶段过程中均可发挥中医药的诊疗特点和治疗优势。例如，在采用中药治疗疾病时，除根据相应的理法方药理论及中药功效之外，还根据现代研究对中药药效及毒理相关研究选择用药。如肝脏肿瘤病人在临床辨证论治的同时，采用中药已知有效的抗肿瘤药物巩固疗效；在肝炎患者病毒升高时，根据中医相火学说理论结合现代医学研究成果，以及现代药理研究结果，创用白苓茜兰汤治疗病毒性肝炎，取得了良好治疗效果。

再如乙型肝炎、脂肪肝、肿瘤、高血压、冠心病、糖尿病等，在疾病早期临床可能无明显症状，但机体组织的病理损害已经存在，这时也应该开始治疗。有些疾病经过临床辨证论治后症状减轻，但现代医学化验、检查及病理等异常仍然存在，这时也不能视为治愈。还有，如中医的胁痛，是指以两侧胁肋部疼痛为主要特点的一类病证，临床可见于西医学的乙型肝炎、丙型肝炎、脂肪肝、肝硬化、抑郁症等，在治疗本病时应结合现代影像、超声、实验室检查等条件，先明确诊断，再根据其不同的生理病理特点给予不同的辨病辨证论治。

杨震先生认为在临床治疗时，提出辨病与辨证结合的诊疗思想，是把中西医诊疗疾病的理论方法相结合，将中医的病证与西医的病位相互结合，然后再以中医药辨证治疗，才能起到相得益彰的作用。临床辨证中采用"病证结合"可以提高中医临床诊治水平，避免对"病"的认识不足。特别是对于慢性肝病，借助现代医学的检查手段和实验仪器检查，认识和了解自身的生理特征和疾病病理变化及演变规律，能够补充辨证论治的不足之处，还有助于准确诊断疾病，提高临床疗效。

综上，杨震先生将临床辨证与辨病相结合的优点归纳为以下 3 点：一是有利于全面认识疾病的本质，总体把握及推断疾病的发生发展和预后转归规律，并且综合中西医各自的长处。二是有利于提高中医临床科研水平，促进中医辨证规范化、标准化。三是有利于提高临床疗效。杨震先生特别强调，"衷中参西、病证结合"主要是指"诊断"，但"治疗"一定是以中医中药为主力军。

第六节　临证四诊合参，重视察舌诊脉

望诊、闻诊、切诊是医生运用视觉、听觉、嗅觉与触觉来对病人进行诊察，而问诊则是通过医生与患者或陪诊者，以对答的形式来了解患者的主观感觉，以及疾病的发生、发展、治疗经过等有关问题，各有其特定的具体内容。这 4 种诊断方法，从不同角度检查病情，收集临床资料，各有其独特的意义，不能相互取代。杨震先生临证注重四诊合参，即四诊并重。它是中医诊断学的基本观点之一，是指对疾病证候判断时，必须将望、闻、问、切四诊所搜集到的全部资料综合起来，进行全面分析，才能探求疾病的本质。四诊合参实际上是中医整体观念在诊断学上的具体体现，对于全面了解病情，识别真伪，探求本原，具有非常重要的意义。正如《黄帝内经·素问·五藏生成》曰："能合脉色，可以万全。"清代喻嘉言的《医门法律》更明确地指出"望、闻、问、切，医者不可缺一"，均强调了四诊合参的重要性。同时强调，四诊是搜集临床资料的主要方法，具有直观性和朴素性的特点，搜集临床资料要求客观、准确、系统、全面、突出重点。但四诊并用，并不等于面面俱到，临证需抓主要矛盾，有目的地、系统地重点收集临床资料，才不致浪费时间。

杨震先生指出，中医望、闻、问、切这 4 种诊断方法，尤其是诊断过程中的思维模式，区别于现代医学，囊括了中医学理论的精髓。《黄帝内经》有云："有诸形于内，必形于外。"舌诊与脉诊均为中医四诊的重要组成部分，也是中医诊断中的重要特色之一，杨震先生临床体会颇多。

舌与人体脏腑、经络、气血及津液均有密切的关系，能够反映机体病理上的细微变化。杨震先生强调，舌诊首先要掌握辨识"舌神"的望诊法，也就是要根据舌质的荣枯活动情况进行观察。因为，察舌神之有无，可掌握脏腑气血阴阳之盛衰，以了解疾病预后之吉凶。若舌色红润鲜明，舌质滋润，舌体灵活，为有神气表现；如舌色晦暗、枯槁，运动不灵，此为无神气。再看舌苔以诊胃气盛衰，若舌苔紧贴舌面，为有根，属胃气尚足；但舌苔似有似无，甚者光剥如镜，为无胃气。舌与脏腑关系密切，《伤寒指掌·察舌辨证法》述："舌尖属上脘，舌中属中脘，舌根属下脘。"五脏中，舌与心、脾、肝的关系尤为密切。舌为心之苗，看舌质颜色能反映人体气血盈亏。舌为脾之外候，看舌苔可知胃气有无，人体气血的盛衰。如《黄帝内经·灵枢·脉度》曰："脾气通于口，口和则口能知五谷矣。"肝主疏泄，主藏血，舌质颜色与舌体的运动可反映肝血是否充足、是否血滞成瘀。

杨震先生常说，察舌质舌苔以及舌下络脉可以直接反映人体津液的盈亏与脏腑阴阳盛衰虚实。舌质颜色可明确疾病的虚实寒热，察舌苔可协助辨证分型，察舌下络脉可明确经络血脉脏腑的瘀滞情况，还可为判定疾病预后提供依据。如肝病病人大多病程较长，在疾病初期，多见舌质淡，边有齿痕，舌苔薄白的表现，则为肝气乘脾，肝郁脾虚之象；若乙肝早期，常可出现血分伏邪，出现肝经血热之病机，杨震先生在多年的临床实践中发现肝经血热病人多可出现舌质淡红，边尖红，舌上有小红点，也将此舌象作为本型辨证论治的特异性体征，治宜凉血解毒为主。若病人肝郁脾虚，日久脾虚湿盛，湿热相火内盛，疾病缠绵难愈，则可见舌质偏红，舌体胖大，苔白厚腻，或黄厚腻之象。出现这样的舌体，则表明疾病进展，出现湿热相火之象，治宜化湿清热之桃红化浊汤。肝病后期，郁久化热，郁热相火灼伤肝阴，阴津亏虚，阴虚内热，多见舌体瘦，舌质红而少苔之象，此为阴虚相火之象。还可通过观察舌质的润燥，了解津液的损耗情况，为临床治疗提供依据，并可判断疾病预后。如《温病条辨·卷三·下焦篇》中第 2 条："温病误表，津液被劫，心中震震，舌强神昏，宜复脉法复其津液，舌上津回则生。"若舌质湿润表面尚存，多属可治、易治；若舌质干燥、芒刺无津者多属难治。若见舌质暗红或发紫，甚或见瘀点、瘀斑者均为内有瘀血之象。

临床注重观察舌下络脉是杨震先生最为重视的舌诊之一。"舌下络脉诊法"当首推《诸病源候论》，诊断时要求观察舌下络脉的神、色、形、态等方面的内容，即要观察舌下络脉的颜色、形态、舌下瘀斑、单支多支不同络脉等不同的色、形、态的常与变，对协助诊断脏腑气血是否通畅，经络营卫运行是否调和，有无气机阻滞、瘀血阻络均有很大帮助。若舌下脉络迂曲、增粗、深紫、黑色以及局部增生多表示体内瘀血阻络，其迂曲、增粗、颜色深浅则可表明瘀血的严重程度。据其舌象表现可反映相应之病机、病位、病性，为确定治疗法则、选方用药提供一定的依据。

脉诊是中医一大特色，甚至可以说是中医的绝活和标帜。脉诊来源于经络，最初它是复杂的遍身诊法，如"十二经诊法""三部九候诊法"等。到《难经》时明确提出"独取寸口"，仲景虽然参用趺阳少阴等脉，但主要是用"寸口脉"。到王叔和的《脉经》时，"独取寸口法"得到了完善，二十四脉的名称、标准也规范出来，沿用至今。长期以来，中医界都把脉诊作为别阴阳、辨脏腑、论虚实、断病机、定治则、判断预后的重要根据之一，在辨证求因及审因论治中起着重要作用。

在临床诊治中，杨震先生极为重视脉诊，他根据不同的脉象，了解疾病的证候属性、病情的轻重及预后等。《黄帝内经·素问·阴阳应象大论》曰："善诊者，察色按脉，先别阴阳。"指出了脉诊的重要性。常谓"治病必求于本"，而脉象常为疾病本质所在。在多年的临床工作中，杨震先生积累了丰富的脉诊经验，常常在临床中舍症从脉。肝病病人多见弦脉、数脉、滞脉、涩脉、沉脉、革脉、弱脉、细脉等，而病人往往并不呈一种脉象，而以复合脉为主，如沉弦脉、沉细弦脉、沉弦涩脉、沉细数脉、细数脉等不同组合脉象。肝病初起，实邪交争，可见脉沉弦而有力或弦滞；若病程日久，气血亏虚，鼓动无力，故而重按乃得，脉沉细无力；肝病日久，阴血不足，脉道不充，或病久入络，瘀血内阻，气机不利，则可出现脉沉弦涩；或病久伤精耗血，精亏血少，则可出现脉沉弦细涩；病程日久，郁热伤阴，阴虚内热，则可出现脉细数之象。另外，脉象还可呈现或补充肝病患者症状之外的病机表现。肝病患者多有肝气郁结，气机阻滞之证，则经脉拘紧而多见弦脉。如患者临床以胁痛为主，胀痛明显，脉应以弦为主；若脉象除弦脉外又见涩滞脉，则多提示患者患病日久，出现瘀阻脉络之象，此时当在行气疏肝同时加用活血通络之品；如肝病患者久病阴伤，阴虚内热，当见细数脉，而见细弱脉，可见此人营血亏虚，脉道不能充盈，治疗之时当益气养阴，补益气血。正如《景岳全书·脉神章》云："脉者，血气之神，邪正之鉴也。有诸内必形诸外。故血气盛者，脉必盛；血气衰者，脉必衰；无病者，脉必正；有病者，脉必乖。"即通过脉象的变化便可反映患者脏腑之盛衰、气血之多少、疾病之进退、邪正之强弱等。且脉象与四时相应，《黄帝内经·素问·玉机真藏论》云："春脉如弦，夏脉如钩，秋脉如浮，冬脉如营"，加之长夏之缓脉，被认为四时气候变化的正常脉象，故又称为"四时五脏平脉"。如脉应四时，则属无病，反之，则为病。即"脉从四时，谓之可治……脉逆四时，为不可治"。正常情况下寸脉、关脉当显，而尺脉当蛰伏于内，重按可得；若尺脉外显，则多为肾气虚弱之象。外邪入侵之时，脉常为浮，气血亏虚者多弦细；脉有力为实，无力为虚。诸如此类情况不胜枚举，均为临床提供了不可或缺的辨证诊疗依据。

第七节 辨证首重病机，论治巧用八法

辨证论治是中医学特色具体而集中的体现，是中医临床医学的精髓。

杨震先生临床辨证首重病机。病机是指由各种致病因素作用于人体，引起疾病在发生、发展、变化等不同阶段的致病机理。是从整体和动态的角度对疾病的病理状态和病理变化的高度概括，是对四诊（望、闻、问、切）资料分析、归纳后，对疾病的本质作出的结论，揭示了疾病的病因、病位、病性，以及发生、发展、变化、转归的本质及基本规律（即病变机理加病势转归）。《伤寒论翼·制方大法第七》曰："因名立方者，粗工也；据症定方者，中工也；于症中审病机察病情者，良工也。"清代罗浩的《医经余论》云："医者精于四诊，审察病机，毫无遗误，于是立治以用药，因药以配方……上工之能事也。"杨震先生认为，病机是辨证的依据、论治的基础，对症状的分析、证候的判断皆以病机分析为依据，所以"审察病机"是辨证论治的前提。"审察病机"实际上是审"证"求"机"，这个求"机"的过程就是辨证的过程。这个"求"，是辨证的基本要求。也就是说，在辨证时，首先要通过"四诊"，细心认真地"审察病机"，以找出病因、病位、病性，抓住本质，正确诊断。

杨震先生强调学习《黄帝内经·素问·至真要大论》中病机19条的重要性，因为它奠定了中医病机学说的基础。其文中提出"审察病机，无失气宜"是辨证论治的前提，是明确诊断、判断病机，掌握病因、病位、病性以确定治疗方法的重要依据。而在具体施治过程中，必须遵守病机提供的依据和指导原则，严格抓住病机所指示的病变实质，有目的、有计划、有针对性地治疗疾病，这样才能提高疗效，提高辨证论治水平。历代医家对中医病机不断进行完善。《伤寒论》《金匮要略》均是阐述脏腑病机的具体体现，是在《黄帝内经·素问·热论》的六经分类基础上，结合五脏病机形成六经病证。它反映了脏腑病变在不同阶段的病机，特别提出证象不同只要病机相同就可使用同一方剂，说明了以病机为纲，异病同治的辨证模式。《诸病源候论》《千金方》《外台秘要》《太平圣惠方》等多以病机为条目，或以证象为纲，阐述病机，条分缕析。其所列条目包括病因、病位、病性3个病机要素。清代温病学派冲破仲景六经辨证模式，首提卫气营血辨证及三焦辨证体系，形成了新的温病病机。

现代周仲瑛等教授倡导以病机为核心，临证辨证首重病机，构建辨证论治新体系。杨震先生也特别强调，在辨证时要"审查病机"，在施治时要"谨守病机"，它是提高中医临床疗效的关键。比如他提出"肝经血热"是乙肝的重要病机，认为乙肝病机为疫毒（病因）→潜入血分→损伤肝络（病位）→肝经血热（病性），故治疗应针对病机予以凉血解毒。他自拟"茜兰汤"，后研发成新药"碧云砂乙肝灵"治疗乙肝病毒，获得满意疗效。

杨震先生临床论治巧用八法，它是治疗方法的归类总结。中医治法源于《黄帝内经》，如"清者温之，燥者润之""治病必求于本""散者收之，抑者散之，急者缓之，坚者软之，脆者坚之，衰者补之，强者泻之……"分别指病因和病性。到汉代《伤寒论》载方262首，所用方法已含八法内容。如仲景对黄疸病的治法有麻黄连翘赤小豆汤（汗法）、瓜蒂散（吐法）、抵挡汤和大黄硝石汤（下法）、小柴胡汤（和法）、茵陈术附汤（温法）、栀子柏皮汤（清法）、虚劳小建中汤（补法）、硝石矾石散（消法），还特别提出正治法利小便用茵陈五苓散。唐代孙思邈及宋金元四大家都对治法有了很大丰富。明朝张景岳的《景岳全书·卷五十·新方八阵》曰："余因选古方之得宜者共若干首，列为八阵，已不为不多矣。第以余观之，若夫犹有未尽，因复制新方八阵，此其中有心得焉，有经验焉，有补古之未备焉。"并将古方分为补、和、攻、散、寒、热、固、因 8 类。清代程钟龄的《医学心悟·卷一·医门八法》曰："论病之情，则以寒、热、虚、实、表、里、阴、阳八字统之，而论治病之方，则又以汗、和、下、消、吐、清、温、补八法尽之。"

杨震先生指出，医疗的目的是辨证识病，正确治疗。因此，辨证、立法、制方、用药是临床的重要步骤，而立法又是在辨证的基础上，采取治疗措施的先决条件。在千变万化的疾病中，古人通过长期的临证实践，总结辨证规律，创立了汗、吐、下、和、温、清、消、补 8 个方法，是针对阴阳、表里、寒热、虚实八纲设立的治疗大法。临证方面，杨震先生善治肝病，根据肝脏本身的生理和病理特点，结合自己丰富的经验和独特的学术见解，并参考治肝大家王旭高治肝三十法，归纳提出"治肝十法"，遣方用药，疗效显著。在诊治杂病过程中，杨震先生更是将八法融于临床实践，比如风温用汗法（越婢汤）、食物中毒用吐法、肠癖用下法（自拟"化癖汤"）、湿热外感用和法（达原饮）、消渴用温法（金匮肾气丸）、风温病用清法（麻杏石甘汤）、积聚用消法（自拟"疏肝化瘀汤"）、不孕症用补法（毓麟珠）。

杨震先生强调，八法的运用，初学者容易理解其适应证，但对于多数疾病而言，常需多种方法配合使用。只有在遣方用药时多加斟酌，既考虑其适应证，又考虑使用禁忌及注意事项，才能保证安全用药，提高临床疗效。

第八节　研集历代经验，归纳"治肝十法"

关于肝病的治法，前人进行了不少的探讨。《黄帝内经》指出了甘缓、辛散、酸泻等治肝方法；张仲景提出乌梅丸、当归四逆汤、吴茱萸汤等治肝方剂；叶天士在《临证指南医案》中，对肝风、肝火、眩晕、郁证和木乘土等病证的治疗均有比较独到的见解；王旭高在《西溪书屋夜话录》中，将肝病分为肝气、肝风、肝火 3 类病证，所论别具匠心。

杨震先生从事肝病诊治 60 载，积累了丰富的临床经验，形成了独到的学术思想及用药经验，理法方药融会贯通，制订了较为完善的中医辨治方案，用于临床，疗效显著，受到了广大医师及患者好评。现代肝病在祖国医学里名称不一，大多属于胁痛、黄疸、积聚、鼓胀等病范畴。杨震先生认为，在肝病的临床辨证方面，当"谨守病机，各司其属"，治疗上应注意 4 点：一是疏通气血，调达为要；二是体用结合，补泻适宜；三是明辨标本，缓急有度；四是整体治疗，兼顾七情。

在治疗用药方面，清代王旭高的《西溪书屋夜话录》集各家治病之大成，按肝气、肝火、肝风 3 大类提出了治肝三十法，颇受后世推崇。但其分类较繁，杨震先生参考现代治疗肝病的经验，本着执简御繁的原则，归纳出"治肝十法"，即凉血解毒法、芳香化浊法、疏肝理气法、疏肝健脾法、疏肝利胆法、柔肝养阴法、和肝健补法、清肝息风法、活血化瘀法、通络利水法。在此十法的指导下，自拟经验方 40 余首，根据患者的不同情况，分别施用于肝病临床的不同证型。"治肝十法"及其代表治方归纳如下：

一、凉血解毒法

凉血解毒法多用于血热妄行，毒邪炽盛疾病，为温病卫气营血辨证中温热病邪深入营血，迫血妄行之治疗法则。杨震先生将此法应用于肝病之"肝经血热证"。症见胁下疼痛不适，咽干，尿黄，便秘，情绪不安，舌质淡，边尖较红，舌上有小红点，苔薄白，脉弦数。其中舌质淡，边尖红，舌上有小红点为主要的辨证要点。治以清肝凉血解毒。方药：自拟茜兰汤。病毒性肝炎早期多用白苓茜兰汤治疗，即茜兰汤加重楼、虎杖、土茯苓、白花蛇舌草。

茜兰汤：

| 茜草 15g | 紫草 15g | 板蓝根 15g | 佛手 10g |
| 白芍 10g | 败酱草 10g | 大枣 18g | |

二、芳香化浊法

（1）湿热蕴于上、中焦，气机升降失常。症见头面满闷不适，口唇、眼睑红肿胀痛，双目视物不清，耳鸣，胃脘痞满，口苦，舌质红，苔薄黄，脉濡。用三香汤宣肺化湿，芳香泄热。三香汤为吴鞠通宣肺化湿法的代表方剂之一，是"湿热受自口鼻，由募原直走中道，不饥不食，机窍不灵"而致。其病机为湿热客于募原，气机被阻。募原系指联络内脏与躯体的脂膜，应为半表半里。其治疗应舒畅气机，芳香逐秽。杨震先生认为此证由上焦而来，其机尚浅，故用桔梗、枳壳微苦微辛开宣气郁，栝楼皮涤痰泄浊，山栀轻浮微苦清热，香豉宣泄郁热，郁金通降气机，降香化中上之秽浊而开郁，治疗上、中焦湿热壅滞、肝胃不和、胆胃上逆、肺胃不降等病证，常获奇效。诸药合用，旨在使湿热之邪从上焦宣散而解。

三香汤：

| 栝楼皮 15g | 桔梗 10g | 山栀 6g | 枳壳 10g |
| 郁金 10g | 豆豉 6g | 降香末 6g | |

（2）肝病中肝郁挟湿热。症见胁肋胀闷，纳差，腹胀，口中黏腻，四肢无力，情绪烦躁，目赤或溲黄，舌质红，舌苔厚，黄白相间，脉弦数。病机为肝郁乘脾，湿滞化热。治以疏肝健脾，清热利湿。方药：自拟桃红化浊汤。方中用藿香、佩兰叶、香薷芳香化浊以醒脾困；茵陈、白茅根、板蓝根清热利湿以清相火；薏苡仁、茯苓健脾化湿以健脾运；青皮、郁金疏理气机以解肝郁；桃仁、红花疏通肝络以防瘀结，兼做引经以清血分湿热。

桃红化浊汤：

桃仁 10g	红花 6g	香薷 10g	佩兰 15g
藿香 10g	茵陈 15g	茯苓 15g	薏苡仁 10g
青皮 10g	郁金 10g	白茅根 15g	板蓝根 15g

三、疏肝理气法

杨震先生认为肝主疏泄，为气机之枢纽。《黄帝内经》云："百病生于气也。"故肝气郁结为肝病最为常见之病机。隋代巢元方的《诸病源候论》云："肝脏病者，愁忧不乐，悲思嗔怒，头旋眼痛，呵气出而愈。"意指肝病能使气机郁滞，气出可使气机畅达而愈。症见胁肋疼痛，或痛无定，时痛时止，与情绪活动有关，伴气逆、胸闷、食少、恶心、失眠等，舌苔薄白，脉弦。治以疏肝解郁。方药：自拟疏肝理气汤。此方乃四逆散加青金丹香饮加越鞠汤而成，重在疏肝理脾，行气解郁。

疏肝理气汤：

柴胡 10g	白芍 15g	枳实 10g	甘草 6g
青皮 10g	郁金 10g	丹参 15g	香橼 15g
川芎 10g	苍术 10g	栀子 12g	神曲 10g

四、疏肝健脾法

《金匮要略》首篇曰"见肝之病，知肝传脾，当先实脾"，说明肝郁乘脾，木克土较为常见。《血证论·脏腑病机论》云："木之性主于疏泄，食气入胃，全赖肝木之气以疏泄之，而水谷乃化，设肝之清阳不升，则不能疏泄水谷，渗泄中满之证在所不免。"清代李冠仙在《知医必辨·论肝气》中对肝气乘脾（胃）的病机做了较为详细的论述，曰："肝气一动，即乘脾土，作痛作胀，甚则作泻。又或上犯胃土，气逆作呕，两胁痛胀。"近代名医董建华曾言："健脾不疏肝，其功不过半。"可见肝病实脾与脾病从肝治均为临床常用治疗方法。临床症见胃脘胀满不适，胁肋疼痛，舌质淡，边有齿痕，苔薄白，脉弦。治疗以疏肝健脾。方药：自拟疏肝健脾汤。此方乃四逆散合金砂散组成，方中四逆散可调和肝脾，金砂散可健脾化湿。

疏肝健脾汤：

醋柴胡 10g	枳实 10g	白芍 10g	炙甘草 6g
鸡内金 15g	茯苓 15g	砂仁 8g^{后下}	炒薏苡仁 15g
白豆蔻 15g^{后下}			

五、疏肝利胆法

（1）肝胆郁热。症见右胁剧痛，呈阵发性，饮食不节疼痛更显著，伴烦躁易怒，口苦多梦，溺赤便秘，舌质红，苔黄厚，脉弦数。病机为邪热偏盛，郁滞少阳，湿热痰浊中阻，肝胆郁热。治以疏肝利胆清热。方药：选用《重订通俗伤寒论》之蒿芩清胆汤加减。

蒿芩清胆汤：

青蒿 15g	黄芩 10g	陈皮 10g	半夏 10g
茯苓 10g	甘草 6g	枳壳 10g	竹茹 10g
青黛 1g^{包煎}	滑石 12g^{包煎}		

（2）肝胆疏泄不利，胆石内阻而热象不著者。症见右胁疼痛，呈阵发性，饮食不节则疼痛更著，二便正常，舌质淡，苔薄白，脉弦。病机为肝气郁结，肝胆疏泄失司，治以疏肝利胆。方药：自拟疏肝利胆汤。此方用四逆散调气疏肝，青金丹香饮理气活血，配以碧玉散清解肝胆郁热，并加青蒿、黄芩、金钱草等加强清利肝胆湿热之效。

疏肝利胆汤：

醋柴胡 10g	枳实 10g	白芍 10g	炙甘草 6g
青皮 10g	郁金 12g	丹参 10g	香橼 10g
青蒿 15g	黄芩 10g	滑石 10g^{包煎}	青黛 1g^{包煎}
元胡 10g	鸡内金 15g	金钱草 15g	

六、柔肝养阴法

（1）肝阴不足，肝失所养。症见胁痛隐隐，头晕目眩，烦躁易怒，手足心热或午后低热，舌质红，苔少，脉弦细。治以柔肝养阴。方药：选用《续名医类案》之一贯煎加减。病位在肝，阴虚肝郁是其病机。

一贯煎：

北沙参 15g   麦冬 15g   当归 10g   生地黄 15g

枸杞子 15g   川楝子 6g

（2）肝郁肾虚，血不养肝。症见右胁以隐痛为主，休息时减轻，且喜用手按压，劳累或精神疲惫时痛增，伴头晕，目眩，手足心热，体倦乏力，舌边尖红，脉细弱稍弦。治法：滋阴养血，清热疏肝。方药：选用高鼓峰的滋水清肝饮治疗。既有肝郁，又有肝肾阴虚是其特征。

滋水清肝饮：

熟地 15g   山药 10g   山萸肉 12g   丹皮 10g

茯苓 10g   泽泻 10g   柴胡 10g   栀子 10g

当归 10g   白芍 10g   酸枣仁 10g

（3）肝气阴两虚。症见除肝经常见阴虚症状外，多舌质红，体瘦，舌边尖红，苔少，脉细数。治法：益气养阴。方药：自拟柔肝补肾汤。此方仿用《温病条辨》三才汤组方之意，以天、地、人分治上、中、下三焦，在多种肝脏疾病见气阴两虚时均可加用此方治疗。

柔肝补肾汤：

北沙参 12g   枸杞子 15g   麦冬 12g   当归 15g

阿胶 10g^{烊化}   黄精 15g   醋鳖甲 15g^{先煎}   生龟甲 15g^{先煎}

炒白芍 15g   鸡内金 15g   生地 15g   制首乌 10g

七、和肝健补法

肝病乘脾，或木不疏土，多见脾虚之证；肝肾同源，日久则肾气虚衰，水不涵木，故而和肝健补法在肝病治疗中较为常见。若肝气自虚，导致脾肾两虚者，更需敩和肝气以健脾补肾。

（1）脾气虚兼肾阳虚。症见食少肌瘦，腰膝酸软，目眩耳鸣，冷痹骨痛，四肢不温，遗精盗汗，尿频遗尿，带下清冷，大便溏薄，舌质淡，边有齿痕，苔薄白，脉虚软。治以温阳益精，补肾固摄，健脾补肾。方药：自拟加味无比山药丸，即自拟金砂散合无比薯蓣丸（《千金要方》）。

加味无比山药丸：

茯苓 15g	鸡内金 15g	炒薏苡仁 15g	砂仁 8g后下
白豆蔻 15g	山药 15g	肉苁蓉 15g	五味子 15g
菟丝子 15g	杜仲 15g	牛膝 15g	泽泻 10g
熟地黄 15g	山萸肉 12g	茯神 15g	巴戟天 10g
赤石脂 10g			

（2）脾气虚兼肾气虚。症见纳少神疲，腰膝酸软，目眩耳鸣，遗精盗汗，尿频遗尿，大便溏薄，舌质淡，边有齿痕，苔薄白，脉虚软。治以健运脾土，补肝益肾。方药：加味补肝益肾汤，即自拟金砂散合补肝益肾汤。

加味补肝益肾汤：

鸡内金 15g	茯苓 15g	炒薏苡仁 15g	砂仁 8g后下
白豆蔻 15g后下	生黄芪 15g	酒黄精 15g	熟地黄 10g
女贞子 15g	菟丝子 15g	枸杞子 15g	

（3）肝气虚导致脾肾气虚。症见疲乏无力，胁下不适或隐痛，情绪抑郁，寐差易惊，纳差，大便不畅，腰痛，畏寒肢冷，女子月经不调，或男子性功能减退，舌淡苔薄白，脉沉细。治以和肝健脾补肾。方药：自拟补肝颐气汤，以补肝气，颐肝血，健脾益肾。

补肝颐气汤：

柴胡 10g	当归 12g	白芍 15g	升麻 15g
生黄芪 15g	合欢皮 15g	远志 15g	茯苓 15g
陈皮 12g	酒萸肉 10g	郁金 12g	菖蒲 10g

八、清肝息风法

（1）肝肾阴虚，肝阳上亢。症见头晕耳鸣，目胀眩晕，心中烦热，脑部热痛，面色如发红，肢体活动不利，口角歪斜；甚眩晕跌仆，昏不知人，移时始醒；或醒后不能复原，脉弦长有力者。治以镇肝息风，滋阴潜阳。方药：选用《医学衷中参西录》之镇肝息风汤。

镇肝息风汤：

怀牛膝 30g	生赭石 30g^{先煎}	川楝子 6g	生龙骨 15g^{先煎}
生牡蛎 15g^{先煎}	生龟板 15g^{先煎}	生杭芍 15g	玄参 15g
天冬 15g	生麦芽 6g	茵陈 10g	炙甘草 5g

（2）真阴大亏，虚风内动。肝病迁延日久，邪热灼伤真阴，阴虚则水不涵木，以致虚风内动，神疲倦怠，手足瘛疭，时有欲脱之象，舌绛苔少，脉虚弱。治以滋阴养液，柔肝息风。方药：选用《温病条辨》的大定风珠。

大定风珠：

白芍 15g	生地黄 15g	麦冬 10g	生龟板 15g^{先煎}
生牡蛎 15g^{先煎}	鳖甲 15g^{先煎}	阿胶 10g^{烊化}	炙甘草 6g
五味子 15g	火麻仁 10g	鸡子黄 1 枚	

（3）温病后期，温邪深入下焦，热邪烁伤肝肾之阴，热深厥甚。症见手足蠕动或瘛疭，心中憺憺大动，甚则时时欲脱，形消神倦，齿黑唇裂，舌干绛或光绛无苔，脉虚。采用育阴潜阳法，治以益气补血，滋阴复脉，使阴液补充，脉复于常。方药：选用《温病条辨》的三甲复脉汤。

三甲复脉汤：

生地黄 18g	炒白芍 15g	麦冬 15g	炙甘草 10g
阿胶 10g^{烊化}	火麻仁 15g	生牡蛎 15g^{先煎}	鳖甲 15g^{先煎}
生龟板 15g^{先煎}			

九、活血化瘀法

肝气郁结，气滞血瘀。症状以刺痛为主，且痛有定处，痛在深处，按之更甚，夜晚或安静时疼痛较剧，面部晦暗，有红血痣，唇舌可见暗红色紫点，舌质淡，舌体两边有紫色瘀点，舌苔薄白，脉弦细涩。治以疏肝理气，活血化瘀。方药：自拟疏肝化瘀汤。

疏肝化瘀汤：

醋柴胡 10g	枳实 10g	白芍 10g	炙甘草 6g
丹参 15g	香橼 15g	青皮 10g	郁金 10g
鸡内金 15g	醋鳖甲 15g^{先煎}	大枣 18g	

十、通络利水法

（1）瘀阻脉络，水瘀互结，瘀血重而水不著。症见腹大坚满，按之不陷而硬，青筋怒张，胁腹刺痛拒按，面色晦暗，头颈胸臂等处可见红点赤缕，唇色紫褐，大便色黑，肌肤甲错，口干饮水不欲下咽，舌质紫暗或边有瘀斑，脉细涩。治以化瘀通络，行气利水。方药：自拟四苓化纤汤，即自拟疏络化纤汤合四苓汤。

四苓化纤汤：

桃仁 10g	茜草 15g	海螵蛸 15g	地龙 10g
鸡内金 15g	醋鳖甲 12g^{先煎}	生黄芪 15g	桑葚 10g
炒白术 15g	猪苓 15g	茯苓 15g	泽泻 15g

（2）瘀阻脉络，水瘀互结，水著而瘀血轻。症见腹胀如鼓，单腹胀大，四肢反瘦或双足、胫前肿胀，胁下痞块，舌质暗或有瘀斑，舌下脉络增粗，苔白，脉细涩。治以益气养阴，软坚利水。方药：自拟甲苓饮，即三甲复脉汤合猪苓汤。

甲苓饮：

醋鳖甲 12g^{先煎}	生龟甲 15g^{先煎}	生牡蛎 15g^{先煎}	麦冬 15g
生地 15g	炒白芍 15g	阿胶 10g^{烊化}	炙甘草 6g
猪苓 15g	茯苓 15g	泽泻 15g	火麻仁 10g

杨震先生从医 60 载，自长安学医，步入岐黄，跟随名师，传承中医理论，奠定了深厚的中医学基础。之后勤学不倦，研读经典，广博临床，倡导"相火气机学说"，形成了独到的学术思想，并积累了丰富的临证经验，科研成果丰硕。同时，他通过传承育

人、传道授业，使学生不仅学习到他精湛高超的医术，更学习到他谦逊仁厚的医德。他时常教导学生，并以身作则，只有德才兼备，方为良医。

杨震先生在学术上讲究"淡、雅、疏"。具体来讲，"淡"：一是指用药宜平淡，不求奇；二是指药材易买到，价格便宜；三是肝病多为慢性，用药时间长，故药性不宜太浓烈，一定要安全。"雅"：一是指思路清晰，医理要有创见；二是治疗及用药思路要以巧取胜。"疏"：一指治疗方法遵从《黄帝内经》"疏其气血，令其调达，而致和平"；二指治疗目标要稀疏，着力点应少而专。由于肝病特点决定了其病源的广泛性、治疗的长期性、用药的安全性，因此，杨震先生强调临床要做到这3点，才能力争达到疗效的可靠性。这也正是杨震先生人生准则的真实写照。

第三章　临床经验

第一节　肝病辨治经验

　　杨震先生师从著名中医专家王新午、麻瑞亭 2 位师父，从事内科疾病及肝病诊治 60 余年，积累了独到而丰富的临床经验。尤其是在肝胆疾病方面，更是匠心独具。在临床肝病的辨治中，应用《相火论》的观点，把肝病所产生的局部内生火热按病理相火这一理论去研究，提高了对肝病病机的认识水平。临床上，他提出"六型相火"理论的认识，并本着执简驭繁的原则，归纳出"治肝十法"指导肝病诊治。通过对杨震先生数十年治疗肝病学术思想及临床经验的不断总结和继承，目前形成了相对完善的慢性肝病中医辨治方案，用于临床，疗效显著。为了便于临床医师掌握及应用，使其得以传承，整理如下。

一、郁证（郁病）

1. 定义
　　郁证多由情志不舒，气机郁滞而致病。以心情抑郁，情绪不宁，胸腹胀满，胁肋胀痛等为主要症状。

2. 概述
　　"郁"字有积、滞、蕴结等含义。戴思恭在《金匮钩玄·六郁》中曾对"郁"字下定义："郁者，结聚而不得发越也，当升者不得升，当降者不得降，当变化者不得变化。"

肝脏应为生机勃勃，主升主生，一旦气机郁结，就会使生、升失司，从而产生肝郁之证。中医有"五郁""六郁"等说，而与肝郁的概念有别。《黄帝内经》分木、火、土、金、水五行之郁。由于五行相因，五郁先始于木郁。《黄帝内经·素问·六元正纪大论》曰："郁之甚者，治之奈何？……木郁达之，火郁发之，土郁夺之，金郁泄之，水郁折之。"元代朱丹溪"六郁"之论，创气、血、痰、火、湿、食六郁之说，然六郁互变也先始于气郁。《丹溪心法·六郁》已将郁证立为专篇："气血冲和，万病不生，一有怫郁，诸病生焉。故人身诸病，多生于郁。"创立了六郁汤、越鞠丸等相应的治疗方剂。

3. 病因病机

"万病不离郁，诸郁皆属于肝"。肝为多气易郁之脏，肝郁先始于气，所以肝病的发病规律，首先表现的证候就是气机不达，疏泄失常的郁证。

郁病的病因是情志内伤。其病机主要为肝失疏泄，脾失健运，气郁日久化热，耗伤阴血，导致脏腑阴阳气血失调。郁病初起，病变以气滞为主，常兼血瘀、化火、痰结、食滞等，多属实证。病久则易由实转虚，随其影响的脏腑及损耗气血阴阳的不同，形成肝、脾、肾亏虚的不同病变。

4. 辨证论治

1）辨证要点

（1）辨明受病脏腑与六郁的关系。郁病以气郁为主要病变，应依据临床症状，辨明其受病脏腑侧重之差异。一般说来，气郁、血郁、火郁主要关系于肝，食郁、湿郁、痰郁主要关系于脾，而虚证多与脾肾的关系最为密切。

（2）辨别证候虚实。气郁、血郁、化火、食积、湿滞、痰结均属实，而肝、脾、肾的气血或阴精亏虚所导致的证候则属虚。

2）治疗原则

理气开郁、调畅气机是治疗郁病的基本原则。正如《医方论·越鞠丸》方解中说："于凡郁病必先气病,气得流通,郁大何有?"实证首当理气开郁,并应根据是否兼有血瘀、痰结、湿滞、食积等而分别采用活血、化湿、清肝、消食等法。虚证则应根据损及的脏腑气血阴精亏虚的不同情况,或健脾益气,或滋养肝肾。对于虚实夹杂者,则当视虚实的偏重而虚实兼顾。

郁病一般病程较长,用药不宜峻猛。《临证指南医案·郁》指出,治疗郁证"不重在攻补,而在乎用苦泄热而不损胃,用辛理气而不破气,用滑润濡燥涩而不滋腻气机,用宣通而不揠苗助长"。

3)分证论治

(1)肝气郁结。

主症:精神抑郁,情绪不宁,胸闷,太息,胸胁胀满,嗳气,纳差,舌苔薄白,脉弦。

病机:肝气郁结,肝脾失调。

治则:疏肝、理气、健脾。

方药:四逆散合六君子汤加减。

柴胡 10g	白芍 10g	枳实 10g	炙甘草 10g
党参 15g	白术 15g	茯苓 15g	半夏 10g
陈皮 12g			

方解:四逆散方中以柴胡疏肝,白芍平肝,两药相合,以治肝气之郁;枳实理气下行、解郁开胸,甘草补中缓急、调和诸药,共奏疏肝理气解郁之功。四逆散配伍严谨,治有法度,以枳实之降,散郁热而理脾滞;以柴胡之升,疏肝木而促阳邪外泄;辅以白芍酸收,甘草甘缓,于平调升降之中而寓酸甘化阴之法。药取等量,不偏不倚,免矫枉过正之嫌。配以六君子汤益气健脾,燥湿化痰。两方合用达到疏肝健脾之功。

加减:若气郁化火,口干口苦,舌苔黄厚者,宜疏肝健脾、清热,加青蒿 15g,黄芩 10g;若口中黏腻,咽中不适,脉弦稍滑,舌苔白厚者,宜疏肝健脾、利湿,加佩兰叶 10g,薏苡仁 12g,鸡内金10g。

（2）肝郁挟湿。

主症：胁肋胀闷，纳差，腹胀，口中黏腻，四肢无力，情绪烦躁，目赤或溲黄，舌苔厚黄白相间，脉弦数。

病机：肝郁乘脾，湿滞化热。

治则：疏肝健脾，清热利湿。

方药：桃红化浊汤加减。

桃仁10g	红花6g	香薷10g	佩兰叶15g
藿香10g	茵陈15g	薏苡仁15g	白茅根15g
青皮10g	郁金10g	茯苓15g	板蓝根15g

方解：方中藿香、佩兰叶芳香化浊，以醒脾困；茵陈、茅根、板蓝根清热利湿，以清相火；薏苡仁、茯苓、香薷健脾化湿，以助健运；青皮、郁金疏理气机，以解肝郁；桃仁、红花疏通肝络，以防瘀结，兼作引经清血分湿热。

加减：肝郁挟湿轻症，可选外台茯苓饮（人参、茯苓、白术健脾化湿，当归、白芍养血调肝，木瓜敛肝阴，柴胡利肝气）；肝郁挟湿未化热者，四逆散加异功散主之。

（3）肝郁血热。

主症：胁部不适，情绪不安，烦躁失眠，咽干，尿黄，便秘，舌质淡，边尖部较红，舌苔薄白或黄，脉弦稍数。

病机：肝气郁久化热（气火内郁所致）。

治则：清肝、解郁、凉血。

方药：解郁合欢汤加减（一般用丹栀逍遥散或化肝煎）。

合欢皮15g	天冬12g	麦冬12g	白芍15g
大青叶10g	丹皮12g	郁金12g	佛手10g
白茅根15g	茜草15g	香橼10g	

方解：方中佛手、香橼理气疏肝，白芍、丹皮柔肝清肝，配白茅根以酸甘化阴，郁金、合欢皮调肝木之横逆而不伤肝阴，天冬、麦冬滋血养阴以护肝，大青叶、茜草清热凉血，化瘀通络，共奏疏

肝郁、平肝逆、清肝火、养肝阴之效。

加减：若肝郁症较重时加柴胡 10g，黄芩 10g；若有肝郁化热伤阴时加生地 10g，枸杞 10g；若有轻度肝脾肿大者加桃仁 10g，红花 6g。

（4）肝阴不足。

主症：胁痛隐隐，头晕，目眩，烦躁易怒，手足心热或午后低热，舌质红，苔少，脉弦细。

病机：肝阴不足，气郁化热。

治则：养阴疏肝。

方药：一贯煎（或景岳一阴煎）加减。

| 生地 15g | 枸杞 10g | 沙参 10g | 麦冬 10g |
| 当归 10g | 川楝子 6g | 佛手 10g | 香橼 10g |

方解：方中重用生地黄为君，滋阴养血，补益肝肾；沙参、麦冬、当归、枸杞子为臣，益阴养血柔肝，配合君药以补肝体，育阴而涵阳；佐以少量川楝子，疏肝泄热，理气止痛，遂肝木条达之性，该药性苦寒，但与大量甘寒滋阴养血药配伍，则无苦燥伤阴之弊。诸药合用，使肝体得以濡养，肝气得以条畅，共奏滋阴疏肝之效。

景岳一阴煎：生熟地、丹参、麦冬、白芍、甘草、牛膝。其中二地壮水之主以制阳光，麦冬养肺阴，丹参养心阴，白芍养肝阴，牛膝益精，甘草和中。

加减：若大便秘结者，加知母 8g，栝楼 10g；若午后虚热、多汗者，加银柴胡 10g，地骨皮 15g；若胁胀痛甚，则去当归，加白芍 15g，郁金 12g；若胃胀、纳差者，加鸡内金 12g，砂仁 6g。

5. 转归预后

郁病的预后一般良好。解除情志致病的原因，对郁病的治疗及预后有极为重要的作用。病程较短，情志致病的原因可以解除的，通常都可以治愈；病程较长，情绪反复者，往往需要较长时间的治疗才能取得效果。

【体会】

1）关于肝郁

本节所讨论的肝郁，是指肝疏泄不及，郁在本脏为主。因肝病先始于气分，故肝病而气必郁。兼湿，兼热，兼虚，都是气郁的转化。

肝气抑郁，始于气分，多见胸胁胀满。若气机郁结，不达四肢，可见四肢逆冷。《伤寒论》少阴篇："少阴病四逆，其人或欬或悸，或小便不利，或腹中痛，或泄利下重者，四逆散主之。"这里所治"四逆"者，系"四肢厥逆"之阳郁不伸所致。

2）辨治肝郁要着重明气血，辨虚实

赵羽皇在《医宗金鉴·删补名医方论》中曰："而肝木之所以郁，其说有二：一为土虚不能升木也，一为血少不能养肝也。盖肝为木气，全赖土以滋培，水以灌溉。若中土虚，则木不升而郁。阴血少，则肝不滋而枯。"指出肝郁是疏泄不及所致，不能仅仅局限于用香燥行气法治疗病人。清代陆以湉《冷炉医话》云："肝气为患，此有虚实之分，大率实者十之二，虚者十之八。"主用滋阴养肝剂，效果很好。《张山雷医案》云："肝胃失和，总是液虚为本，气滞为标，当其痛时，痛则不通，治痛方药，不外香燥行气，其气通则痛定。治须培土育阴，柔肝和胃。"陈士铎的《石室秘录》云："治胁痛必须平肝，平肝必须补肾，肾水足而后肝气有养，不治胁痛而胁痛自平也。"从这些启示中，我们看到了"肝郁"和"液虚"的标本关系，所以拟解郁合欢汤以清肝热、解肝郁、润肝阴、凉肝血。

3）关于"肝郁挟湿"的证治

肝病常迁延反复，加之肝病必然乘脾，脾失健运则易出现肝郁挟湿，郁久必化热而形成湿热。湿热是病因，肝脏是病位。调治时应紧紧把握肝郁与湿滞这一对主要矛盾，疏肝时应注意不要耗气伤阴，化湿时不要寒凉滞脾。温病学家论治湿热的理论，可以指导湿热伤肝的证治，其病因当为"太阴内伤，湿饮内聚，客邪再至，内外相引"，其病机是"热得湿而愈炽，湿得热而愈横，湿热两分，其病轻而缓；湿热两合，其病重而速"。湿热缠绵，如油入面，胶结难分。丹溪曰"湿热相火，为病最多，人罕有知其秘者"亦皆此意。其治法当遵循利湿不伤阴、清热不助湿之原则，方宜芳香化浊，辛开苦降。

4）关于"气火内郁"证治

"气火内郁"是肝病发展过程中一个很主要的环节。它不同于肝火冲逆之证，肝火冲逆具有冲激之象。"气火内郁"是以"内郁"为主，且有火郁迫阴之兆。气与火同属于阳，但因气无形可见，火有形可征，"气主煦之"，"火曰炎上"，故其病理上仍有差异，如抑之为气，拂之为火。而气火内郁，则兼而见之，抑而化火，火却未拂而热郁于内，是以气郁而兼内火迫阴之证。调治本证，应有"见微知著"的意义。张山雷在《脏腑药式补正》中云："肝气乃病理之一大门，善调其肝，以治百病，胥有事半功倍之效。"善调其肝，就是要正确运用疏肝、养肝、清肝的方法使气火不致向伤阴方面转化。具体来讲，应根据《黄帝内经》"木郁达之，火郁发之"的原则，法在疏、平、抑、调、柔之间权衡审度，药于辛、酸、甘、苦、咸之中曲尽其变。

二、胁痛

1. 定义

胁痛是指一侧或两侧胁肋部发生疼痛而言。胁痛主要和肝胆的疾病有关，多由肝气郁结、瘀血、痰火等引起。

2. 概述

早在《黄帝内经》就有"胁痛"的记载，《黄帝内经·素问·脏气法时论》曰："肝病者，两胁下痛引少腹，令人善怒。"《黄帝内经·灵枢·经脉》曰："胆胀者，胁下痛胀，口中苦，善太息……"说明了胁痛与肝胆的关系。

汉代张仲景提出了"胸胁苦满""胁下痞鞕""胁下鞕满"这

3 个症状作为太阳转入少阳的辨证依据。"满""痞""鞕"虽和"痛"有所不同，但说明胁肋部位的病变，是胆腑疾病的一个重要依据。同时还指出了"水在肝，胁下支满"等关于水饮停留胁部引起胁痛的病因病机。

唐代孙思邈的《千金要方》曰"左手关上脉阴实者，足厥阴经也，病苦心下坚满，常两胁痛，自忿忿如怒状，名曰肝实热也"。说明对胁痛的辨证已有更多的实践经验。

元代朱丹溪的《丹溪心法》曰："胁痛，肝火盛，木气实，有死血，有痰流注。"李梴的《医学入门》曰："胁痛本是肝家病，宜分左右审实虚。"《景岳全书·胁痛》中指出："胁痛之病，本属肝胆二经，以二经之脉皆循胁肋故也。"他认为辨别胁痛证在气在血，"但察其有形无形可知矣，盖血积有形而不移，或坚硬而拒按。气痛流行而无迹，或倏聚而倏散"。

清代尤怡的《金匮翼·胁痛统论》云："肝郁胁痛者，悲哀恼怒，郁伤肝气。""肝虚者，肝阴虚也，阴虚则脉细急，肝之脉贯膈布胁肋，阴虚血燥，则经脉失养而痛。"李用粹的《证治汇补·胁痛》谓：胁痛"至于湿热郁火。劳役房色而病者。间亦有之"。叶天士的《临证指南医案》曰："久病在络，气血皆窒。"对胁痛之属久痛入络者，善于辛香通络，甘缓理虚，辛泄宣瘀等法，立法巧妙，对后世颇有影响。林佩琴的《类证治裁》将胁痛分为肝郁、肝瘀、痰饮、食积、肝虚诸类，对叶氏治法亦颇多发挥。

3. 病因病机

肝位居于胁下，其经脉循行两胁，胆附于肝，与肝呈表里关系，其脉亦循于两胁。肝为刚脏，主疏泄，性喜条达；主藏血，体阴而用阳。若情志不舒，饮食不节，久病耗伤，劳倦过度，或外感湿热等病因，累及肝胆，导致气滞、血瘀、湿热蕴结，肝胆疏泄不利，或肝阴不足，络脉失养，即可引起胁痛。

胁痛主要责之于肝胆，且与脾、胃、肾相关。病机转化较为复杂，既可由实转虚，又可由虚转实，而成虚实并见之证；既可气滞及血,又可血瘀阻气,以致气血同病。胁痛的基本病机为气滞、血瘀、湿热蕴结致肝胆疏泄不利,不通则痛,或肝阴不足,络脉失养,不荣则痛。

4. 辨证论治

1) 辨证要点

肝病胁痛应着重辨别其性质和部位。

隐痛:隐隐而痛,绵绵不休,喜按喜揉,脉细舌红,多为肝阴不足。

胀痛:既胀且痛,胀痛并作,且伴胸腹胀闷,多为肝郁气滞或湿热壅滞。

热痛:疼痛中伴灼热感,又分实证和虚证。实证以痛剧、发病急为特点,多为肝火;虚证以痛缓、发病久为特点,多为肝肾阴虚。

注痛:右胁或剑突下痛有根基,固定不移,肌肤甲错,面有蟹爪纹,多为气血瘀滞。

坠痛:胁痛伴有沉重下坠,气短、乏力,多为肝木乘脾,中气下陷所致。

窜痛:痛无定处,攻冲上下,多与情志波动有关。

刺痛:痛如针刺,固定不移,脉涩舌青,多为血瘀。

虫痛:痛势如顶撞感,面有虫斑,兼有吐蛔史。

总之,辨别疼痛要分清"不通致痛"和"不荣致痛"。

2) 治疗原则

胁痛的治疗着眼于肝胆,分虚实而治。实证宜疏肝理气、清肝凉血、活血通络、清热化湿,虚证宜滋阴养血柔肝。临床上还应据"痛则不通""通则不痛"的理论,以及肝胆疏泄不利的基本病机,在各证中适当配伍疏肝理气,利胆通络之品。

3) 分证论治

(1) 肝气郁结。

主症:以胀痛为主,且痛无定处,时痛时止,发作与情志活动有关，伴气逆、胸闷、食少、恶心、失眠等，脉弦，舌苔薄白。

病机：肝气郁结，气机阻滞。

治则：疏肝解郁。

方药：疏肝理气汤加减。

柴胡 10g	白芍 10g	枳实 10g	甘草 6g
青皮 10g	郁金 12g	丹参 15g	香橼 15g
川芎 10g	苍术 10g	栀子 12g	神曲 10g

方解：本方由四逆散合青金丹香饮，并加越鞠丸而成。四逆散证针对的是肝气郁结，气机疏泄失常，导致气血津液流通不畅，治宜调气疏肝以恢复肝主疏泄之功。配合越鞠丸针对肝气郁滞化火，脾胃气滞，停食蕴湿生痰，方以理气为主，通治六郁。"气郁必致血瘀"，加青金丹香饮理气活血。全方共奏疏肝理脾，行气解郁之效。

加减：若纳差，乏力，腹胀，便溏者，系肝郁乘脾，脾虚不运可用四逆散合香砂六君子汤。

柴胡 10g	白芍 10g	枳实 10g	甘草 6g
党参 10g	白术 10g	茯苓 10g	半夏 10g
陈皮 10g	木香 8g	砂仁 8g^{后下}	大枣 3 枚

若伴恶心，呕吐，厌油，腹胀者，系肝胃不和，治宜疏肝和胃，降逆，宜四逆散合二陈汤加和胃汤。

柴胡 10g	白芍 10g	枳实 10g	甘草 6g
陈皮 10g	佛手 10g	半夏 10g	茯苓 10g
香橼 10g	香附 12g	连翘 15g	木蝴蝶 10g

（2）肝经血热。

主症：胁下不适或疼痛（胀痛、刺痛、隐痛交替发作），情绪不安，咽干，尿黄，便秘，舌质淡，边尖部较红，舌苔薄白，脉弦稍数。

病机：肝郁化热，热伤肝血。

治则：清肝凉血。

方药：茜兰汤加减。

茜草 15g　　　　紫草 15g　　　　败酱草 15g　　　　佛手 10g

白芍 10g　　　　板蓝根 15g

方解：茜草、紫草咸凉入血，配伍板蓝根、败酱草清热解毒，佛手、白芍理气平肝。

加减：若肝郁症较多时加柴胡 10g，黄芩 10g；若有血热伤阴时加麦冬 15g，沙参 15g，生地 15g；若胁痛明显时加栝楼 15g，郁金 10g，桃仁 10g；若有轻度肝脾肿大者，加桃仁 10g，红花 6g；若 HBeAg（＋）者，用白苓茜兰汤。上方加白花蛇舌草 15g，土茯苓 15g，重楼 10g，虎杖 15g，加大清热解毒功效。

（3）肝血瘀滞。

主症：以刺痛为主，且痛有定处，痛在深处，按之更甚，夜晚安静时疼痛较剧，面部晦暗，有红缕、血痣等，唇舌可见瘀点，舌质淡，舌体两边有紫色小瘀点，舌苔薄白，脉弦细涩。

病机：肝气郁结，气滞血瘀。

治则：疏肝理气，活血化瘀。

方药：疏肝化瘀汤加减。

柴胡 10g　　　　白芍 15g　　　　枳实 10g　　　　甘草 6g

青皮 10g　　　　郁金 10g　　　　丹参 15g　　　　鸡内金 15g

香橼 15g　　　　茜草 15g　　　　海螵蛸 15g　　　　醋鳖甲 12g^{先煎}

方解：本方仿《医林改错》法，用四逆散加青金丹香饮理气活血，并加鸡内金、鳖甲以消积健脾、养阴软坚，合"四乌鲗骨一藘茹丸"以治疗血枯精竭肝损伤。全方共奏疏肝理气，活血化瘀之效。

加减：若郁久伤阴时，舌质红，伴手足心热者，加麦冬 10g，枸杞 10g，山萸肉 10g；若心烦不眠者，加合欢皮 15g，酸枣仁 15g；若肝郁乘脾，腹泻便溏者，加白术 10g，山药 12g。

（4）肝胆郁热。

主症：右胁剧痛，阵发性发作，遇饮食不节或饭后按压之则痛更显著，常伴有脾胃湿热的症状或气郁久而生热的症状。可见烦躁易怒，口苦多梦，溺赤便秘，舌质红，苔黄厚，脉弦数。

病机：肝气郁久，肝胆郁热。

治则：疏肝利胆，清热利湿。

方药：蒿芩清胆汤加减。

青蒿 15g	黄芩 12g	陈皮 12g	半夏 10g
赤茯苓 15g	枳壳 10g	竹茹 12g	甘草 6g
青黛 1g^{包煎}	滑石 12g^{包煎}	郁金 12g	鸡内金 15g

金钱草 15g

方解：方中青蒿清暑热以透邪，黄芩化湿热以利胆，共为君药；竹茹、陈皮、半夏、枳壳理气降逆，和胃化痰，均为臣药；赤茯苓、碧玉散淡渗利湿，并导胆热下行，为佐使药。合而成为清胆热，化痰湿，畅气机的要方，加三金（鸡内金、郁金、金钱草）加强清利肝胆湿热之功。本方清透与清泻并用，胆胃三焦兼调。

加减：呕吐较重，加黄连、苏叶；湿邪较重，加白豆蔻、薏苡仁、藿香化湿浊；大便秘结者，加大黄 10g。

（5）肝阴不足。

主症：以隐痛为主，休息时痛减，且喜用手按压，劳累或精神疲惫时痛增，伴头晕，目眩，手足心热，体倦乏力，舌质边尖红，脉细弱稍弦。

病机：肝郁肾虚，血不养肝。

治则：滋阴养血，疏肝清热。

方药：滋水清肝饮合失笑散。

生地 15g	山药 15g	山萸肉 12g	丹皮 12g
茯苓 15g	泽泻 12g	柴胡 10g	栀子 10g
当归 12g	白芍 15g	酸枣仁 15g	蒲黄 6g

五灵脂 10g^{包煎}

方解：滋水清肝饮出自《医宗己任编·四明心法》，系清代医家高鼓峰的代表方剂，由六味地黄丸合丹栀逍遥散加减组成，以调肝为中心，滋阴补肾，疏肝清热。方中以六味地黄丸滋养肝肾之阴，丹栀逍遥散去白术、薄荷，疏肝清热，养血柔肝，配合酸枣仁宁心安神。合用失笑散活血祛瘀，散结止痛。

加减：若为阴虚挟湿者，可见舌苔厚腻，脘闷纳差，宜滋脾饮加一贯煎。

山药 15g	扁豆 10g	莲子肉 12g	薏苡仁 15g
鸡内金 15g	葛根 12g	生地 12g	沙参 12g
枸杞 12g	麦冬 10g	川楝 8g	当归 12g

5. 转归预后

肝郁胁痛如久延不愈，或治疗不当，日久气滞血瘀，可转化为瘀血胁痛；湿热蕴结胁痛日久不愈，热邪伤阴，可转化为肝阴不足胁痛；邪伤正气，久病致虚，各实证胁痛皆可转化为虚实并见之证；而虚证胁痛若情志失调，或重感湿热之邪，也可转化为阴虚气滞，或阴虚湿热之虚实并见证。

无论外感或内伤胁痛，只要调治得法，一般预后良好。若失治误治，久延不愈，正气愈加虚损，个别病例也可演变为积聚，甚者转为鼓胀重证，治疗较为困难。

【体会】

1）关于提出"肝经血热"

《陕西中医》1981 年第 2 期发表杨震先生的文章《"肝经血热"是病毒性肝炎的主要病机——186 例病毒性肝炎中医治疗小结》。体会中说：肝炎早期是"肝气郁"，通过"郁久化热"，由气波及血而出现"肝经血热"证。以前未见"肝经血热"这个明确提法，类似记载见《谦斋医学讲稿》论肝病篇："肝郁证的全部过程，其始在气，继则及血"，"凡肝脏郁热，亦可暗耗营血，所以经久不愈能变虚证"。这里强调说明了肝脏郁热，容易暗耗营血这个病理机制。通过治疗肝炎的体会，杨震先生认为"肝气郁，其始在气，继则及血"是正确的。根据本组 186 例观察，"肝经血热"者 110 例，占 59.2%，可见在肝炎辨证中"肝经血热"问题值得重视。杨震先生按《王旭高临证医案》中"将军之性，非可直制，惟咸苦甘凉，佐微酸微辛……以柔济刚"的原则自拟了"茜兰汤"以凉血解毒，治疗"肝经血热"型肝炎，取得了较好效果。

1984 年，杨震先生在大连参加"中华全国中医学会肝病攻关学术会议"，发表论文《乙型肝炎中医病机规律探讨》，总结了应用白苓茜兰汤治疗乙肝的经验。并指出："血分伏邪"是乙肝的主要病因，"肝经血热"是乙肝的主要病机。如能在治疗中控制"血分伏邪"和"肝经血热"，则可对乙肝起到较好的防治作用。由此总结慢乙肝传变途径为郁久化热→肝经血热→暗耗营血→肝阴虚、脾阴虚、肾阴虚。

2）关于研制"碧云砂乙肝灵冲剂"

以上胁痛中的五型，即气郁、血热、血瘀、湿热、阴虚，也是乙肝中的主要证候。1987 年，杨震先生成功研制治疗乙肝新药"碧云砂乙肝灵"，治疗观察乙型肝炎 341 例，发现烦躁、胁痛者占全部病例的 65.7%，纳差占 42%，乏力占 54%，说明乙肝的主要内因是郁怒伐肝、饮食失调、正气不足。早期表现在气，后期表现在血。其主要病因为毒、热、湿、瘀、虚五大因素，而中转环节是"肝经血热"。根据乙肝的病理机制，杨震先生拟清热解毒、凉血祛湿、理气活血、扶正养阴的法则，制成"碧云砂乙肝灵冲剂"。方中白花蛇舌草、茜草、土茯苓、青黛等，清热解毒，凉血祛湿，解其毒、热、湿之邪。资料表明，这些中药对肝炎病毒、流感病毒均有抑制作用，并能增强肝脏解毒功能。佛手、蚕砂、丹参、山楂等，疏肝理气，活血化瘀。实验证明，丹参具有改善肝内循环，抑制或减轻肝细胞变性，有利于肝损伤修复与再生；山楂对 HBsAg 有抑制作用；灵芝、麦冬等药扶正固本、益气养阴以补其虚。灵芝有提高肝脏代谢能力，促进肝细胞增生等作用。本方剂攻中有补，寓攻于补，祛邪而不伤正，扶正而不留邪，共达清热解毒，理气活血，扶正养阴的目的。

三、黄疸

1. 定义

黄疸是以面、目、身肤熏黄，小便黄赤为特征的疾病。其中以目黄为主要依据，多因时气疫毒，湿热、寒湿之邪侵袭，或酒食不节，劳倦内伤，以致肝、胆、脾、胃功能失调，气机郁滞，胆失疏泄，胆液渗溢于肌肤，而发为黄疸。

2. 概述

黄疸之名，首先见于《黄帝内经·素问·平人气象论》，其曰："溺黄赤，安卧者，黄疸……目黄者曰黄疸。"历代医家对黄疸分类既详且细，《金匮要略》将黄疸立为专篇论述，并有五疸之辨，分为黄疸、谷疸、酒疸、女劳疸和黑疸五疸。《诸病源候论》将其分为二十八候，并提出了一种卒然发黄，命在顷刻的"急黄"。《圣济总录》列九疸、三十六黄；孙思邈的《千金翼方·黄疸》篇中指出本病具有传染性，"时行热病，多必内瘀著黄"。元代罗天益所著的《卫生宝鉴·发黄》总结了前人的经验，进一步明确湿从热化为阳黄，湿从寒化为阴黄，将阳黄和阴黄的辨证论治系统化，时至今日仍被采用。《景岳全书·黄疸》中指出："黄之大要有四，曰阳黄，曰阴黄，曰表邪发黄，曰胆黄也。"同时指出："胆伤则胆气败，而胆液泄，故为此证。"第一次指出黄疸和胆液外泄的关系。《杂病源流犀烛·诸疸源流》认识到了黄疸的传染性及其严重性，书中曰："又有天行疫疠，以致发黄者，俗谓之瘟黄，杀人最急。"

历代医家提出的不同的黄疸病名，表明病因、病理性质和症状不一，治法自当不同。《黄帝内经》对黄疸的症状、诊断、病因有不少记载。汉代张仲景对本病有了系统疗法，《伤寒论》共载黄疸病13条，《金匮要略》共载24条，归纳起来分为5种类型和9种治法；巢元方的《诸病源候论》将黄疸分为28种；林亿的《圣济总录》将黄疸分为36种；《丹溪心法》云："疸不用分其五，同是湿热，如盦曲相似"；张景岳指出"黄疸大法……总不出阴阳二证，大多阳证多实，阴证多虚"。均对黄疸做了较深刻的剖析。

3. 病因病机

肝病黄疸的病因主要有外感时邪，饮食所伤，脾胃虚弱及肝胆结石、积块瘀阻等，其发病往往是内外因相因为患。

黄疸的发病，从病邪来说，主要是湿浊之邪，故《金匮要略·黄疸病脉证并治第十五》有"黄家所得，从湿得之"的论断；内外之湿阻滞于脾胃肝胆，导致脾胃运化功能失常，肝失疏泄，或结石、积块瘀阻胆道，胆液不循常道，随血泛溢而成。病理属性与脾胃阳气盛衰有关，中阳偏盛，湿从热化，则致湿热为患，发为阳黄；中阳不足，湿从寒化，则致寒湿为患，发为阴黄。至于急黄则为湿热夹时邪疫毒，热入营血，内陷心包所致。

4. 辨证论治

1）辨证要点

肝病黄疸早期认识公式：

消化道症状＋舌苔白腻舌质红＋肝炎接触史，其中有2个就要高度警惕，舌苔往往出现得早，多注意观察。

肝病黄疸具有以下特点（黄疸并非只有肝病才有，但肝病却与黄疸相关）：

（1）初伤在气，久必入血；病在气分少，而在血分多。

（2）病位在肝脾。肝郁则气滞，脾虚则湿滞。

（3）有一定的传染性。

2）治疗原则

肝病黄疸的治疗，宜着眼于疏、利、清、活、补、温六法的应用。

（1）疏：即疏解肝郁，调畅气机。

（2）利：指利小便，"治湿不利小便，非其治也"。必要时利大便，逐瘀热。

（3）清：即清热解毒、清心开窍、清肝活血、清肝利胆。

（4）活：即活血化瘀、逐瘀通络。

（5）补：即健脾化湿、柔肝养阴。

（6）温：即温中祛寒、温阳化湿。

3）分证论治

（1）黄疸前期。

主症：发病缓慢，病程在1周左右，有的可无症状，有的因外感风寒或饮食不当而诱发。症见低热，畏寒，纳差，胁痛，腹胀，脘闷，尿黄，便秘，舌苔薄黄，脉弦缓或弦数。

病机：邪入脾胃，运化失常，肝胆郁热。

治则：清肝利胆。

方药：茜兰汤加三金。

茜草 15g	紫草 15g	佛手 10g	败酱草 15g
白芍 15g	郁金 10g	鸡内金 12g	金钱草 15g
板蓝根 15g			

方解：茜草、紫草咸凉入血，配伍板蓝根、败酱草清热解毒，佛手、白芍理气平肝。加"三金"（鸡内金、郁金、金钱草）加强清利肝胆湿热之功。

加减：舌苔白者，加佩兰叶 15g，薏苡仁 12g；大便秘结者，加大黄 8g。

（2）阳黄。

多见于急性黄疸型肝炎，黄色鲜如橘子色。多在发病2～6周，肝细胞肿胀，肝内毛细胆管内胆汁郁积。

A. 热重于湿。

主症：发热，口渴，心烦，小便黄赤，大便秘结，恶心呕吐，腹部胀满，舌苔黄腻，脉弦数。

病机：湿热熏蒸，胆液外泄，热重于湿。

治则：清热利湿，疏肝利胆。

方药：蒿芩清胆汤加三金。

青蒿 15g	陈皮 12g	黄芩 10g	半夏 10g

| 滑石 15g^{包煎} | 竹茹 12g | 枳壳 10g | 赤茯苓 15g |

滑石 15g^{包煎}　　　竹茹 12g　　　　枳壳 10g　　　　赤茯苓 15g

郁金 10g　　　　鸡内金 12g　　　金钱草 20g　　　青黛 1g^{包煎}

方解：方中青蒿清暑热以透邪，黄芩化湿热以利胆，共为君药；竹茹、陈皮、半夏、枳壳理气降逆，和胃化痰，均为臣药；赤茯苓、碧玉散淡渗利湿，并导胆热下行，为佐使药。全方为清胆热，化痰湿，畅气机的要方。本方清透与清泻并用，胆胃三焦兼调。加三金以加强清利肝胆湿热之功。

加减：便秘者，加大黄 10g；尿黄者，加白茅根 20g。

B. 湿重于热。

主症：头重身倦，食欲减退，渴不欲饮，腹胀，便溏，舌苔白厚腻，脉弦缓或濡缓。

病机：湿热熏蒸，胆液外泄，湿重于热。

治则：健脾利湿，疏肝利胆，佐以清热。

方药：茵陈四苓汤加三金。

茵陈 15g　　　　茯苓 15g　　　　猪苓 12g　　　　泽泻 15g

白术 12g　　　　郁金 12g　　　　鸡内金 15g　　　金钱草 15g

方解：方中茵陈清热利湿，利胆退黄，猪苓、茯苓、泽泻淡渗利湿，炒白术健脾燥湿。全方健脾利湿，清热利胆。加三金加强清利肝胆湿热之功。

加减：若脘闷腹胀，纳呆厌油，加藿香、厚朴、枳壳等以芳香化湿理气；恶心，加佩兰叶 15g，竹茹 10g，或用桃红化浊汤加三金；尿黄者，加白茅根 15g；右胁疼痛较甚，可加川楝子 6g，佛手 10g 以疏肝理气止痛。

C. 结石发黄。

主症：必见右胁下阵发性剧痛，牵及右肩右背，右上腹痛而拒按，食油餐后疼痛和黄疸均加重，舌苔黄厚，脉弦数。

病机：肝郁气滞，胆道阻塞，胆液外泄。

治则：疏肝理气，利胆清热。

方药：疏肝利胆汤加减。

柴胡 10g	枳实 12g	白芍 12g	甘草 6g
青皮 10g	丹参 15g	香橼 15g	郁金 12g
青黛 1g^{包煎}	青蒿 15g	黄芩 10g	滑石 15g^{包煎}
元胡 10g	金钱草 15g	鸡内金 15g	

方解：方中用四逆散调气疏肝，青金丹香饮理气活血，配以碧玉散清解肝胆郁热，并加元胡行气止痛，鸡内金健脾消积，青蒿、黄芩、金钱草等加强清利肝胆湿热之功。

加减：在治疗中金钱草可逐渐加重用量，由 15g 增至 75g，必要时可再加量；便秘时，加芒硝 8g。

（3）阴黄。

多见于慢性黄疸型肝炎或由阳黄转变而来，特点是黄疸色晦暗如烟熏，舌淡苔白滑。

A. 湿重于寒。

主症：身重体倦，腹满胁痛，纳差，乏力，恶心，便溏，舌质淡苔白滑，脉沉迟无力。

病机：寒湿困脾，气机阻滞，胆液外泄。

治则：健脾利湿，疏肝利胆。

方药：茵陈四苓散加三金，加干姜。

茵陈 15g	茯苓 15g	猪苓 12g	泽泻 15g
白术 15g	郁金 12g	鸡内金 15g	金钱草 15g
干姜 8g			

方解：用茵陈四苓散健脾利湿，清热利胆；佐以干姜温中散寒，燥湿消痰。加三金加强清利肝胆湿热之功。

加减：脾虚泄泻，加莲肉 10g，山药 12g；肝脾肿大，加鳖甲 10g，丹参 15g。

B. 寒重于湿。

主症：畏寒肢冷，纳差，便溏，阳痿，滑精，舌质淡苔白滑，脉沉细。

病机：脾肾阳虚，寒湿阻滞，胆液外泄。

治则：温肾健脾，祛湿利胆。

方药：茵陈术附汤合青矾二仙汤（或桂附二仙汤）。

茵陈 15g	白术 15g	制附片 8g^{先煎}	干姜 10g
甘草 6g	桂枝 12g	青黛 1g^{包煎}	白矾 1g^{先煎}
仙茅 15g	淫羊藿 15g	巴戟天 10g	石楠叶 12g
枸杞 12g	醋鳖甲 15g^{先煎}	鸡内金 15g	当归 12g

方解：方中茵陈除湿利胆退黄，附子、干姜温中散寒，佐以白术、甘草健脾和胃。配以二仙汤温补肾阳，并适当配伍鳖甲、鸡内金畅气机、通肝络。青矾散取硝石矾石散意，清热化湿消瘀，且以青黛为引经，咸软直入肝血。

加减：腹泻便溏者，去青黛，加山药 12g，薏苡仁 15g；肝脾肿大者，加桃仁 10g，丹参 15g，郁金 12g；黄疸不退，加金钱草 20g，郁金 12g；黄疸日久，身倦乏力者，加党参 15g，黄芪 15g。

（4）急黄。

重症肝炎多系"急黄"，也称"瘟黄"。

主症：起病急骤，突然发黄，黄疸迅速加深，可见高热烦渴，小便不利，胸腹胀满，烦躁不安，神昏谵语或辨识迟钝，嗜睡神迷，呕血、衄血、便血或身体出现紫斑，四肢不宁，手足燥动，抽搐不安，舌质红绛，苔黄腻，脉弦数或滑数。

病机：可出现 3 种情况：①若以高烧等症为主者，是湿热攻冲，邪热炽盛。②若以神昏、出血等症为主者，是热扰心营，迫血妄行。③若见躁扰抽搐等症为主者，是热极生风，肝风内动。

治则：应分别施治：①清热解毒，凉血安神。②凉血解毒，清热救阴。③清热解毒，平肝息风。

方药：辨证选方。

邪热炽盛者，用犀角大青汤加减：

升麻 15g	大青叶 15g	元参 15g	水牛角 15g^{先煎}
甘草 6g	栀子 12g	知母 10g	黄连 8g
黄芩 10g	黄柏 10g	川军 10g	板蓝根 30g

冲服牛黄清心丸或静注醒脑静。

方解：本方出自《医学心悟·卷二》。功用为清热解毒，凉血化斑。主治伤寒，斑出已盛，心烦大热，错语呻吟不得眠，或咽痛不利。

热扰心营，迫血妄行者，用消斑青黛饮加减：

知母 10g	栀子 12g	黄连 48g	水牛角 15g^{先煎}
人参 6g	青黛 3g^{包煎}	元参 15g	生地 30g
石膏 30g^{先煎}	柴胡 10g	川军 6g	藕节 30g
阿胶 10g^{烊化}	三七粉 6g^{冲服}	侧柏炭 15g	白芍 15g
甘草 6g^{先煎}	大枣 3 枚	生姜 3 片	

冲服紫雪丹、云南白药。

方解：本方主治伤寒热邪传里，里实表虚，阳毒发斑。发斑虽出胃热，亦诸经之火有以助之。方中青黛、黄连以清肝火，栀子以清心肺之火，元参、知母、生地以清肾火，犀角（水牛角代）、石膏以清胃火，引以柴胡使达肌表，使以姜枣以和营卫，其用人参、甘草者以和胃也，胃虚故热毒乘虚入里，而发于肌肉。

热极生风而见抽搐者，用三甲复脉汤加犀角（水牛角代）、重楼、虎杖、鸡内金：

白芍 20g	麦冬 15g	阿胶 10g^{烊化}	火麻仁 15g
生地 30g	炙甘草 6g	鳖甲 10g^{先煎}	生龟板 15g^{先煎}
鸡内金 15g	重楼 10g	虎杖 15g	生牡蛎 15g^{先煎}
水牛角 15g^{先煎}			

方解：三甲复脉汤出自《温病条辨》。"三甲"者，是指本方所用的药物中有软体动物牡蛎之甲壳，脊椎动物鳖之背甲，龟科动物乌龟之腹甲，3 种动物贝甲并用，滋阴潜阳之功能强。"复脉"者，言本方是在复脉汤（炙甘草汤）的基础上创立，有益气补血、滋阴复脉之作用，可使阴液补充，脉复于常，对温热病后期阴亏脉弱等症有效。全方共奏育阴潜阳、息风止痉之功。

注意：临证时分清邪毒攻心及正虚邪陷。

邪毒攻心：

风——热极生风——三甲复脉汤。

火——邪热炽盛——犀角大青汤。

痰——湿热攻冲——苏合香丸、羚角钩藤汤。

血——迫血妄行——消斑青黛饮。

同时，可急配温病"三宝"：躁扰不宁，肝风内动者，用紫雪丹；热邪内陷心包，谵语或昏愦不语者，用至宝丹；热毒炽盛，湿热蒙蔽心神，神志时清时昧者，急用安宫牛黄丸。

正虚邪陷：

阴阳离决，精气乃绝。选用生脉散、参附汤、安宫牛黄丸、苏合香丸等。

（5）隐性黄疸。

主症：隐隐微黄，长期不易消除，皮肤瘙痒，纳食不佳，疲困乏力，大便灰白或溏，小便发黄，舌苔较厚，或白厚，或黄厚，或黄白相间，也有舌苔薄白者，脉弦稍数。

病机：此系肝胆郁热，导致胆液外泄，或肝郁脾虚，疏泄失职。

辩证选方：

（1）若舌苔黄厚者系湿热中阻，胆液排泄不畅，可用蒿芩清胆汤加三金。

（2）若舌苔白厚者系肝郁脾虚，疏泄失职，可用四逆散合四君子汤加三金。

（3）若舌苔黄白相间，系湿热交炽，可用桃红化浊汤加三金。

（4）若舌苔薄白者，系肝郁气滞，胆失疏降，可用疏肝利胆汤。

5. 转归预后

"黄疸之病，当以十八日为期，治之十日以上瘥，反剧者为难治。"一般来说，阳黄预后良好，惟急黄邪入心营，耗血动血，预后多不良。至于阴黄，若阳气渐复，黄疸渐退，则预后较好；若阴黄久治不愈，化热伤阴动血，黄疸加深，转变为鼓胀重症则预后不良；急黄病死率高，若出现肝肾阳气衰竭之候，预后极差。

【体会】

1）关于《金匮要略》归纳黄疸的 5 个证型

（1）黄疸：黄家所得，从湿得之。

（2）谷疸：寒热不食，食即头眩，心胸不安，久久发黄。

（3）酒疸：心中懊恼，而热，不能食，时欲吐。

（4）女劳疸：额上黑，微汗出，手足中热，薄暮即发，膀胱急，小便自利。

（5）黑疸：黄家，日晡所发热，而反恶寒，此为女劳得之。膀胱急，少腹满，身尽黄，额上黑，足下热，因作黑疸。

2）关于《金匮要略》归纳仲景黄疸的 9 种治法

（1）正治法：（利小便）茵陈五苓散、茵陈蒿汤。

（2）汗法：桂枝加黄芪汤、麻黄连翘赤小豆汤。

（3）吐法：瓜蒂散。

（4）下法：抵挡汤、大黄硝石汤。

（5）温法：（寒湿在里不解故也）茵陈术附汤。

（6）和法：小柴胡汤。

（7）清法：栀子柏皮汤。

（8）补法：虚劳小建中汤。

（9）消法：硝石矾石散。

3）关于"桂附二仙汤"（茵陈术附汤合青矾二仙汤）

历代医家论肝病，多论其有余，很少论其不足，而论肝气肝阳不足者尤少。杨震先生认为肝内寄相火，寓一阳生化之气，寄居肾中真阳。《相火论》认为"凡动皆为火""天非此火不能生物，人非此火不能有生"。若肝阳不足，则机体生化困乏。黄元御认为肝阳重要，把肝阳与脾阳相提而论，强调"生气不足，十当八九"，可见肝气肝阳虚衰确实有其病理基础。近代医家蒲辅周曾提出过：

任何一脏皆有气血阴阳，"肝阳虚则筋无力、恶风、善惊惕、囊冷、阴湿、饥不欲食"。《蒲辅周医学经验集》认为，肝气肝阳虚证是导致疏泄不及的一个重要病理环节。《黄帝内经·素问·方盛衰论》曰："肝气虚则梦见菌香生草，得其时则梦伏树下不敢起。"《黄帝内经·灵枢·天年》云："五十岁肝气始衰，肝叶始薄，胆汁始减，目始不明。"由此说明，《黄帝内经》早就认识到肝气虚、肝阳虚所表现出不同的病理变化规律。

至于肝阳虚的论治，虽然王旭高在《西溪屋夜话录》中列出许多补肝气、补肝阳之品，但多泥于祛风范畴（首乌、菟丝子、蒺藜等），且没有新的见解。所以杨震先生提出"桂附二仙汤"。

肝阳虚有轻重之别，气虚为阳虚之渐，阳虚为气虚之甚，两者无绝对界线，但有轻重之分。茵陈术附汤可温升脾肾阳气。桂枝加桂汤主治奔豚气"气冲少腹上冲于心"，病机为阳虚阴乘所致。这与肝阳不足的证候特点和病机都极为吻合。桂枝加桂汤取其调和营卫、降冲平逆，桂枝重用以温疏肝木，对肝阳虚衰有益。阳虚甚者必佐酸甘温养之品，如淫羊藿、巴戟天、仙茅、石楠叶、枸杞等。并适当配伍鳖甲、鸡内金畅气机、通肝络，青矾散取硝石矾石散意，且以青黛为引经，咸软直入肝血。

四、症积

1. 定义

症积是以腹内结块，伴有胀痛为主要临床特征的一类病证。多因正气亏虚，脏腑失和，气滞血瘀，痰浊蕴结腹内所致。中医文献中癥瘕、积聚、癖块、伏梁、肥气、息贲等疾病皆属症积范畴。

2. 概述

积聚之名首见于《黄帝内经·灵枢·五变》中的"邪气留止，积聚乃伤"。《黄帝内经·素问·至真要大论》中提出："坚者削之""结者散之""留者攻之"等治疗原则。《难经·五十六难》将肥气、伏梁、痞气、息贲、奔豚作为五脏之积的名称。张仲景提出了癥瘕的名称和治疗方药，谓疟久不解"结为癥瘕，名曰疟母，鳖甲煎丸主之"。隋代巢元方的《诸病源候论·积聚病诸候》对积聚的病因病机有较详细的论述，并认为积聚一般有一个渐积成病的过程，"诸脏受邪，初未能为积聚，留滞不去，乃成积聚"。

治疗积聚的方药很多，如晋代葛洪的《肘后方·治卒心腹症坚方》载方 16 个；唐代《千金要方》载治疗积聚方 44 个；王焘《外台秘要》载治积聚方 38 方；明代王肯堂《证治准绳·积聚》里提出了"治疗本病必分初、中、末三法"；张介宾《景岳全书·积聚》则对攻补法的应用做了很好的概括，"治积之要，在知攻补之宜，而攻补之宜，当于孰缓孰急中辨之"；李中梓《医宗必读》主张在治疗时把攻、补两大法和初、中、末三期有机结合起来，初期宜攻，中期且攻且补，末期主补，并指出治积不能急于求成，可以"屡攻屡补，以平为期"，颇受后世医家的重视；清代王清任的《医林改错》则强调瘀血在积聚病机中的重要作用，认为积聚之成无不与瘀血有关，无论脐上部何处有积块，均用膈下逐瘀汤，对活血化瘀方药的应用有突出的贡献。

3. 病因病机

情志抑郁、饮食损伤、感受邪毒（湿热或寒湿）以及它病转归（感染疟疾、血吸虫等），是引起积聚的主要原因，而正气虚亏则是积聚发病的内在因素。正如《医宗必读·积聚》云："积之成也，正气不足，而后邪气踞之。"积聚发生的病位在肝、脾，气滞、血瘀、痰结是形成积聚的主要病理因素。

4. 辨证论治

1）辨证要点

（1）辨积与聚的不同。

积：积块明显，固定不移，痛有定处，病程长，病情重，属血，难治。

聚：积块不明显，时聚时散，痛无定处，病程短，病情轻，属气，易治。

（2）辨积块的部位。

积块的部位不同，标志着疾病的脏腑不同。一般心下属胃，两胁及少腹属肝，大腹属脾，左右腹属肠。

（3）辨初、中、末三期虚实不同。

初期：邪气虽实，正气不虚，积块较小，质地硬，虽有胀痛，但一般尚好。

中期：积块渐大，质渐坚硬，多邪盛正虚。

末期：积块坚硬，形瘦神疲，正气伤残为主。

2）治疗原则

（1）先区分聚证与积证。聚证病在气分，以疏肝理气、行气消聚为基本治则，重在调气；积证病在血分，以活血化瘀、软坚散结为基本治则，重在活血。

（2）要注意区分不同阶段，掌握攻补分寸。积证初期以攻邪为主，治宜行气活血，软坚消积为主；中期治宜攻补兼施；末期治宜扶正培本为主，酌加理气、化瘀、消积之品，切忌攻伐太过。在治疗中应注意"治实当顾虚""补虚勿忘实"，可根据具体情况，或先攻后补，或先补后攻，或寓补于攻，或寓攻于补。

3）分证论治

（1）气郁血阻。

主症：胁下积块软而不坚，固着不移，胀痛而有定处，也可无痛感而仅有压痛，面部及唇舌有瘀血象征，舌苔薄白，舌质微紫，脉弦。

病机：肝郁气滞，血行不畅。

治则：疏肝行气，和血通络。

方药：疏肝化瘀汤。

柴胡 10g	白芍 15g	枳实 10g	甘草 6g
鸡内金 15g	青皮 10g	郁金 12g	丹参 15g
香橼 15g	青黛 1g[包煎]	白矾 1g[先煎]	醋鳖甲 12g[先煎]

方解：本方仿《医林改错》法，用四逆散加青金丹香饮理气活

血，并加鸡内金、鳖甲消积健脾、养阴软坚，青矾散取硝石矾石散意，清热化湿消瘀，且以青黛为引经，咸软直入肝血。全方共奏疏肝理气，活血化瘀之效。

加减：若胁下疼痛者，加元胡 10g，川楝子 6g；若疼痛日久者，加蒲黄 6g，五灵脂 10g；若大便稀溏者，去青黛，加山药 15g，薏苡仁 15g。

（2）气结血瘀。

主症：积块增大，按之觉硬，痛处不移，面黯消瘦，体倦乏力，饮食减少，女子或见闭经不行，舌青紫或有瘀点，脉弦滑或细涩。

病机：积成日久，气结不行，脉络阻滞，肝郁乘脾。

治则：行气消瘀，调理肝脾。

方药：膈下逐瘀汤加减。

桃仁 10g	红花 6g	丹皮 12g	赤芍 12g
台乌 10g	元胡 10g	甘草 6g	当归 12g
川芎 10g	五灵脂 10g^{包煎}	枳壳 10g	醋鳖甲 12g^{先煎}
鸡内金 15g	香附 10g		

方解：本方出自《医林改错·卷上》。方中当归、川芎、赤芍养血活血，与逐瘀药同用，可使瘀血祛而不伤阴血；丹皮清热凉血，活血化瘀；桃仁、红花、五灵脂破血逐瘀，以消积块；配香附、乌药、枳壳、元胡理气止痛；甘草调和诸药。全方以逐瘀活血和行气药同用，使气帅血行，逐瘀破症消结力更强。并加鸡内金、鳖甲消积健胃软坚。

加减：积块坚硬日久者，可加水蛭 4g，阿胶 10g；胁下痛著者，加柴胡 10g，川楝子 6g。

（3）阴虚血瘀。

主症：积块坚硬，疼痛逐渐加剧，面色紫黑，肌肉消瘦，潮热，盗汗，纳差，无力，耳鸣，腰酸痛，阳痿，遗精，舌质红边尖紫，舌苔少或光红无苔，脉弦细数。

病机：血瘀日久，肝肾阴亏，营阴不足，血不养肝。

治则：滋阴补肾，柔肝通络。

方药：柔肝补肾汤加减。

生地 15g	沙参 12g	当归 12g	枸杞 15g
麦冬 15g	白芍 15g	黄精 15g	制首乌 10g
青黛 1g^{包煎}	白矾 1g^{先煎}	麦芽 12g	鸡内金 15g

醋鳖甲 12g^{先煎}

方解：方中重用生地滋阴养血以补肝肾为君；沙参、麦冬、当归滋阴养血以柔肝，枸杞子、黄精、制首乌固精益肾以补肾，共为臣药；麦芽、鸡内金、鳖甲行气健胃，养阴软坚，青黛、白矾取硝石矾石散意，清热化湿消瘀，共为佐药；白芍酸甘敛阴，引药入肝经为使药。

加减：若有出血者，加三七粉 3g，旱莲草 15g；若胁痛者，加元胡 10g，茜草 10g。

（4）胁下癥积症。

主症：形体消瘦，面色萎黄，正气日衰，积块日增且坚满作痛，舌质淡紫，脉弦细涩。

病机：血络瘀滞，新血不生，营气大亏，气血耗伤。

治则：宜寓攻于补，用化瘀软坚解毒法。

方药：白莲化癥汤加减。

黄芪 15g	半枝莲 15g	丹参 15g	重楼 15g
山甲 8g^{先煎}	当归 12g	阿胶 10g^{烊化}	桃仁 10g
山萸肉 15g	白矾 1g^{先煎}	鸡内金 15g	红花 6g

白花蛇舌草 15g

方解：方中当归补血活血，白花蛇舌草清热解毒、散结消痛，共为君药；丹参、桃仁养血活血，半枝莲、重楼清热解毒、散瘀止痛，共为臣药；佐以鸡内金消积健脾，白矾燥湿消痰，阿胶滋养补血上品，黄芪直入中土而行三焦，故能功补三焦，治五劳羸瘦，红花活血化瘀，穿山甲味咸入肝经化瘀消症，共为佐药；山萸肉酸涩归肝经，补益肝肾，为使药。

加减：出血者，去桃仁、红花，加三七粉 3g，旱莲草 20g；疼痛者，加元胡 10g，川楝 6g，醋鳖甲 15g；大便干结者，加郁李仁 15g，大云 15g。

5. 转归预后

聚证的预后一般较好，而积证的预后一般较差。《景岳全书·积聚》云："无形之聚其散易，有形之积其破难。"积证治疗较难，疾病后期，因肝胆疏泄失常，胆汁外溢而出现黄疸；水液内聚而成为鼓胀；火热灼伤脉络，或气虚不能摄血，血液外溢，而致吐血、便血、衄血等，均为病情重笃，预后不良之象，当积极救治。

【体会】

1）关于活血化瘀作用的机理研究

血瘀是形成积块的重要因素，现代研究活血化瘀的作用是：

（1）改善结缔组织代谢。活血化瘀能抑制成纤维细胞合成胶原，对增生性病变有不同程度的软化及吸收作用。

（2）改善微循环，增强纤溶酶系统活性，降低纤维蛋白稳定因子活性，抑制血小板的黏附、聚集。

（3）增强网状内皮系统的吞噬功能，促进病变组织的吸收、消散。

（4）直接作用于肿瘤细胞，增加机体对肿瘤的免疫反应。

2）关于积证的治疗方法

辨证服药的同时，可结合应用以下二法：①积证不论初起或久积，均可配合外治法，如敷贴化瘀通络膏剂，利于软坚消积。②对病属积证，而西医诊断为肿瘤的患者，在上述辨证论治选方用药外，可酌情选加一些具有一定抗肿瘤作用的中草药，如清热解毒、消肿散结的药物，如半枝莲、半边莲、白花蛇舌草、虎杖等。

五、鼓胀

1. 定义

鼓胀以腹部胀大如鼓而命名。是以腹部胀大，皮色苍黄，甚至腹皮青筋暴露，四肢不肿或微肿为特征的一种病证。系肝病日久，肝、脾、肾功能失调，气、血、水瘀于腹内而成，又称"单腹胀""蛊胀""水臌""蜘蛛蛊"等。

2. 概述

鼓胀病名最早见于《黄帝内经·灵枢·水胀》："鼓胀何如？……腹胀，身皆大，大与肤胀等也。色苍黄，腹筋起，此其候也。"《黄帝内经·素问·腹中论》指出："治之以鸡矢醴。"《金匮要略·水气病脉证并治第十四》中有五水论述，肝、肾、脾三水都有腹部胀大的症状，在病机上已认识到鼓胀病和肝、脾、肾三脏的功能障碍有关。晋代葛洪在《肘后备急方·治卒大腹水病方》中首次提出放腹水的适应证和方法："若惟腹大，下之不去，便针脐下二寸，入数分令水出，孔合须腹减乃止。"隋代巢元方《诸病源候论·水癥候》中认为，本病是由于"腹内有结块硬强，在两胁间，膨膨胀满，遍身肿"。同时对"蛊"症系水毒引起，即蛊毒之意，认识到为水中有虫引起。

金元四大家对本病认识各异。刘河间认为："腹胀大而鼓之有声如鼓者，热气甚则然也。"李东垣认为："皆由脾胃之气虚弱，不能运化精微，而制水谷聚而不散，而成胀满。"（主张用中满分消汤）朱丹溪认为系由湿热相生、清浊相混，隧道壅塞之故。喻嘉言在《寓意章·议郭台尹将成血蛊之病》中说："但面色萎黄，有蟹爪纹，而得五虚脉应之……外证未显，内形已具，将来血蛊之候也。"清代陈士铎的《辨证录·臌胀门》中也说："初起之时，何以知其是虫臌与血臌也？吾辨之于面焉。凡面色澹黄之中，而有红点或红纹者是也。"也有的医家认为红点、红纹、蟹爪纹、红缕赤痕等外部体征，均与鼓胀有关。《杂病源流犀烛》指出，血胀可出现"烦躁漱水，迷忘惊狂"。《医宗金鉴·卷四十一·胀满水肿死证》中认为："腹胀身热，阳盛胀也，若吐衄泻血，则阴亡矣。"说明鼓胀病会出现神志异常及出血等严重并发症。

3. 病因病机

历代医家认为，由于酒食不节、情志所伤、劳欲过度、感染蛊毒以及黄疸、积聚失治，引起肝、脾、肾三脏功能障碍，导致气滞、血瘀、水停积于腹内而成鼓胀。本病起病多缓慢，病程较长，在其病变过程中，肝、脾、肾三脏常相互影响，气、血、水也常相因为病。病机特点为本虚标实，为肝郁脾肾气阴（血）虚，气、血、水互结。病变部位在肝、脾、肾。

4. 辨证论治

1）辨证要点

在辨证中要注意以下 3 个要点。

（1）辨起病的缓急。

本病属慢性病，但慢中又有急缓之分：

缓中之急：鼓胀在 1 个月内不断进展，多为阳证、实证。

缓中之缓：鼓胀迁延数月，多属阴证、虚证。

（2）辨鼓胀的虚实。

A. 从临床的症状和体征来判断。

实：先胀于内，后肿于外，便秘，尿黄，脉滑数有力，腹常痛，外坚内痛，按之不陷。

虚：先肿于外，后胀于内，便溏，尿清，脉弦浮微细，腹胀间作，气虚瘀滞，按之则濡。

B. 从年龄、体质、神色来判断。

年轻体壮、神色如常者，多为实证。

年老体弱、神色异常者，多为虚证。

C. 辨气结、血瘀、水裹的主次。

气结：鼓胀初起，腹部胀满，随按随起，如按气囊。

水裹：腹部坚满，或状如蛙腹，摇动有水声，按之如囊裹水。

血瘀：腹胀大，内有积块疼痛，外有腹壁青筋暴露，面、颈、胸部出现红缕赤痕。

2）治疗原则

初期：多属实证，可用行气、利水、消瘀化积等法以消其胀。

晚期：多为虚证，宜用温补脾肾或滋养肝肾等法以培其本。

本病的病机特点为本虚标实，虚实并见，治疗宜谨据病机，以攻补兼施为原则，要"补虚不忘实，泄实不忘虚"。切忌一味攻伐，导致正气不支，邪恋不去，而出现危候；也不能只顾扶正，而不祛邪，使症状不能缓解。治疗中，应始终做到"法随证变"。

3）分证论治

（1）气滞湿阻。

主症：面色萎黄，纳差，脘腹胀满，两胁下胀痛，小便短少，嗳气不爽，或见青筋暴露，下肢浮肿，舌苔白腻，脉弦。

病机：肝郁气滞，疏泄失常。

治则：疏肝理气，化湿利水。

方药：疏肝五皮饮加减。

柴胡 10g	白芍 15g	枳实 10g	甘草 6g
青皮 10g	丹参 15g	香橼 10g	郁金 12g
大腹皮 15g	陈皮 12g	桑白皮 15g	生姜皮 10g
茯苓皮 15g			

方解：此方系杨震先生治疗腹水初期实证患者的经验方，仿《医林改错》法，用四逆散加青金丹香饮理气活血，配以《证治准绳》五皮饮（陈皮、茯苓皮、生姜皮、桑白皮、大腹皮）行气化湿，利水消肿。全方理气疏肝、化湿利水。

加减：腹胀甚者，加槟榔 10g，牵牛子 6g；肝脾肿大者，加三棱 6g，莪术 6g；胁痛甚，加鳖甲 10g，元胡 10g。

（2）湿热蕴结。

主症：腹大坚满，脘腹绷急，外坚内胀，拒按，烦热口苦，渴不欲饮，小便赤涩，大便秘结或溏垢，或有面目肌肤发黄，舌边尖红，苔黄腻或灰黑而润，脉弦数。

病机：湿热中阻，水湿不化。

治法：清热利湿，通络利水。

方药：桃红化浊汤合四苓散加减。

桃仁 10g	红花 5g	香薷 10g	炒薏苡仁 15g
佩兰 15g	藿香 10g	茵陈 15g	板蓝根 15g
青皮 10g	茯苓 15g	郁金 10g	白茅根 30g
猪苓 15g	泽泻 15g	白术 15g	泽兰叶 30g

路路通 15g

方解：此方为杨震先生治疗肝胆湿热型肝病的经验方。湿热是病因，肝脏是病位，其病机为"热得湿而愈炽，湿热两合，其病重而速"。调治宜采用利湿不伤阴，清热不助湿之芳香化浊，辛开苦降之法。方中藿香、佩兰、香薷芳香化浊以醒脾困；茵陈、白茅根、板蓝根清热利湿以清相火；薏苡仁、茯苓健脾化湿以健脾运；青皮、郁金疏理气机以解肝郁；桃仁、红花疏通肝络以防瘀结，兼作引经以清血分湿热。配以四苓散增强健脾利水渗湿之效。加泽兰叶、路路通通络利水。

加减：黄疸重者，加金钱草 15～45g，茵陈加至 30～60g；饮停胸胁者，加葶苈子 15g，大枣 6 枚；腹大胀满难忍者，加大腹皮 30g，车前子 30g。

（3）寒湿困脾。

主症：面色晦暗，畏寒肢冷，精神困倦，怯寒懒动，小便短少，大便稀溏，腹大胀满，按之如囊裹水，舌苔白腻，脉缓。

病机：脾阳不振，脾不化湿。

治则：温运脾阳，健脾行水。

方药：实脾饮合五皮饮加减。

干姜 8g	制附片 8g^{先煎}	白术 15g	木瓜 10g
甘草 6g	木香 10g	草果 10g	大腹皮 15g
厚朴 10g	槟榔 10g	桑白皮 15g	茯苓皮 15g

大枣 3 枚

方解：方中附子、干姜、白术温中健脾，木瓜、槟榔、茯苓行气利水，厚朴、木香、草果理气健脾燥湿，甘草、大枣调和胃气。

并加五皮饮增强行气化湿，利水消肿之效。

加减：腹胀胁痛者，加青皮 10g，元胡 10g；肝脾肿大者，加桃仁 10g，丹参 15g；水肿甚者，可加桂枝 8g，猪苓 15g，泽泻 15g；腹胀纳差者，加鸡内金 15g，砂仁 8g。

（4）肝脾血瘀。

主症：腹大坚满，按之不陷而硬，青筋怒张，胁腹刺痛拒按，面色晦暗，头、颈、胸、臂等处可见红点赤缕，唇色紫褐，大便色黑，肌肤甲错，口干，饮水不欲下咽，舌质紫暗或边有瘀斑，脉细涩。

病机：肝络瘀滞，脾不化湿。

治则：化瘀通络，行气利水。

方药：化纤汤合四苓散（四苓化纤汤）加减。

黄芪 15g　　海螵蛸 15g　　地龙 10g　　桃仁 10g
茜草 15g　　桑葚 10g　　鸡内金 15g　　醋鳖甲 15g^先煎
猪苓 15g　　茯苓 15g　　泽泻 15g　　炒白术 15g

方解：生黄芪益气血，健脾胃，为君药；醋鳖甲软坚散结，配君药以通肝络，桑葚配君药益肝肾，地龙配主药以通经络，共为臣药；桃仁活血润燥，鸡内金消积健脾、软坚化积，海螵蛸和胃敛疮，佐制活血药伤胃，共为佐药；茜草性寒味苦，归肝、心经，凉血活血，祛瘀通络为使药。配以四苓散增加健脾利水渗湿之效。

加减：若大便色黑，去桃仁，加三七粉 6g 活血止血；胁痛明显者，加降香 10g 行气活血止痛；腹胀明显者，加大腹皮 15g，桑白皮 15g。

（5）肝肾阴虚。

主症：腹大胀满，甚则青筋暴露，形体消瘦，面色晦滞，舌红唇紫，口燥心烦，鼻衄，齿衄，五心烦热，小便短少，舌质红绛，少津，脉弦细数。

病机：肝肾阴虚，津液不能输布。

治则：养阴清热，软坚利水。

方药：三甲复脉汤合猪苓汤（甲苓饮）加减。

醋鳖甲 12g^{先煎} 生龟板 10g^{先煎} 生牡蛎 15g^{先煎} 生地 15g

白芍 15g 　　麦冬 15g 　　阿胶 10g^{烊化} 　甘草 6g

猪苓 15g 　　茯苓 15g 　　泽泻 15g 　　麻仁 15g

白茅根 30g 　车前子 30g^{包煎} 黄芪 15g 　　鸡内金 15g

泽兰叶 20g

方解：肝病日久致肝、脾、肾三脏功能失调，水气不利；且肝病日久可自伤肝阴，亦可下伤肾阴，肝肾阴亏加之瘀血阻络极易虚风内动。杨震先生治疗采用《温病条辨》中三甲复脉汤滋阴软坚、凉血息风，又用仲景治疗阴虚有热、水气不利的猪苓汤组成"甲苓饮"治疗阴虚型腹水。方中生龟板滋阴益精，泽泻利水渗湿泄热，共为君药；醋鳖甲、生牡蛎助君药养阴清热、平肝息风、软坚散结，阿胶助生龟板滋阴补血，麻子仁滋阴润燥，猪苓助泽泻利水渗湿，共为臣药；生地、麦冬养阴清热，车前子、白茅根清热利尿，生黄芪、茯苓益气健脾利水，鸡内金健脾消食，白芍酸甘养阴，共为佐药；泽兰叶酸敛入肝，利水通络，引药入经为使药。

加减：衄血较重者，加仙鹤草 15g，藕节 20g；舌绛少津者，加元参 15g，石斛 10g；气虚甚者，黄芪加至 30~50g；便秘者，可加郁李仁 15g，或麻仁加至 30g。

（6）脾肾阳虚。

主症：腹大胀满不舒，朝宽暮急，面色苍黄，胸闷纳呆，神疲怯寒，肢冷或下肢浮肿，小便短少不利，大便稀溏或不畅，舌体胖微紫边齿痕，苔薄白或厚腻水滑，脉沉细而弦。

病机：脾肾阳虚，土不制水。

治则：健脾温肾，行气利水。

方药：桂附二仙汤合五苓散加减。

桂枝 10g 　　制附片 8g^{先煎} 白芍 10g 　　甘草 6g

淫羊藿 10g 　巴戟天 15g 　仙茅 15g 　　石楠叶 10g

鸡内金 15g 　醋鳖甲 12g^{先煎} 青黛 1g^{包煎} 白矾 1g^{先煎}

茯苓 15g　　　泽泻 15g　　　猪苓 15g　　　白术 15g

方解：杨震先生自拟桂附二仙汤，方中桂枝配白芍取桂枝加桂汤之意，张仲景用以治"气从少腹上冲心"的阳虚阴乘证。桂枝配附子，温补肝阳；再佐以酸甘温养之品，如淫羊藿、巴戟天、仙茅、石楠叶等温补肝肾；鳖甲、鸡内金畅气通络；青黛、白矾取硝石矾石散意，并以青黛为引经药，咸软直入肝血。全方以温生肝肾阳气。配以五苓散（茯苓、泽泻、猪苓、桂枝、白术）温阳化气，利湿行水。

加减：中阳不振者，加干姜 10g；腹胀日久，脾虚湿盛者，加苍牛防己汤增强健脾活血利水之效（方中以苍术、白术补脾燥湿治其本，以川、怀牛膝活血利尿，补益肝肾，缓肝疏肝以利补脾，以防己、大腹皮行水利尿以治其标）。

5. 转归预后

历代医家对鼓胀病的防治十分重视，把它列为"风、痨、鼓、膈"四大顽证之一，说明本病为临床重证，治疗上较为困难。本病以本虚标实为特点，病变极为复杂。疾病初期，虽腹胀大，正气渐虚，但经积极治疗，尚可带病延年；若病至晚期，腹大如瓮，青筋暴露，脐心突起，四肢消瘦，则预后不良；若见吐血、便血、神昏、痉厥，则为危象，预后差。

【体会】

1）关于治疗鼓胀病常用的 4 种利水方法

（1）攻下逐水法。

A. 十枣汤。

B. 走马汤（巴豆、杏仁），服后大便 2~6 次，泻水量约 500ml。

C. 禹功散丸剂，每次服 9g，大便 1~3 次，泻小便约 800ml。

D. 鼓胀丸（生甘遂 180g，黄芩、砂仁、广木香各 30g）每次 7~9g，排便 6~14 次，泻水量可达 5000ml。

E. 消水丸（醋甘遂 15g，木香、砂仁、黄芩各 6g），每次 7~

10g，排便 6 ~ 10 次，泻水量可达 4000ml。

（2）祛湿利水法：常用实脾饮、五皮饮、胃苓汤、八正散、茯苓导水汤等。

（3）健脾利水法：常用苍牛防己汤、防己黄芪汤、健脾利水汤等。

（4）养阴利水法：常用猪苓汤、三甲复脉汤、兰豆枫楮汤。因证属阴虚的鼓胀，消除腹水比较困难，养阴则腻湿留邪，祛湿利水又伤阴损正。

2）关于阴虚型鼓胀

鼓胀病责之阳虚者多，涉及阴虚者少。明代赵献可虽在《医贯》中提及有阴虚之鼓胀，并倡导以六味地黄汤加麦冬、五味子大剂投治，但未能引起人们的重视。本证机制有四：一为阳损及阴，阴阳俱亏而以阴亏为著。二为素体阴虚，先天不足，或肾阴受伐而暗耗。三为攻下太过，或逐水过猛而伤及津液。四是慢性失血，阴血受损。

邹良材通过长期摸索，自拟了"兰豆枫楮汤"：泽兰活血行水，《神农本草经》云"治大腹水肿"；黑料豆甘平，入脾肾，活血利水，祛风解毒；楮实子甘寒，可补肾治虚劳，消水气浮肿，《本草求真》言其对"诸脏阴血有补"；枫实本名路路通，性甘平，可通引十二经，故能治水肿胀满，可搜逐伏水。

三甲复脉汤出于吴鞠通《温病条辨·下焦篇》，热病后期肝肾阴亏，虚风内动而设，其功效滋阴、软坚、柔肝息风。杨震先生常用此方法治疗肝硬化腹水中的肝肾阴虚型。肝体阴而用阳，肝为藏血之脏，若肝郁过久，化火耗伤肝阴，因肝肾同源，肝阴虚必然导致肾阴虚，就形成了既有肝阴虚又有气滞血瘀的证疾。三甲复脉汤既有养阴柔肝、滋阴潜阳，又有软坚散结的功效。方用：生龟板、鳖甲、生牡蛎以滋阴潜阳，软坚散结；生地清热凉血，养阴生津；阿胶补血止血，滋阴润燥；白芍养阴柔肝止痛；麦冬养阴益胃，润肺清心；麻仁润肠通便；炙甘草补中益气（配白芍酸甘化阴）。本方加入活血化瘀药而不伤正，加入利水药而不伤阴，加入滋阴药而不敛邪。

第二节　出血热辨治经验

（来源于杨震先生 1975—1976 年临床手稿）

一、概述

流行性出血热是一种自然疫源性急性传染病，鼠为主要传染源，冬春季多见。本病潜伏期 4～46d，一般为 7～14d，以 2 周多见。临床上以发热、休克、充血出血和急性肾衰竭为主要表现，又称为肾综合征出血热。发病急剧，死亡率较高。1982 年，世界卫生组织（WHO）统一将其命名为"肾综合征出血热"。临床上，肾脏损害往往是流行性出血热最为突出的表现之一，有 50%～60% 的患者在临床上表现为急性肾衰竭，并成为造成患者死亡的主要原因。

引起流行性出血热的病毒，现今已知是一组 RNA 病毒，属于布尼亚病毒科（Bunyaviridae）汉坦病毒属（Hantavirus）。流行性出血热病毒，由于是在 1976 年由韩国的李镐汪首先分离成功，故被命名为汉坦病毒（Hantaan virus）。之后科学家还陆续发现 2 种病毒与流行性出血热相关，分别为普马拉病毒（Puumala virus）及汉城病毒（Seoul virus）。在我国引起流行性出血热的病毒主要是汉坦病毒，而西欧主要是普马拉病毒。

祖国医学典籍中无此病名记载，一般认为，其属疫病范畴。按其流行的时间（冬季）及症状，属于祖国医学温病范畴中的"冬温时疫""温毒发斑""疫斑"。由于现代医学对此病尚无特效治疗方法，因此，积极探索祖国医学对本病的认识，逐步掌握其治疗规律很有必要。

流行性出血热具有明显的传染性，呈流行性发病的特征，与祖国医学中温疫致病是一致的。晋代王叔和认为"非时之气"是引起疫病发生和流行的原因。《伤寒论》："凡时行者，春时应暖而复大寒，夏时应热而反大凉，秋时应凉而反大热，冬时应寒而反大温，此非其时而有其气。"明代吴有性则认为"温疫之为病，非风、非寒、非暑、非湿，乃天地间别有一种异气所感……疫者，感天地之戾气"。此种"邪之着人，有自天受之，有传染受之，所感虽殊，其病则一"。"本气适逢亏欠，呼吸之间，外邪因而乘之"。流行性出血热的发病和古人关于疫病的论述是相符的。

二、病因病机

本病是一种自然疫源性疾病（其传染源是黑线姬鼠及革螨恙螨），疫毒往往乘机体虚弱之际随风寒而入肌表，首先侵犯肺卫，依次传里，耗伤津液，损及脉络，造成肌肤出血及肾气受损。

1. 外因分2种

（1）疫气流行：疫气是六淫之外的一种致病因素，是各种自然疫源的概括认识。前人认为疫气来源于"杂气"。各种杂气，即方土疫疠之毒气。毒气袭人为病各种，故称"杂气"。杂气流行于大自然，在土壤环境之中，人触之即可生病。明代吴又可说："杂气者……方土之气也，盖其气从地而起，有是气则有是病。"说明杂气是一种致病因素。杂气有强烈传染性的致病邪气，又叫戾气、疠气、毒气、异气、疫疠之气。

（2）六淫之气反常偏盛。

2. 人与自然相关，一旦机体不能适应环境气候的改变则百病丛生

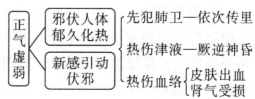

3. 侵入途径

古人的直观经验认为，病邪进入人体：

（1）皮肤所中。汉代张仲景曰："寒毒藏于肌肤，至春变为温病。"

（2）从口鼻而入。明代吴又可曰："盖温疫之来，邪自口鼻而入，惑于膜原，伏而未发者，不知不觉。"清代叶天士又曰："温邪上受，首先犯肺。"

从现代医学上看，传播途径为：

（1）皮肤破伤感染。鼠、螨叮咬了人的皮肤而感染。

（2）消化道感染。人服用了感染病毒的黑线鼠排泄物污染的饮食，如消化道黏膜有破损，即可致病。

（前人虽未像今天这样微观地研究它的传播途径，但是它宏观地概括了现在的微观认识。）

三、临床表现

本病临床表现较为复杂，发病急骤，变化迅速，从临床上有典型表现和非典型表现，从病情上可分为轻、中、重3型。

（1）流行病学资料：流行地区和季节（包括偶入疫区睡眠）。

（2）全身中毒症状：畏寒，发热，头昏，全身痛，腰痛，口干，口渴，恶心，呕吐。

（3）毛细血管中毒症状：有充血，出血，水肿，颜面、颈胸潮红，球结膜充血，软腭、胸部、腋下等处有散在点状或条索状出血点，亦可伴有鼻衄、咳血、便血、尿血等。以球结膜充血水肿，上腭、腋下出血点为主要特征。

（4）肾脏损害：发病2~3d后可见尿中有蛋白，有红细胞、管型、膜状物（蛋白尿早上＋，下午即可达＋＋＋）。有1/3病人尿中可见膜状物，是肾盂及尿道黏膜脱落或蛋白质、白细胞和上皮细胞在尿路中凝固形成。

（5）有典型的演变期、发热期、低血压期、少尿期、多尿期、恢复期。

（6）血象：WBC 早期正常偏高，中性偏高，淋巴偏低，可见异型淋巴细胞（2d 内出现，不超过 2%，4~6d 可达 5%~10%，如异型淋巴细胞大于 15% 者，病情多严重）。

诊断主要靠（1）、（2）、（3）、（4），其中（5）、（6）作参考。

四、诊断要点

典型症状
- 三痛
  - 头痛占 50%~60%
  - 腰痛占 81.21%，多在 2~6d 出现
  - 眼眶痛占 27.6%
- 三红
  - 面红占 71.15%（包括上腭）
  - 颈红占 26.67%
  - 胸肩红占 21.82%

统计数字系西安地区 300 例分析

早期诊断
- 发病季节（11 月最高，达全年 46.4%）
- 三问
  - 野外作业史
  - 发烧三痛史（头痛、腰痛、眼眶痛）
  - 恶心呕吐史
- 五查
  - T、Bp（兼做束臂试验）
  - 球结膜水肿
  - 口腔及腋下出血点
  - 肾区叩痛
  - 蛋白尿
- 一不用：不用发汗剂（西药发汗剂）

把好三关
- 休克关：注意血压突然下降为 0
- 肺水肿关
- 尿毒症关
  - 注意三高：高血容量、高血钾、高氮血症
  - 注意两肿：肺水肿、脑水肿
  - （注意合并感染）

五、辨证论治

本病的机理主要是温毒侵入机体，伏引血脉，分布三焦，干扰经络、脏腑、营卫、气血。新感引动伏邪，邪从血分发出气分，全身机能强烈反应。因此，临床上应根据证候表现、疾病部位、正邪盛衰的情况，津液耗伤的程度，订出治疗方案，通过辨证达到正确施治的目的。

温病为阳邪，毒性较剧，传播极快，最易化燥伤津。首伤肺胃之阴，继伤肝肾之阴，故治应以"存津液，保胃气，清热毒，护肾阴"为原则。

(一) 发热期

一般持续4～7d，起病急，先畏寒，继之高热，38～40℃。热型不规则（多为弛张型30.7%，稽留热15.2%，不规则热15.2%）。多有受凉、暴食、过劳等诱因，按其不同的表现可分为卫、气2种。

1. 卫分证治（表热证）

主症：发热，恶寒，无汗，口渴，头痛、身痛、腰痛，纳差，咳嗽，恶心、呕吐，舌边尖红，舌苔厚黄，脉浮数（发病后2～3d可见出血点，束臂试验阳性）。

分析：温毒内伏，风寒诱发，初起之时，病在卫分，故先见肺卫表证。其中发热、恶寒、无汗、口渴为其特点。温邪袭表，卫气被郁，邪正交争，故见发热、恶寒、头痛、身痛；温热伤津，故见口干、口渴；卫气与肺相通，"肺主皮毛为人身之藩篱"，卫郁则肺气失宣，故见咳嗽；本病特点腰痛，为患者平素肾气不足，加之感受温毒，温毒从足太阳膀胱经侵入，损及肾，因肾与膀胱相表里，腰为肾之府，腰痛多为肾气亏损之症。

治则：辛凉解表，透热解毒，养阴生津，顾护肾气。

方药：银翘散加减。

银花 20g　　连翘 20g　　芦根 30g　　桔梗 10g

牛蒡子 10g　竹叶 10g　　甘草 6g　　板蓝根 30g

荆芥 6g　　丹皮 10g　　升麻 10g　　葛根 12g

旱莲草 15g　薄荷 6g^{后下}

每剂加水轻煎 2 次（2 次共 500ml，分 2 次服）。

服法：病重者口服 2 剂，水开后煎煮 10min 即可。上方适用于 39℃左右的体温，如体温升高，可加重分量，体温不到 39℃可减轻。

方解：荆芥、薄荷解表祛邪，桔梗、牛蒡子、甘草轻宣肺气，银花、连翘、竹叶、板蓝根清热解毒，芦根生津止渴，丹皮、旱莲草凉血止血，升麻、葛根散热凉血、鼓舞胃气。前人对感受秽浊时邪气阻滞，血脉不通而发生斑疹隐隐，用升葛汤。且升葛汤有解除麻疹病毒作用（据米伯让的经验，加升麻、葛根、党参可防止低血压，临床观察 20 例，14 例未出现低血压）。

加减：口渴汗多，加天花粉 15g，知母 10g 生津止渴；腰痛，加杜仲 12g，生地 15g 照顾肾气；咳者，加杏仁 10g 利肺气；衄血，加白茅根 30g，生地 30g 凉血止血；胸腹斑疹隐隐，去荆芥、薄荷，加生地 15g，元参 30g 凉血解毒；恶心脘闷，加黄连 9g，竹茹 10g，藿香 12g。

注意：汗法在此期间治疗很要紧，"在卫汗之可也。"所以有汗无汗是下一步主动与被动的关键，如汗出彻，热随汗解，下一步就可以减少许多被动。发汗时注意 2 点：一是不宜大量苦寒之品，防寒邪遏郁，邪热不得外透；二是禁忌辛温助阳发汗剂，以免大汗耗津。

2. 气分证治（里热证）

主症：壮热，口渴，汗出，面红，目赤（球结膜充血水肿），小便黄，大便秘，舌质红苔黄燥，脉象洪大。

分析：气分的机理，主要是病邪在卫分，未能及时解除，病势进展，邪正相争剧烈，波及脏腑的消化系统（阳明）及营养系统（营）。里热蒸迫，乃见身热、汗出、口渴；阳明热盛，循经上荣面颊，故见面红目赤；邪热炽盛，汗出伤津，故见口喜冷饮，舌苔黄燥；邪正相争，正气不虚，故见脉洪大。

治则：清热解毒，保津，预防出血，壮水制火。

方药：增液白虎汤加减。

生石膏 30g　　知母 20g　　　　甘草 9g　　　　生地 30g

元参 20g　　　麦冬 20g　　　　板蓝根 30g　　女贞子 15g

旱莲草 15g　　粳米（或白米）30g

水煎 3 次（共 600ml），每日 3 次。

服法：不效者每日连服 1~2 剂，多于 2~3d 体温下降。

方解：生石膏辛寒，清泄里热；知母苦寒，清热生津；甘草、粳米养胃生津；增液汤养阴生津；二至丸养阴固肾；板蓝根清热解毒。共奏清泄里热，保全津液之效。本方用之得当，有立竿见影之效；用不得当，危害也大。

加减：

（1）气阴不足，有低血压倾向者，加人参 10g。

（2）热阻胸膈：发热，面赤，唇焦，舌红，烦躁，口渴，咽痛，吐衄，上中焦邪热炽盛，大便干甚、数日不下，加大黄 10g，芒硝 10g（或用凉膈散）。

（3）热结肠胃：腹痛胀满，烦热谵语，大便秘结，可用增液承气汤（生地 30g，元参 30g，麦冬 15g，大黄 6~15g，芒硝 12~20g，甘草 9g）。承气汤煎煮方法：先煮枳、朴，后下大黄，再下芒硝（硝下久煮泻下作用减弱）。实验证明，承气汤可增加胃肠蠕动，增加肠道容积，改善血循环，降低毛细血管通透性。

（4）痰热壅肺：咳喘不宁，痰涎壅滞，脉大而实，可加栝楼、杏仁、贝母、麻黄或用麻杏石甘汤。

（5）如身热下痢、口渴、汗出，可用葛根芩连汤。

注意：《伤寒论》云："其表不解者，不可与白虎汤。"吴鞠通曰："白虎禁忌有四：①脉浮弦而细者不可与也。②脉沉者不可与也。③不渴者不可与也。④汗不出者不可与也。"

(二) 低血压期 (邪入营分)

病邪进入营分的表现，以舌绛暮热，心烦不寐为特点。出血热病程中营分症状多在发热期的卫分、气分证候中出现，所以有卫分兼见营分证，气营两燔证，营分兼见各种厥证。

主症：心烦不安，身热夜甚，斑疹隐隐，多见于胸前、腋下，球结膜充血水肿，甚至神昏谵语，四肢厥逆，舌质红绛，脉弦细数，口唇干燥，皮肤枯涩，合并各种厥证。

(卫分症状 4～6d，突然心中烦乱，惕而不宁，体温下降，血压波动，收缩压降至 90mmHg 以下，脉压差小于 20mmHg，甚至测不到，低血压时间长短不一，有的仅数小时，有的长达 1～3d。)

分析：温毒耗营，邪陷心包，热扰神明，若邪热不退伤津灼液，阳气不达四肢，则可发厥。《黄帝内经》云："阳气衰于下则为寒厥，阴气衰于下则为热厥。"热盛耗津，阴气衰于下，故热厥。热灼津枯，故见口唇干燥，舌绛脉数为热极伤阴之征。

治法：清营透热，凉血解毒。

方药：清营汤。

水牛角 30g^{先煎}	生地 30g	玄参 15g	麦冬 15g
银花 30g	连翘 30g	黄连 9g	丹参 15g
竹叶心 9g			

或清瘟败毒饮加减。

生地 60g	生石膏 60g	黄连 9g	黄芩 9g
栀子 12g	元参 15g	麦冬 15g	丹皮 15g
水牛角 30g^{先煎}	连翘 30g	芍药 15g	知母 15g
竹叶 12g	甘草 9g		

加减：血压过低，加人参 9g 或党参 30g (或用甘草 30g，黄精 30g)；少尿，加车前草 30g，白茅根 30g；神昏谵语者，用安宫牛黄丸 1～2 丸/次，每日 3 次。或用清宫汤。

元参心 9g	莲子心 5g	竹叶卷心 6g	麦冬 10g

连翘心 6g　　　　水牛角 30g^{先煎}

本方清心热，养阴液，用于发热，汗出多，耗伤心阴，而致邪陷心包的轻证。

注意：本证来路有 2 条。

一是在卫分出现，可见畏寒发热，此为平素营阴不足，感受温毒表邪不解，热郁于里不能外达，伤及心营，脉络失养，热毒逼血外窜之故。卫分逆传营分为病情恶化的转归，是病势进退的关键。法当辛凉解表，清营透热，保津利尿，护阴解毒。方用银翘散加减，去豆豉、芥穗、升麻、葛根，加生地 24g，元参 30g，麦冬 24g，知母 20g，焦栀 12g，黄芩 9g，大青叶 15g，白茅根 60g。日服 2 剂，连服 3d，以热退症减为度。

二是由气分传来，则见壮热，烦躁，口渴，或汗出，舌质红绛，布有黄燥垢苔，为里热炽盛，气营两燔之证。法当气营两清，透热转气，保津利尿，养阴解毒。预防热毒入血分可用白虎汤、增液汤，加焦栀、黄芩、银花、连翘、白茅根、丹皮、大青叶。日服 2 剂，连服 3d，以热退症减为度。

若壮热不解，斑疹透露明显增多，可用化斑汤清血凉血，化斑解毒。若症见阳明腑实，大便燥结不下，即于上方加芒硝、生大黄，以通泄腑实壅滞之热，大便通利，即可缓解。

兼证：（厥逆）4 种厥证，尤以热厥多见。

1. 热厥

症状：高烧，唇干，烦躁，谵语，手足逆冷。此为热毒耗阴，真热假寒。（较少见）

治则：①伴腑实者，急下存阴，泻火解毒。②不伴腑实者，治宜清热解毒，益气生津。

方药：

（1）解毒承气汤（黄连解毒汤合大承气汤）。

| 黄连 9g | 黄芩 9g | 黄柏 9g | 川军 9g^{后下} |
| 僵蚕 9g | 枳实 15g | 川朴 15g | 芒硝 9g |

（2）白虎汤合生脉散。

生石膏 30g　　知母 9g　　　　人参 5g　　　麦冬 15g

五味子 8g　　生甘草 9g

2. 寒厥

症状：身冷，寒慄，下利清谷，四肢厥冷，脉微欲绝，面色苍白，甚而潮红。此为真寒假热，虚阳外越，内闭为脱，血压为零。

治则：回阳救阴，益气固脱。

方药：六味回阳饮加葱白（或用生脉四逆汤加龙牡）。

人参 15g　　干姜 30g　　　炙甘草 30g　　制附片 15g^{先煎}

生地 30g　　当归 20g　　　葱白 4 根

水煎 600ml，分 3 次，每 2h 服用 1 次。

3. 蛔厥

症状：恶心呕吐，吐蛔发热，烦躁，下利血水，甚而昏迷。此为正虚邪实。（偶见）

治则：扶正祛邪，安蛔息风。

方药：乌梅丸加减。

乌梅 9g　　　川椒 9g　　　黄连 6g　　　黄芩 6g

姜半夏 9g　　枳实 9g　　　杭芍 10g　　　干姜 9g

人参 5g　　　麦冬 15g　　　生地 10g　　　阿胶 9g^{烊化}

本方寒热并用，邪正兼顾，对于寒热错杂而正气虚者适合。

4. 虚厥

症状：热退或将退，突然四肢发冷，大汗淋漓，脉微欲绝。证系平素血虚，更因寒邪郁滞，不能温养四肢。

治则：温经散寒，益血通脉。

方药：当归四逆汤加人参。

当归 15g　　桂枝 9g　　　杭芍 12g　　　生姜 9g

大枣 4 枚　　炙甘草 9g　　细辛 3g　　　通草 6g

人参 15g

水煎 400ml，每 2h 服 200ml。

（三）少尿期（邪入血分）

主症：体虚少尿，血尿，衄血，便血，有的尿内可见膜状物，惊厥，舌干红，脉细数。精神疲惫，极度衰竭。

（少尿期多在病程7~8d，患者极度衰竭，若24h尿量在500ml以下为少尿，在50ml以下为尿闭，当每小时尿量小于30ml时即应采取措施。）

分析：温热毒邪，灼伤肾阴，肾气不化。肾与膀胱相表里，肾气不化则膀胱气化不利。《黄帝内经·素问·灵兰秘典论》云"膀胱者，州都之官，津液藏焉，气化则能出矣"，故见少尿；热灼阴络则尿血，热伤阳络则衄血，热扰神明则惊厥；若肝肾亏损，下元疲惫，气化无权，则可见形成尿潴留。

治则：滋阴泻火，解毒利尿。

方药：知柏地黄汤加减。

生地30g	山萸肉15g	山药15g	茯苓15g
知母24g	川柏20g	泽泻15g	丹皮12g
麦冬24g	黄芩9g	白茅根30g	焦栀子9g

加减：若血尿加茜草炭15g，便秘加元参30g，若热结下焦而尿潴留可用猪苓汤加减。

茯苓30g	猪苓15g	泽泻30g	阿胶10g^{烊化}
滑石30g^{包煎}	白茅根60g		

注意：少尿应注意2方面。

（1）津伤无尿可排，用知柏地黄汤。

（2）肾气受损有尿排不出，用猪苓汤。尿毒症、肺水肿时可用大黄30g灌肠，或桔贝散（桔梗、贝母、巴豆各等分），每服1g，可峻泻（无消化道出血者）。必要时用甘露醇、呋塞米（速尿）等减容剂。因本期可见高血容量综合征、肺水肿、脑水肿、心衰、尿毒症。

（四）多尿期

主症：多尿（24h 尿量在 2000ml 以上），口渴喜饮，腰酸腿软，皮毛干枯，消瘦，舌红，脉细（临床 8～12d 尿比重低，夜尿多）。

分析：邪正两衰，肾气亏虚，膀胱制约无权，气不固摄，故多尿（肾小管吸收作用未恢复）；胃阴受损，引水自救，故口渴喜饮；气阴两虚，身疲无力。本期症状虽减，应注意气阴两伤而致虚脱。

治则：益气养阴，滋补脾肾。

方药：参麦地黄汤加减。

党参 15g　　麦冬 18g　　五味子 6g　　熟地 24g

山药 12g　　山萸肉 12g　　茯苓 9g　　泽泻 9g

丹皮 9g　　百合 30g　　覆盆子 18g

（若余热未清者也可用沙参麦冬饮）

（五）恢复期

主症：头晕，无力，多汗，手足麻木，脉虚。此系病后气阴两虚。（大约病后 25d）

治则：益气、养血、补肾。

方药：六君子汤、人参养荣汤、六味地黄汤。

【临床体会】

（1）本病发病急，传变快，最易由卫气而侵入营血，对心肾损害快，故应早诊断、早休息、早治疗，立足于早。

（2）病原系病毒所致，故在发热期即要大剂量清热解毒兼顾肾阴，以减轻以后各期症状。

（3）本病易引起广泛出血，系邪热炽盛，迫血妄行，故欲止血，必先清热，热清则血可止。

（4）少尿期肾衰竭引起酸中毒、尿毒症，应用清热泻下的方剂如增液承气汤，可使体内潴留之代谢产物（主要是氮质）及过多的水分排出一部分，减轻酸中毒症状。

（5）本病为温热时疫，不可用辛温发汗剂，如麻黄、桂枝、羌活、防己；补涩之剂也慎用，如黄芪、龙骨、牡蛎。

（6）本病有余在火，不足在水，肾脏受损，故不宜单用利尿。

【护理调摄】

（1）在临床治疗上，医护人员对本病必须提高警惕，严密观察病情变化，如发热期应注意突然转化为"厥逆"（低血压休克）。在厥逆证出现时应注意病人情绪保持安静，防止各种刺激和随意搬动及下床大小便。

（2）在少尿期应防止尿闭，并注意液体的出入量，宜用赤小豆、小米稀饭及淡味流食，以免发生尿毒症。切忌辛辣、厚味及不易消化的食物。

（3）在多尿期仍应注意饮食，宜用黄豆小米稀饭，补充营养，切忌暴饮暴食或过多说话而劳累，以免发生食复、劳复，形成再次厥逆。

（4）煎药方法及服药定量，必须遵照医嘱煎服，按时送给病人。服药方法及服药温度要向病人交代清楚。尤其在患者发生剧吐的情况下，更应采取多次徐服的方法，勿厌频繁，亲自看其服下，尽量避免发生呕吐。

（5）病人在恢复期，仍应注意饮食、过度劳累、感受风寒。出院回家后，已婚者嘱其要忌房事，控制性生活100d，以免食复、劳复、重感、房复，产生他变。

（6）患者病中应注意口腔卫生，宜常用凉开水漱口。

（7）室内温度须合适，不宜过热过凉，空气须流通，冬天注意煤气中毒。

（8）应注意及时处理粪便，室内应清洁卫生。

（9）如病在卫分，恶寒，发热切忌冷敷降温，以免寒冷刺激，反使邪热遏郁不得外透。如病情转入阳明，无畏寒症状，高热不退者，可适当应用冷敷降温。

【重点提示】

流行性出血热，是一种危重疾病，临床只能对症治疗，无特效疗法。中医辨证治疗对本病各个阶段均有一定疗效，临床需注意以下几个问题：

（1）少尿症须鉴别津伤和水积。出血热初期可因毒热之邪灼伤津液出现高热，呕吐，少尿，后期则因肾瘀水积而出现少尿，二者的病变机制和治疗方法迥异，须注意鉴别。

邪热伤津一般出现于发病第 2～4d，临床多表现先高热呕吐，再见少尿，无水肿，口渴喜饮，饮后尿量增加，治以清热解毒养阴。

肾瘀积水多出现在发病的第 5～7d，临床表现为先少尿，再出现顽固性呕吐，多有水肿，口不渴或渴不欲饮，饮后肿甚而尿量不增加，治以攻水逐瘀。

（2）时疫发斑则病衰。《瘟疫论》云："伤寒发斑则病笃，时疫发斑则病衰。"出血热临床所见发斑，乃因邪毒内陷营血，致络损血瘀，瘀热内盛，迫血妄行而溢于肌肤。这是病情严重的表现，而不是病热衰退，邪从肌肤外透之象，切勿掉以轻心。

（3）用药中尚需注意初期忌发汗；清热解毒不可过于苦寒燥烈，须佐以甘寒之品，以防伤津耗液；对于出血症不可见血止血，只宜凉血散血，以防留瘀化热，瘀热愈甚。

第三节 钩端螺旋体病辨治经验

（来源于杨震先生 1975—1976 年临床手稿）

一、概述

钩端螺旋体病简称钩体病，是一种由不同型别的致病性钩端螺旋体引起的流行性颇广的自然疫源性、急性传染病，多发生于夏秋季（6~9月）。本病几乎遍及世界各地，我国绝大部分地区有本病流行。在南方和西南各省更多，民间称之为"打谷黄"或"稻疫病"。本病以青壮年农民发病率较高，农村儿童也不少见，亦见于野外工作者。由于人体免疫水平不同，加上菌株型别较多，因此，临床表现不一，轻型似感冒，重型可致严重肝、肾、神经系统损害及肺弥漫性出血而导致患者死亡。

二、病因

本病系由一组不同血清型别的致病性钩端螺旋体引起。钩体呈细长丝状，有12~18个螺旋，长6~20μm，直径约0.1μm，菌体的一端或两端弯曲成钩状。在暗视野显微镜或相差显微镜下，可看见钩体沿长轴旋转运动，有较强的穿透力。电镜观察到钩体结构包括圆柱形菌体、轴丝（又称鞭毛）和外膜3部分，外膜具有抗原性和免疫原性，其相应抗体为保护性抗体。钩体的抗原结构复杂，全球已分离出24个血清群和255个血清型。我国已知有18个血清群和74个血清型，并有新群不断发现。常见的流行群是：①黄疸出血群。②波摩那群。③犬群。④流感伤寒群。⑤澳洲群。⑥秋季群等。钩体的型别不同，其毒力和致病性也不同，有些构体可产生毒素和溶血素，某些钩体的细胞壁含有内毒素样物质，有强的致病作用。波摩那群分布最广，是洪水型和雨水型的主要菌群；黄疸出血群毒力最强，是稻田型的主要菌群。

三、流行病学

1. 传染源

在我国证实有80多种动物，其中野生动物如鼠类和家畜猪是主要的储存宿主和传染源。①鼠类以黑线姬鼠、黄胸鼠、褐家鼠和黄毛鼠最重要，是我国南方稻田型钩体病的主要传染源。鼠感染钩体后呈隐性经过，带菌率高，带菌时间长，甚至终生带菌，由尿排出钩体污染水、土壤及食物。②猪是我国北方钩体病的主要传染源，带菌率高，排菌时间长，排菌量大，与人接触密切，易引起洪水型或雨水型流行。③犬的带菌率也较高。由于犬的活动范围大，因而污染面广，是造成雨水型流行的重要传染源。犬带钩体主要是犬群，其毒力较低，所致钩体病较轻。④牛、羊、马等亦能长期带菌，但其传染源作用远不如猪和犬。⑤人带菌时间短，排菌量小，人尿为酸性不宜于钩体生存，故一般认为人作为传染源的意义不大。

2. 传播途径

间接接触病原体是主要的途径。带钩体动物排尿污染周围环境，人与环境中污染的水接触是本病的主要感染方式。皮肤，尤其是破损的皮肤和黏膜是钩体最主要的入侵途径；患钩体病的孕妇可经胎盘传给胎儿；进食被钩体污染的食物，可经消化道感染；实验室操作也有受染可能。

3. 人群易感性

人对钩体普遍易感，感染后可获较强同型免疫力。感染后同型特异性免疫力明显，因而有第二次感染的报道；部分型间或群间也有一定的交叉免疫。新入疫区人口的发病率往往高于疫区居民，病情也较重。

4. 流行特征

（1）稻田型：我国南方各省，主要传染源是鼠类。发病集中在夏秋之交，双季稻2个高峰。

（2）洪水型：北方各省呈洪水暴发流行。当南方各省发生洪水暴发流行时，猪也是主要传染源。发病高峰与洪水高峰一致。

（3）雨水型：平原低洼也可呈雨水型。

四、发病机理

钩体经皮肤、黏膜等侵入机体，经淋巴管或小血管进入血流繁殖，形成钩体败血症，释放溶血素、细胞致病作用物质、细胞毒因子及内毒素样物质等致病物质，引起临床症状。起病7d内钩体可在周围血液内找到；3～14d，大量钩体进入内脏器官，使其受到不同程度损害。大多数为单纯败血症；少数有较重的内脏损害，钩体大量侵入内脏，如肺、肝、肾、心及中枢神经系统，致脏器损害出现相应并发症。毒力强的钩体可引起肺出血、黄疸、肾衰竭、脑膜炎等临床表现。在恢复期或后发症期，因免疫病理反应，可出现后发热、眼后发症和神经系统后发症等。

钩体病的病变基础是全身毛细血管感染中毒性损伤。轻症者除中毒反应外，常无明显器官和组织损伤，或损伤较轻，重症者则可有下列不同脏器的病理改变。

1. **肺**

毛细血管广泛扩张充血、弥漫性点状出血，肺泡含红细胞、纤维蛋白及少量白细胞，肺间质呈轻重不等的充血、水肿、较轻的炎症反应。

2. **肝**

肝脏肿大，包膜下出血；肝小叶轻重不等的充血、水肿及肝细胞退行性病变及坏死；肝窦间质水肿，肝索断裂，炎细胞浸润；汇管区胆汁淤积。

3. **肾**

肾脏肿大，肾组织广泛充血、水肿，肾小管呈退行性变和坏死，肾间质水肿，单核细胞和淋巴细胞浸润，在多数肾组织中可找到病原体。

4. **骨骼肌**

特别是腓肠肌可见肿胀、灶性坏死、横纹消失、出血、炎细胞浸润。

5. **出血**

脑膜及脑实质充血、出血，神经细胞变性及炎细胞浸润。心包膜可见出血点，间质可见炎症和水肿，心肌灶性坏死和肌纤维溶解。

五、临床表现

本病潜伏期为 2～28d，一般为 7～13d，临床表现不一，轻者与上感相似，重者可引起黄疸、出血、肾衰等。整个病程分早、中、晚期。

（一）早期（钩体毒血症期）

一般为起病后 3d 内。早期钩体毒血症阶段，表现为全身中毒阶段。短者 3～5d，重者达 10d。

1. 发热

起病急，可有恶寒，常为稽留热，部分为弛张热，热程约 7d。

2. 头痛、身痛

头痛明显，多为前额痛。全身肌肉酸痛，包括颈、胸、腰背肌和腿肌。

3. 腓肠肌疼痛和压痛

病后第 1d 即可出现，轻者仅感小腿胀，轻度压痛，重者疼痛剧烈，不能行走，甚至拒按，为本病特征表现。

4. 乏力

全身乏力，特别是腿软无力。

5. 眼结膜充血

发病第 1d 即可出现，无分泌物，不痛，不畏光。

6. 淋巴结肿大

多在病程第 2d 出现，主要为浅表淋巴结和腹股沟淋巴结。

7. 其他

可有咽喉疼痛和充血，扁桃体肿大，软腭有出血点；也可出现恶心、呕吐、腹泻及肝脾轻度肿大。

（二）中期（器官损伤期）

起病后 3～10d，为症状明显期。

1. 伤寒流感型

60%～80%钩体病属于此型。特点：本型较轻，仅有一般全身中毒症状，5～7d 自行缓解。

2. 黄疸出血型

早期表现同流感伤寒型。于病程3～5d，退热前后，出现黄疸；肝脏肿大、压痛，黄疸于病程10d 左右达高峰。重度黄疸可发展为急性或亚急性重型肝炎。尿中常出现红细胞、白细胞、蛋白、管型。重者出现尿少、尿闭，以至酸中毒、尿毒症、急性肾衰竭。以往为致死的主要原因。

3. 肺出血型

（1）肺出血轻型：咳血，或痰中带血，为鲜红色泡沫，肺部可闻及少量湿啰音，X线可见肺纹理增粗或见散在点片状阴影。及时治疗较易痊愈。

（2）肺弥漫性出血型：原称"肺大出血型"。临床上现有钩体败血症早期表现，于2～5d 突然发展成肺弥漫性出血。病人面色苍白，烦躁，恐惧不安，心慌，呼吸变频，心率加速，肺部啰音不断增加，咳嗽、咯血。进而口唇发绀，面色灰暗，咯出鲜红色血痰。双肺布满湿啰音，X线示双肺广泛点片状阴影或大片融合。如病情进一步恶化，则极度烦躁，神志模糊，甚至昏迷。喉部痰鸣，呼吸不规则或减慢，极度发绀，继而口鼻涌出不凝血性泡沫液体。最终因进行性广泛肺内出血导致窒息或血压下降，呼吸循环衰竭而死亡。

4. 肾衰竭型

各型钩体病都可有不同程度肾脏损害的表现，多可恢复，仅少数病人发生氮质血症。本型与黄疸出血型合并出现，单独肾衰竭型少见。

5. 脑膜炎型

起病后2～3d，出现头痛加剧，频繁呕吐，嗜睡，谵妄，昏迷，部分患者有抽搐、瘫痪等，颈项强直。布鲁津斯基征、克氏征阳性。重者可发生脑水肿、脑疝致呼吸衰竭。脑脊液外观呈毛玻璃状，细胞数多为 5×10^8/L 以下，以淋巴细胞为主，蛋白含量增多，葡萄糖正常或稍低，氯化物正常。脑脊液分离出钩体的阳性率较高。

（三）后期（恢复期或后发症期）

少数患者在发病 10d 后，亦可在数月热退后，于恢复期再度出现发热，眼部炎症，以及闭塞性脑动脉炎等症状，统称钩体病后发症。此系免疫反应所致，常见的有：

1. 后发热

经治疗或自愈热退后 1～5d，再度发热，重现早期症状。此时无钩体血症，血内嗜酸细胞可增高。1～3d 自行缓解。

2. 反应性脑膜炎

少数患者在后发热的同时可出现脑膜炎症状和体征，但脑脊液钩体培养阴性。

3. 眼后发症

与波摩那群感染有关，常发生在热退后 1 周至 1 个月，以葡萄膜炎和虹膜睫状体炎常见。也有脉络膜炎、玻璃体浑浊等。

4. 神经系统后发症

热退后 2～5 个月，个别可在 9 个月后，发生脑内动脉炎、蛛网膜下腔出血、脊髓炎、周围神经炎、精神异常等，其中以闭塞性脑动脉炎较严重和常见。多由波摩那群感染引起，好发于儿童及青少年，临床表现为偏瘫、失语、多次短暂发作肢体瘫痪。脑血管造影示：脑基底部多发性动脉炎和狭窄。

六、实验室检查

（一）血、尿常规检查

血常规：外周血白细胞总数及中性粒细胞可正常或轻度升高，

黄疸出血型多升高，红细胞沉降率加快。重型病人可有外周血中性粒细胞核左移，血小板减少，红细胞略下降，血沉增快明显，出凝血时间延长。约70%病人有轻微蛋白尿，镜检见红细胞、白细胞、少量管型。黄疸期尿胆原及胆红素增加，肾损时尿中有大量蛋白、管型。

（二）血清生化及其他检查

黄疸出血病人有肝功异常，血清转氨酶及总胆红素增高；脑膜脑炎患者可见脑脊液检查异常，颅内压升高，脑脊液外观呈毛玻璃样，白细胞计数多为 $5 \times 10^8/L$ 以下，以淋巴细胞为主，蛋白含量增多，葡萄糖正常或稍低，氯化物正常。

（三）血清学检查

（1）显微凝集试验（MAT）：检查血液中存在的特异性抗体，一般病后1周可出现阳性，5～20d达高峰，以一次凝集抗体效价≥1：400 或早晚期双份血清比较，效价增高4倍即有诊断意义。

（2）酶联免疫吸附试验（ELISA）：测定血清钩体 IgM 抗体，特异性和敏感性均高于 MAT。

（四）病原学检查

（1）血培养：采用柯氏培养基，发病1周内抽血接种培养标本后，28℃培养1～8周，阳性率20%～70%。对急性期病人诊断意义不大。

（2）分子生物学检查：聚合酶链反应（PCR）可特异、敏感、简便、快速地检测血清、脑脊液（病后7～10d）或尿液（病后2～3周）中的钩体 DNA。

（五）X线胸片检查

肺出血病人可见双肺弥散性点状、片状或融合片状阴影。

七、治疗

治疗原则："三早一就"，即早发现、早诊断、早治疗，就地治疗。

1. 一般治疗

早期卧床休息，细心护理，注意营养，酌情补充热量及维生素 B 族和维生素 C。

2. 病原治疗

杀灭体内病原菌是治疗本病的关键和根本措施，强调早期应用有效的抗生素治疗。

1）抗生素

钩体对青霉素 G、庆大霉素、四环素、红霉素、头孢菌素和喹诺酮类均敏感。青霉素为治疗钩体病首选药物，每次 40 万 U，肌内注射，6~8h 1 次，疗程 5~7d，或至热退后 3d。部分患者第 1 次注射后可发生赫氏反应。故主张青霉素治疗钩体病，宜小剂量和分次给药，或在应用青霉素的同时静脉滴注肾上腺皮质激素如氢化可的松 200mg。若青霉素过敏者，可用庆大霉素每次 8 万 U，肌内注射，8h 1 次，疗程同青霉素；四环素 0.5g，每 6h 口服 1 次，疗程 5~7d。

2）中医药治疗

治则：清热解毒、祛湿、凉血。

方药：银翘散为主加减，或黄连解毒汤（黄连 6g，黄柏 10g，黄芩 10g，栀子 15g）。

加减：①出血加元参、生蒲黄。②黄疸加茵陈、黄柏。

3）新针疗法

2 组轮流针刺：大椎、曲池、合谷，委中、内关、三阴交，每日 1 次，每次 1 组。

加减：①头痛：风池、太阳、印堂。②出血：大陵、血海。③腿痛：承山、阳陵泉。④呕吐：内关。⑤昏迷：人中、十宣放血。

3. 对症治疗

（1）肾上腺皮质激素：用于中毒严重者或发生赫氏反应者。

（2）黄疸出血型：可参照急性黄疸型肝炎治疗。

（3）肺出血型：弥漫性出血型，应及时给予氢化可的松静脉滴注，并应用地西泮或异丙嗪镇静。心率明显加快者可予强心药。

（4）脑膜炎型：酌情给予甘露醇降颅压。

4. 后发症处理

（1）眼部并发症：可采用1%阿托品或10%去氧肾上腺素滴眼扩瞳，必要时可用肾上腺皮质激素治疗。

（2）后发热及反应性脑膜炎：简单对症治疗。

（3）闭塞性脑动脉炎：可予青霉素G联合肾上腺皮质激素及血管扩张剂治疗。

（4）中医治疗。

四妙勇安汤：清热解毒、活血止痛，对症治疗脉管炎。加减：如湿热重者，加川柏、苍术、知母、泽泻；血瘀明显者，加桃仁、虎杖；气血两虚者，加炙黄芪、生地、鸡血藤。

补阳还五汤：生黄芪30g，当归尾8g，赤芍10g，地龙10g，川芎12g，红花6g，桃仁10g。补气活血通络，治疗血栓形成。本方用大量补气药与少量活血药相配，气旺则血行，活血而又不伤正，共奏补气活血通络之功。方重用黄芪补中益气为主；血瘀属肝，除风先活血，故配伍当归尾、川芎、桃仁、赤芍、红花入肝，行瘀活血，疏肝祛风；加入地龙活血而通经络。共成补气活血通络之剂。

八、预 防

1. 控制传染源

灭鼠：鼠类是钩体病的主要储存宿主，疫区应因地制宜，采取各种有效办法尽力消灭田间鼠类，同时也要消灭家舍鼠类。

猪的管理：开展圈猪积肥，不让畜尿粪直接流入附近的水沟、池塘、稻田；防止雨水冲刷；加强检疫；畜用钩体疫苗预防注射等。

犬的管理：消灭野犬，拴养家犬，进行检疫。

2. 切断传播途径

（1）保护水源。

（2）改造疫源地开沟排水，消除死水，在许可的情况下，收割水稻前1周放干田中积水。兴修水利，防止洪水泛滥。

（3）环境卫生和消毒。牲畜饲养场所、屠宰场等应搞好环境卫生和消毒工作。

3. 保护易感人群

（1）注意防护流行地区、流行季节，饲养员要预防注射。

（2）在稻田劳动时皮肤擦樟子油或松节油、1%石炭酸凡士林。

（3）可穿长筒橡皮靴，戴胶皮手套。

（4）口服土茯苓汤，每人每天30g。或用马鞭草代茶饮。病人小便要用漂白粉消毒。

九、与出血热的鉴别诊断

相同处：均有发冷、发热、呕吐、头痛、出血、脑症状，WBC升高、氮升高、蛋白尿、血尿，发病在稻田区。

不同处：

（1）感染源：钩体系鼠尿感染，出血热是病毒感染。

（2）肝肾损害：钩体引发肝肾功能不全，是先损肝后损肾；出血热主要以肾损害为主。

（3）三痛：钩体也有三痛，但以腓肠肌刀割样痛为主（占50%）；出血热以腰痛为主。

（4）三红：钩体也是三红，是红黑带黄或带灰；出血热是潮红，如醉酒。

（5）出血点：钩体在腋下呈散在性，软腭部很少；出血热在腋下呈组状或条索状，软腭部也较多。

（6）尿蛋白：钩体最多（＋）或（＋＋），管型（＋）或

（＋＋）；出血热肾损伤严重。

（7）肺啰音：钩体 3d 后多见肺部啰音，出血热一般没有（除非肺水肿）。

（8）治疗上：出血热无特殊疗法，重在"三早一就"；钩体用青霉素后 12~24h 体温可下降，24h 又上升，出血热则不下降。

第四章　典型医案

对于中医医案的学习，历代医家都十分重视。最早最完整的中医医案始于淳于意的《诊籍》。《韩氏医通》认为，规范的医案应是"望、闻、问、切、论、治六法必书"。清代医家周学海认为："宋以后医书，惟医案最好看……每部医案中，必有一生最得力处，潜心研究，最能汲取众家之所长。"中医医案不仅是中医理论的有力验证，是医生灵活运用中医传统的理、法、方、药救治病人的真实记录，更是学习中医理论和进行临床实践的最好借鉴。

通过对中医医案的学习，可以悟出医家学术特色，发现医家诊疗思路，研究医家辨证要点，观察复诊转方变化，总结用药独特经验，掌握药物剂型剂量。病证关系、方证关系、药证关系、临证思维等，无不在医案中充分体现。由此可见，总结前人经验，提高临床疗效，升华中医理论，深入地研究中医医案是十分重要的。

第一节　肝病辨治医案

一、胁痛（肝经血热）乙肝携带者案

朱某，女，60岁，陕西西安人，农民。发现乙肝10年，右胁隐痛半月。HBV – DNA $< 10^3$ IU/ml，肝功、上腹部B超、血清肝纤维化指标均未见异常，诊断为乙肝携带者。中医诊断为胁痛（肝经血热），治以清肝凉血解毒，方选自拟白茜汤加减，症状消失。

初诊（2007年8月9日）：患者10年前体检时发现乙肝HBsAg（＋）、HBeAb（＋）、HBcAb（＋），肝功正常，未予重视。近半月劳累后感右胁隐痛，查HBV－DNA＜10^3 IU/ml；肝功、上腹部B超、血清肝纤维化指标均未见异常。平素情绪烦躁易怒，自感情绪波动后右胁疼痛不适，寐差，纳可，大便略干，尿黄。舌红，舌尖有小红点，苔白，脉细弦。辨其为胁痛（肝经血热），方选自拟白茜汤加减，清肝凉血解毒。

茜草 15g	紫草 10g	虎杖 15g	重楼 10g
土茯苓 15g	败酱草 10g	板蓝根 15g	醋鳖甲 10g先煎
醋柴胡 10g	川芎 10g	鸡内金 15g	炒白芍 15g
佛手 10g	白花蛇舌草 15g		

7剂，水煎服。

上方加减服用2个月后复诊，患者诸症悉除，纳可，二便调，情绪稳定。

按 西医认为乙肝携带者不需治疗，对于复杂症状多认为是神经官能症，无特效治疗。中医治病注重整体观念，杨震先生认为患者就诊时已有烦躁、失眠、脉弦、舌红、舌尖有小红点等肝经血热证，即血热相火的表现。他认为肝炎病毒属伏邪范畴，肝炎早期是肝气郁，只有病情深入，气郁与伏邪相结合形成"血分伏邪"，郁久化热达到"肝经血热"之际，才导致质变。秦伯未的《谦斋医学讲稿》论肝病篇说："肝郁证的全过程，其始在气，继则及血"，"凡肝脏郁热容易暗耗营血"。故按中医辨证论治的原则，治疗不宜用苦寒香燥之剂，遵从《王旭高临证医案》"将军之性，非可直制，惟咸苦甘凉，佐微酸微辛……以柔济刚"的原则。针对"肝经血热"这一病机，采用辨病与辨证相结合，应用自拟方白茜汤加减，治以清肝凉血解毒。方中茜草、紫草咸凉入血，配伍板蓝根、败酱草清热解毒，佛手、白芍理气平肝，并加白花蛇舌草、重楼、土茯苓、虎杖加大清热解毒之功。同时配醋柴胡、川芎以疏肝理气活血，鸡内金、炙鳖甲以健脾软坚通络。经治疗，患者症状明显改善，生活质量得到了提高。本病例的治疗凸显了中医优势所在。

二、胁痛（肝郁挟湿热）慢乙肝案

于某，男，34 岁，陕西西安人，工人。时有右胁疼痛 20 年。肝功：A/G =42/36.4，HBV – DNA 1.28 × 10^5 拷贝/ml。B 超：肝、胆、胰、脾未见异常。血清肝纤维化：HA 130.7ng/ml。AFP < 10ng/ml。诊断为慢性乙型肝炎（轻度）。中医诊断为胁痛（肝郁挟湿热），治以疏肝健脾、化湿清热，方选自拟桃红化浊汤加减，疗效显著。

初诊（2004 年 3 月 6 日）：患者 1984 年检查乙肝 HBsAg（＋）、HBcAb（＋），肝功正常，时有右胁隐痛，间断中西医治疗，但症状时有发作。近复查来诊。症见：时有右胁疼痛，饭后为甚，纳可，乏困，尿黄，大便 2～3d 1 次。舌质暗红，苔白厚，脉弦细滑，右反关。患者平素酗酒。辨其为胁痛（肝郁挟湿热），方选自拟桃红化浊汤加减，以疏肝健脾、化湿清热。

桃仁 10g	红花 6g	郁金 12g	佩兰 15g
藿香 10g	茵陈 15g	茯苓 15g	炒薏苡仁 15g
青皮 10g	白茅根 15g	板蓝根 15g	鸡内金 15g
茜草 15g	虎杖 15g	醋鳖甲 12g^{先煎}	

14 剂，水煎服。

从二诊起中药继以疏肝健脾、化湿清热，佐以解毒通络为大法。上方加减治疗 8 个月。

8 个月后就诊（2004 年 11 月 10 日）：患者精神好转，纳可，二便调，无两胁不适，舌质淡红，苔薄白，脉沉细，右反关。复查：乙肝同前，肝功正常；HBV – DNA < 10^3 拷贝/ml；上腹部 B 超、血清肝纤维化指标均未见异常。经过治疗，患者病毒控制，肝功及肝纤维化均正常，治疗效佳。

按 桃红化浊汤为杨震先生治疗肝胆湿热型肝病的经验方。肝病迁延必然乘脾，使脾失健运，加之平素酗酒，故易出现肝郁挟湿，郁久化热，从而形成湿热相火之证。湿热是病因，肝脏是病位，其病机为"热得湿而愈炽，湿热两合，其病重而速"。湿热缠绵，如油入面，胶结难分，治疗较难。杨震先生认为，本病病机关键为湿热瘀阻肝络，故而导致肝纤维化形成。治法方面不宜于苦寒泻火法，而应采用利湿而不伤阴，清热而不助湿之法，宜芳香化浊、辛开苦降之法。应用桃红化浊汤加减，以疏肝健脾、化湿清热，佐以解毒通络。方中用藿香、佩兰叶芳香化浊以醒脾困；茵陈、白茅根、板蓝根清热利湿以清相火；炒薏苡仁、茯苓、香薷健脾化湿以健脾运；青皮、郁金疏理气机以解肝郁；桃仁、红花疏通肝络以防瘀结，兼作引经以清血分湿热，配以鸡内金、醋鳖甲以健脾软坚通络，茜草、虎杖以凉血活血解毒。经治患者湿热清利，脉络畅通，邪有出路，疗效自现。

三、胁痛（肝气不足）肝破裂修补术后案

雷某，男，30 岁，陕西西安人，工人。肝破裂术后 2 年余，胁痛半年。腹部 CT：肝左叶修补致密导管影，肝左叶胆囊影增宽。诊断为肝破裂修补术后、胆囊切除术后、胆肠吻合术后、肝纤维化增生。中医诊断为胁痛（肝郁脾虚，肝气不足），治以补肝益气、柔肝健脾、养心安神，方选自拟补肝颐气汤合金砂散加减，疗效显著。

初诊（2012 年 11 月 2 日）：2010 年 7 月因外伤引起肝破裂，在西安交大一附院就诊，行肝破裂修补术及胆囊切除术。2011 年因梗阻性黄疸行胆肠吻合术，术后予以保肝利胆治疗，后未出现黄疸。近半年来渐感肝区隐痛逐渐加重，伴头晕，双眼干涩，视力下降，情绪烦躁，检查排除病毒性肝炎，经保肝治疗无好转。现症见：右胁隐痛，疲乏无力，视力下降明显，口渴喜饮，健忘，手足心热易汗出，食纳尚可，时有恶心，夜休差，易醒，大便时干时稀，小便黄。舌质暗红，苔薄白，脉弦细。辨证为胁痛（肝郁脾

虚，肝气不足），方选自拟补肝颐气汤合金砂散，加茜草以补肝益气，柔肝健脾，养心安神。

当归 12g	生黄芪 15g	合欢皮 15g	夜交藤 15g
白芍 15g	柴胡 10g	升麻 15g	郁金 12g
茯苓 15g	陈皮 12g	远志 10g	山萸肉 15g
鸡内金 15g	炒薏苡仁 15g	砂仁 8g^{后下}	白豆蔻 12g^{后下}
茜草 15g			

14 剂，水煎服。

二诊（2012 年 11 月 16 日）：肝区疼痛较前明显好转，偶有头晕，双眼干涩减轻，情绪及精神较前好转，夜休改善，大便成形。舌脉同前。继服 14 剂，诸症消失。

按 大多医家认为肝之功能以疏泄为主，包括情志、脾胃、水道、助运化津液气血，而肝气升发功能多被忽视。本例患者为肝外伤后致肝脏气血受损，升发功能不足，若治以疏泄则更伐其本，犯虚虚实实之误，补肝益气才是正确的治法。补肝颐气汤是杨震先生多年临床总结的经验方，具有补肝益气，柔肝健脾，养心安神之功效。其中升麻、柴胡为君，二者同用，以升举阳气，疏肝解郁；黄芪补气升阳，辅助升麻升气举陷，当归补血活血，山萸肉、白芍养血敛阴，柔肝止痛，郁金活血止痛、行气解郁，共助君药柔肝之体，养肝之用，而体阴用阳；远志、夜交藤养心安神（依据五行学说母病及子，同时未病先防），茯苓健脾安神，陈皮理气调中、燥湿化痰，以防木不疏土、脾胃壅滞共为佐药；使药合欢皮，既安神解郁，又作为引经药。诸药合用，共奏补肝气、养肝体、益肝用之功，使气血充养。同时加用自拟金砂散（鸡内金、茯苓、炒薏苡仁、砂仁、白豆蔻）健脾化湿，紧扣病机，使病证得治。

四、积聚（肝经血热挟瘀）慢乙肝案

张某，男，43 岁，陕西西安人，工人。乏困 4 年，发现胁下积块 1 周。肝功：ALT 214U/L，AST 197U/L，A/G＝42/35.1。B 超：

①肝光点稍增密，门静脉 1.3cm；②脾大。HBV – DNA 5.6×10^5 拷贝/ml。上消化道钡透：慢性浅表性胃炎。血清肝纤维化指标：HA 142ng/ml，PCⅢ 234ng/ml。AFP 16.85ng/ml。诊断为慢性乙型肝炎（重度）。中医诊断为积聚（肝经血热挟瘀），治以凉血解毒、化瘀通络，方选自拟白茜汤加减，收效显著。

初诊（2003 年 10 月 22 日）：患者 1999 年自感乏困，查乙肝：HBsAg（＋）、HBcAb（＋），病毒量高，肝功正常，腹部 B 超未见异常，曾用干扰素治疗 3 个月。后因右胁疼痛，复查肝功转氨酶升高，遂停药。后间断保肝治疗。1 周前 B 超查出脾大、门静脉增宽，遂来就诊。症见：两胁时有疼痛，乏困，情绪易怒，纳可，尿黄，大便不成形，寐差。舌质暗红，苔薄白，舌下络脉迂曲，脉弦细。辨其为积聚（肝经血热挟瘀），方选自拟白茜汤加减，以凉血解毒、化瘀通络。

茜草 15g	紫草 10g	重楼 10g	白花蛇舌草 15g
土茯苓 15g	虎杖 15g	板蓝根 15g	鸡内金 15g
醋柴胡 10g	炒白芍 15g	枳实 10g	炙甘草 6g
丹参 15g	生黄芪 15g	醋鳖甲 12g^{先煎}	

14 剂，水煎服。

从二诊起，守上方中药，继以凉血解毒、化瘀通络为大法治疗半年余。

半年后就诊（2004 年 5 月 11 日）：患者精神好转，无明显两胁不适。舌质红，苔薄白，脉沉细。复查肝功：A/G＝44.5/27.4。HBV – DNA ＜ 10^3 拷贝/ml。B 超：肝、胆、脾、胰声像图未见异常，门静脉 1.1cm。患者病毒量控制，肝功及肝纤维化指标、AFP 均正常，脾脏回缩，门静脉内径复常，疾病治疗有效。

按 杨震先生认为，乙肝的外因乃湿热毒邪侵入人体，潜伏血分而形成"血分伏邪"；内因多为情志不遂所致的"肝气郁结"，内外相合，导致"肝经血热"，此乃乙型肝炎的主要发病病机。气郁日久，阻滞脉络则致肝络瘀滞；邪留日久，耗气伤阴，致肝脏虚损，常累及脾肾。结合患者病情，辨病与辨证相结合，凉血解毒，活血通络，应用自拟白茜汤加减，并依据病情加四逆散调理肝脾，加用醋鳖甲、黄芪、丹参等益气活血通络之品。本病例抓住疾病本质及"守方"原则，方子对路，经治半年，疗效令人满意。正如杨震先生教导：治疗急性病必须有胆有识，慢性病贵在守方缓图。

五、积聚（气虚血瘀）慢乙肝案

温某，男，16 岁，陕西西安人，学生。时有右胁不适 6 年。乙肝 HBsAg（＋）、HBcAb（＋）。肝功：ALT 102U/L、AST 98U/L、A/G＝49.6/22.3。HBV－DNA 1.78×10^{7}拷贝/ml。B超：①肝光点稍增粗，门静脉1.2cm；②脾大。血清肝纤维化：HA 123ng/ml、PCⅢ 165ng/ml。AFP＜10ng/ml。诊断为慢性乙型肝炎（中度）、肝纤维化。中医诊断为积聚（气虚血瘀），治以益气活血、化瘀通络，方选自拟疏络化纤汤加减，疗效显著。

初诊（2003 年 7 月 24 日）：患者 1998 年检查乙肝 HBsAg（＋）、HBeAg（＋）、HBcAb（＋），右胁时有不适，间断中西医治疗，疗效不佳。肝功反复异常，遂来我院。症见：时有右胁不适，纳差，乏困，二便调。舌质暗红，苔薄白，脉沉细涩。患者平素体虚，其母患有乙肝肝硬化。辨其为积聚（气虚血瘀），方选自拟疏络化纤汤加减，以益气活血、化瘀通络。

醋柴胡 10g	炒白芍 15g	枳实 10g	炙甘草 6g
生黄芪 15g	海螵蛸 12g	地龙 10g	醋鳖甲 12g^{先煎}
桃仁 10g	茜草 15g	桑葚 15g	鸡内金 15g
虎杖 15g			

14 剂，水煎服。

从二诊起，中药继以益气活血通络，佐以凉血解毒为大法，上方加减治疗 1 年。

1 年后就诊（2004 年 6 月 16 日）：患者体质明显好转，精神佳，纳可，二便调，无两胁不适。舌质淡红，苔薄白，脉沉细。查：乙肝 HBsAb（+）、HBcAb（+），肝功 A/G=47/26.1。HBV-DNA<10^3拷贝/ml。B超：肝、胆、脾、胰声像图未见异常，血清肝纤维化未见异常。经过这一阶段治疗，患者免疫功能得以调节，病毒控制，出现 HBsAb（+），肝功及肝纤维化均已正常，脾大消失，疾病治愈。

按 肝纤维化是指肝内结缔组织异常增生的一种病变，也是各种慢性肝病的共同病理基础，属中医"癥积"范畴，治疗应从此病机出发而设定。《医宗必读·积聚》曰："积之成也，正气不足，而后邪气踞之。"杨震先生认为，本病为肝失疏泄即肝脏疏泄功能减退所致，肝气不畅，气郁津涩，血行瘀滞，气虚则血瘀，血瘀则络阻，发为本病。治疗以益气活血通络为大法，选用自拟疏络化纤汤加减。方中生黄芪益气血，健脾胃为君药；醋鳖甲软坚散结，配主药以通络，桑葚配主药以益肝肾，地龙配主药以活血解毒，共为臣药；桃仁活血润燥，鸡内金消积健脾、软坚化积，海螵蛸和胃敛疮，佐制活血药以伤胃之弊，共为佐药；茜草凉血活血，归肝经为使药。配以虎杖等加强凉血解毒作用。杨震先生强调，慢性病往往起病缓慢，缠绵时日，久治不愈，加之年龄、体质、生活环境等因素，致使病情复杂化。治疗须紧扣病机遣方用药，守法守方，虽药方无奇，而疾病得愈。

六、积聚（肝郁乘脾）乙肝肝硬化案

李某，男，32岁，陕西西安人，工人。发现乙肝2年，两胁胀痛1周。B超：肝硬化，脾大（厚4.8cm，长13.6cm），门静脉内径1.4cm。诊断为乙肝肝硬化。中医诊断为积聚（肝郁乘脾，瘀血阻络），先后予消食调肝理脾、平肝理气散结、健脾胃运气血三阶段治疗，分别选用消食汤、加味逍遥汤、资生汤加味，疗效显著。

初诊（2010年9月14日）：患者2008年自感困乏无力，查乙

肝 HBsAg（＋）、HBeAg（＋）、HBcAb（＋）。肝功：ALT 478U/
L、AST 325U/L。上腹部 B 超：未见异常。曾用干扰素治疗 3 个
月，因中性粒细胞过低，遂停药。后曾服用核苷类抗病毒药（具体
不详）。近 1 周情志不畅出现两胁胀痛，B 超提示肝硬化，遂来院。
症见：两胁胀痛，头晕，惊悸，寐差多梦，四肢倦怠，纳呆，大便
滞，小便淡黄。舌质淡，苔根部白，脉寸微、关弦滑、尺弦细。辨
其为积聚（肝郁乘脾，瘀血阻络），方选消食汤加味以健脾消食，
调肝理脾。先以治标为主。

党参 15g	白术 12g	茯苓 12g	神曲 12g
麦芽 12g	陈皮 9 g	竹茹 12g	白豆蔻 12g^{后下}
厚朴 9g	香附 12g	青皮 12g	钩藤 12g
炒枣仁 15g	炙甘草 6g		

14 剂，水煎服，忌食辛辣物。

二诊（2010 年 9 月 28 日）：患者纳食及睡眠改善，遂改用理
气散结剂，方用加味逍遥汤加减。

醋柴胡 10g	当归 20g	炒白芍 15g	茯苓 15g
炒白术 15g	薄荷 5g^{后下}	炙甘草 6g	枳壳 15g
丹皮 12g	栀子 10g	醋鳖甲 10g^{先煎}	

21 剂，水煎服。

三诊（2010 年 10 月 20 日）：患者精神好转，无两胁不适，纳
可，二便调。舌质红，苔薄白，脉沉细。予资生汤加减配丸服用，
健脾胃、运气血、散瘀结，以固其本。

生山药 30g	玄参 15g	炒白术 15g	鸡内金 15g
川芎 10g	丹参 15g	百合 20g	醋鳖甲 15g^{先煎}

21 剂，配丸服用。

按 叶天士云："杂证胁痛，尽属厥阴肝经，以肝脉布于胁
肋。"肝失条达疏泄，日久则气滞血凝，瘀血阻塞胁络，胁痛必剧；
久病精血亏损，肝阴不足，络脉失养。该患者肝气郁结，导致脾失
健运，肝脾不和胁痛证。《黄帝内经·素问·经脉别论》曰："食

气入胃，散精于肝……""饮入于胃，游溢精气，上输于脾，脾气散精……"脾被肝乘，运化失职，布精无权，水谷之精微不化，营卫循环受阻，气滞肝络痹阻，肝失血养，故见诸证。从症状、脉象分析，气滞精亏俱在，"治肝先实脾"，故先采用消食汤加味，以理气健脾消食。其中党参、白术、茯苓益气健脾，通利三焦气化；神曲、麦芽、陈皮、竹茹、厚朴、白豆蔻健脾消食，理气宽中；香附、青皮、钩藤理气平肝，镇静；炒枣仁酸敛收涩，"益子补母"。在诸证悉减，脾运渐复基础上，再改服加味逍遥汤理气散结。《黄帝内经·素问·阴阳应象大论》曰"化生精，气生形"，待诸证悉除，予加减资生汤配丸缓服之，助精微运化之职。"脾为后天之本，能资生一身"，使肝脾调和，营卫循环通畅，脏腑的气血无阻。杨震先生强调，治病思路要灵活，本例治则首重复脾胃运化之职，其次治肝，最后才可在资脾胃助气血生化之源基础上，加化瘀通络之品，共分三阶段治疗。因标本缓急掌握有度，并利用中医药剂型优势，方获得满意疗效。

七、积聚（气滞血瘀）乙肝肝硬化案（1）

孙某，男，55 岁，陕西西安人，农民。间断乏力、右胁肋疼痛 5 年，加重 1 个月。肝功：TBil 78U/L、AST 101U/L、A/G ＝38/29。HBV－DNA ＜10^3 拷贝/ml。B 超：肝回声增强、增粗，脾大（4.8cm×13.5cm）。血清肝纤维化：HA 289ng/ml、LN 143ng/ml。诊断为乙肝肝硬化。中医诊断为积聚（气滞血瘀），治以疏肝健脾，化瘀通络，方选自拟疏肝化瘀汤加减，疗效显著。

初诊（2010 年 9 月 7 日）：患者乙肝病史 15 年，未予重视。5 年来时感乏力，右胁肋疼痛。1 个月前上述症状逐渐加重，遂来诊。症见：右胁以刺疼为主，且疼有定处，痛在深处，按之更甚，夜间安静时疼痛较剧。食欲减退，偶感腹胀，二便调，睡眠欠佳。舌质淡，舌体两边有紫色瘀点，舌苔薄白，脉弦细涩。其母因肝硬化去世。辨其为积聚（气滞血瘀），方选自拟疏肝化瘀汤加减以疏肝健脾，化瘀通络。

醋柴胡 10g	炒白芍 15g	枳实 10g	炙甘草 6g
鸡内金 15g	青皮 10g	郁金 12g	丹参 15g
香橼 15g	百合 10g	茜草 20g	醋鳖甲 15g[先煎]
地龙 10g	海螵蛸 15g	茯苓 20g	

7 剂，水煎服。

二诊（2010 年 9 月 14 日）：右胁肋疼痛有所缓解，精神、食欲改善，腹胀消失，效不更方。随证加减治疗 5 个月后，患者症状明显缓解，复查肝功基本正常，肝纤维化指标明显改善，B 超提示脾脏较前缩小（3.9cm×11.3cm）。

按 肝为刚脏，体阴而用阳。疏泄功能正常，则气机调达，血脉通利，经络和畅，脏腑安康。藏血功能正常，则血液内藏，血脉流畅，肝气不郁。当邪毒伤及肝脏，导致肝失疏泄，肝郁则脾虚，脾失健运，气血运行失常，胁络痹阻，气滞血瘀，日久结于脏腑，发为癥积。杨震先生认为，本病气滞血瘀为病机关键，病位在肝、脾，治疗原则为疏肝健脾、化瘀通络。曾有研究提示，疏肝理脾法可抑制肝纤维组织的合成，而破血祛瘀法有助于纤维组织的降解。两法联合使用，可从多途径、多层次、多靶点提高抗肝纤维化的疗效。疏肝化瘀汤是杨震先生多年来针对肝炎肝纤维化自拟的经验方，仿《医林改错》法，用四逆散加青金丹香饮理气活血，并合《黄帝内经》中"四乌鲗骨一藘茹丸"等化瘀通络之品而成，用于肝血瘀滞和肝脾肿大患者。全方着眼于肝血瘀滞，又着眼于脾虚，虚实兼顾，且补不壅中，攻不伤正。临床应用，每多获验。

八、积聚（气滞血瘀）乙肝肝硬化案（2）

王某，男，56 岁，长安大学教工。乙肝病史 5 年，发现胁下积块 1 年。乙肝 HBsAg（+）、HBeAg（+）、HBcAb（+）。肝功：AST 56U/L。HBV－DNA < 10^3 拷贝/ml。B 超：脾大（4.1cm×10.5cm）。诊断为乙肝肝硬化。中医诊断为积聚（气滞血瘀），治

以疏肝理气，活血通络，方选自拟疏肝化瘀汤加减治疗，疗效甚佳。

初诊（2012年2月7日）：患者5年前体检时发现乙肝系列HBsAg（＋）、HBeAg（＋）、HBcAb（＋），病毒定量高，肝功正常，上腹部B超正常。1年前开始用阿德福韦酯抗病毒治疗，病毒控制正常，但发现脾大。现症见：情志易怒，食纳稍差，口略干，微苦。舌质暗红，舌下络脉迂曲，苔薄白，脉沉弦涩。父亲患乙肝。辨其为积聚（气滞血瘀），方选自拟疏肝化瘀汤，加虎杖、茜草。

醋柴胡 12g	枳实 10g	白芍 15g	炙甘草 6g
青皮 15g	郁金 15g	丹参 15g	醋鳖甲 15g^{先煎}
鸡内金 12g	虎杖 12g	香橼 15g	茜草 15g

14剂，水煎服。

二诊、三诊后，饮食、情绪好转，无其他不适，舌脉同前。上方随证加味。

四诊后，患者无明显症状，守法守方，略加调整。患者一直坚持服药治疗。半年后就诊，复查肝功正常，病毒控制。B超：脾脏（3.6cm×10cm）。经坚持治疗，患者脾大恢复正常，病情稳定。

按 乙肝的治疗目前为止仍是世界性难题，西医的抗病毒治疗被认为是阻止乙肝发展为肝硬化的有效方法。杨震先生指出，病毒复制未必是肝病进展的惟一原因，脾大的出现是肝脏病变进展的信号。此患者抗病毒多年，虽病毒被控制，病情却在发展，此等看似风平浪静，其实有暗度陈仓之虑，临床确非罕见。临证必须了解肝病发展规律，抗肝纤维化治疗勿嫌其早，应充分发挥中医药特色优势，适时抗肝纤维化，防止其发展为重症肝炎、肝硬化等。临证主张中医辨证一定要与辨病相结合，方可不惑。选用针对肝炎肝纤维化的自拟经验方疏肝化瘀汤，通过疏肝理气，软坚散结功效，达到抗纤缩脾作用。

九、积聚（阴虚血瘀）丙肝肝硬化并干燥综合征案

文某，女，77岁，陕西西安人，农民。发现丙肝18年，腹胀、乏力1个月。腹部CT：肝硬化，脾大，多发性肝囊肿。胃镜：慢性萎缩性胃炎伴急性胃窦炎。肝功：TBil 27.3μmol/L、DBil 13.6μmol/L、ALT 383U/L、AST 313U/L、GGT 217U/L、TBA 12.12μmol/L、A/G = 36.1/36.6。免疫系列：IgG 43.9g/L、补体C3 0.8g/L。自身免疫系列：干燥综合征抗体（+）。丙肝抗体：阳性，HCV - RNA 4.92 × 10^5 IU/ml。血清肝纤维化指标：HA 324.85ng/ml、LN 294.2 ng/ml、PCⅢ 424.06ng/ml、Ⅳ - C 451.86ng/ml。诊断为丙肝肝硬化、干燥综合征、慢性萎缩性胃炎伴急性胃窦炎。中医诊断为积聚（阴虚血瘀），治以养阴清热，益气通络，方选五参饮合自拟疏络化纤汤化裁，疗效显著。

初诊（2013年7月11日）：患者18年前发现丙肝抗体阳性，一直未予治疗。1个月前劳累后出现腹胀、乏力，查肝功异常，腹部CT提示肝硬化，西医予保肝、提高免疫等治疗，症状未见好转。现症见：腹胀，食后尤甚，乏力，口干，纳少，夜休差，小便黄，大便干，日一行。舌尖红，苔少，脉弦细涩关大。辨其为积聚（阴虚血瘀），方选五参饮合自拟疏络化纤汤加减，以养阴清热，益气通络。

党参15g	沙参15g	丹参15g	玄参15g
苦参15g	桃仁10g	茜草15g	海螵蛸12g
地龙10g	鸡内金15g	生黄芪15g	醋鳖甲12g先煎
桑葚10g	百合20g	生地15g	生龟板12g先煎
火麻仁15g	大枣3枚		

7剂，水煎服。

二诊（2013年7月19日）：患者口干，大便干结较前好转，食纳欠佳，乏力明显，小便正常，睡眠欠佳，不易入睡，情绪不

畅。舌质暗红，少苔，脉弦细略数。方药：五参饮合自拟解郁汤加减。

党参 15g	沙参 15g	丹参 15g	玄参 15g
苦参 15g	合欢皮 15g	夜交藤 15g	郁金 12g
茜草 15g	麦冬 15g	佛手 10g	炒白芍 15g
郁李仁 15g	砂仁 8g^{后下}	百合 20g	醋鳖甲 15g^{先煎}
生地 20g	大枣 3 枚		

14 剂，水煎服。

三诊（2013 年 8 月 16 日）：3 周前曾外感已愈。现夜间汗多，心悸，口干，眠差，纳呆，头昏，小便调，大便偏干。舌质红，苔少，脉弦数稍革。方选洋参三才汤加清暑益气汤加减，益气养阴，清暑化湿。

天冬 12g	生地 15g	西洋参 8g^{另煎}	生黄芪 15g
升麻 6g	泽泻 6g	神曲 10g	橘皮 15g
麦冬 10g	当归 10g	炙甘草 6g	青皮 8g
黄柏 12g	葛根 6g	五味子 15g	醋鳖甲 15g^{先煎}
火麻仁 10g	砂仁 8g^{后下}		

14 剂，水煎服。

四诊（2013 年 8 月 30 日）：胃胀，食纳增加，出汗多，心悸减轻，口干，舌尖痛，头昏，诉血压偏低，二便调。舌红少苔，脉弦细数。方药：洋参五参饮加自拟疏络化纤汤，加火麻仁 10g。服用 14 剂。

五诊（2013 年 9 月 17 日）：食纳欠佳，口干，乏困明显，出汗多，二便调。舌质红，苔少，脉弦细稍涩。临时调整治疗，以滋养脾阴为主。方药：滋脾饮（山药、白扁豆、莲子、炒薏苡仁、鸡内金、葛根、桔梗、神曲、炒麦芽、大枣）加西洋参 6g，醋鳖甲 15g，火麻仁 15g，百合 20g，桃仁 15g，玄参 15g，山楂 15g。7 剂。

六诊（2013 年 9 月 24 日）：食纳较前好转，精神尚可，口干好转，大便稍干。舌质红有津液，苔少，舌底静脉可见，脉弦细涩数。方药：洋参五参饮合自拟疏络化纤汤，加山药15g，莲子15g，白扁豆15g，火麻仁15g，百合20g，山楂15g。14剂。

七诊（2013年10月15日）：胃脘胀满不适，无食欲，大便量少，稍干，头晕，血压115/55mmHg，夜间心慌，偶有早搏，睡眠尚可。舌质红，苔少，脉沉弦涩。方药：洋参五参饮加自拟疏络化纤汤加莲子肉15g，肉苁蓉15g，栝楼仁15g。14剂。

八诊（2013年10月29日）：食纳好转，胃脘胀满减轻，大便略干，日一行。舌红苔少，脉细弦涩。复查肝功：GGT 70U/L、TBA（−）、A/G = 39.7/36.1。HCV−RNA < 10^3 IU/ml。血清肝纤维化指标：HA 139.3ng/ml、LN 188.05ng/ml、PCⅢ 18.23ng/ml。方药：五参饮（西洋参10g）加自拟疏络化纤汤加郁李仁15g，大云15g，百合20g。病毒控制，肝功能及肝纤维化均明显改善。效不更方，继续治疗。

按 该患者慢性丙肝病程日久，经年不愈，就诊时已发展为肝硬化。加之年老体虚，其病机为郁热相火日久耗伤真阴，导致阴虚血瘀证。治则应为滋阴清热，柔肝养阴，益气通络，治方采用五参饮合自拟疏络化纤汤治疗取效。五参饮取自孙思邈《千金翼方》五参丸，养阴清热，益气通络。肝病患者常见相火内盛，日久耗气伤阴，出现气阴两虚之证杨震先生常用之。方药联合化瘀通络之自拟疏络化纤汤，以益气养阴，柔肝通络，切中阴虚血瘀病机要点。治疗期间用西洋参替换人参，旨在加大益气养阴清火之功；同时有因病情变化随证调整的清暑益气汤治疗暑热气津两伤证，滋脾饮滋养脾阴，自拟解郁汤清解肝郁、健脾安神，达到标本兼治之效。

本病例说明，用丹溪相火学说为指导，治疗慢性顽固性疾病，安全有效。同时患者是年迈体弱、多脏器、多病种的病例，临床治疗当紧抓主要病机，辨证施治，守法守方，贵在坚持，方可奏效。

十、黄疸（阴伤瘀阻）药物肝并急性重型肝炎案

郑某，女，6岁，陕西西安人，学生。腹泻13d，身目尿黄4d。

腹部 B 超：肝脏肿大，腹腔少量积液，胆囊壁水肿。肝功：TBil 250.6μmol/L、DBil 85.6μmol/L、IBil 165μmol/L、ALT 1670U/L、AST 1545 U/L、GGT 302U/L。凝血全套：APPT 46.6s、FIB 1.34g/L。有机酸检测：无异常。遗传代谢病筛查：无异常。乙肝系列：阴性。丙肝抗体：阴性。甲戊肝抗体（－）。甲功：正常。血沉：正常。诊断为药物性肝损害、急性重型肝炎。中医诊断为黄疸（肝失疏泄，胆汁外溢，阴伤瘀阻），治以疏肝利胆，养阴活血，方选自拟舒肝汤加减，疗效显著。

初诊（2013 年 12 月 2 日）：发病前 13d 出现腹泻，自服药物治疗（不详）腹泻好转，4d 后再次出现腹泻，继服药物 5d。4d 前出现皮肤巩膜黄染，自诉腹部不适，小便色黄，遂在西安市儿童医院求治，入住该院 PICU。入院诊断为药物性肝损害，急性重型肝炎。诊治经过：予以果糖、能量、多烯胆碱酯酶等多种保肝药物，且予血浆置换 2 次、血液灌流 2 次，胆红素及肝酶升高时有反复，血液灌流及血浆置换后有所下降，之后进一步升高。已治疗 17d。现症见：身目尿黄，腹胀，乏力，纳少，大便干，日 1 次，色黄。查体：皮肤巩膜重度黄染，肝肋下 4cm，质中，脾肋下未及。舌质红，边有齿痕，苔白厚，脉数。辨其为黄疸（肝失疏泄，胆汁外溢，阴伤瘀阻），方选自拟舒肝汤，以疏肝利胆，养阴活血。

西洋参 8g^{包煎}　麦冬 10g　　五味子 10g　生地 10g
茜草 10g　　　紫草 8g　　　白芍 10g　　鸡内金 8g
佛手 8g　　　　茵陈 10g　　　金钱草 10g　虎杖 8g
白茅根 10g　　炒枳实 6g　　　丹参 8g　　　甘草 6g
7 剂，水煎服。

二诊（2013 年 12 月 9 日）：身目尿黄较前明显好转，食纳尚可，肝肋下 2cm，质软，大便通畅。舌质红，苔薄白，脉数。复查肝功：TBil 137.1μmol/L、DBil 43.7μmol/L、IBil 93.4μmol/L、ALT 488 U/L、AST 780 U/L、GGT 59 U/L。原方加川芎 6g。继服 14 剂。

三诊（2013 年 12 月 23 日）：身目尿黄基本消失，食纳可，肝肋下未及。舌质红，苔薄白，脉稍数。复查肝功：TBil 44.9μmol/L、DBil 26.1μmol/L、IBil 22.1μmol/L、ALT 257U/L、AST 385 U/L、GGT 45U/L。原方去茵陈、虎杖、丹参、川芎，加女贞子、百合。继服14剂，复查肝功完全正常。疾病得愈。

按 杨震先生认为，药物性肝损害属中医"药物毒"范畴。小儿为稚阴稚阳之体，易受外界毒邪侵害，外来邪毒直中脏腑而致发病。肝脏体阴而用阳，肝属风木，内寄相火，主藏血、主疏泄，性喜条达。然小儿脏腑娇嫩，肝脏疏泄功能不强，易受到药毒侵害，必然初伤肝用，继伤肝体。本例患儿泄泻之后，本已阴液不足，加之气火失调，相火妄动，更伤阴血，使阴伤血瘀；加之肝失疏泄，胆汁外溢，发为黄疸。治疗采用自拟"舒肝汤"，以益气养阴柔肝体，疏肝利胆畅肝用。方中西洋参益气养阴为君；臣以麦冬、五味子酸甘化阴，兼有益气养阴之用；佐以茜草、紫草、生地、甘草凉血解毒，茵陈、金钱草、白茅根、虎杖清热利湿退黄，佛手、鸡内金疏肝健脾；白芍酸甘化阴，引药入肝经为使药。治疗期间加用丹参、川芎活血通络，后期加女贞子、百合养阴柔肝而治本。该患儿在应用西药多种治疗方案均无效之时，用中药治疗仅1周就使症状明显改善，黄疸及肝酶迅速下降，治疗1月余便完全治愈。实乃滋阴凉血以养肝体，清热解毒而促肝用之辨证方法切中病机，方获神效。

十一、黑疸（肝肾阳虚）原发性胆汁性肝硬化案

闫某，女，70岁，陕西西安人，退休工人。面色晦暗伴身目尿黄1年，加重1个月。自身免疫系列：AMA－M2（＋）。乙肝五项：HBsAb（＋）。抗－HCV IgG阴性。上腹CT：胆囊结石，胆囊炎，肝表面呈结节样改变，右叶比例欠佳，考虑早期肝硬化。胃镜示：胃底静脉曲张。肝功：TBil 60.1μmol/L、DBil 16.0μmol/L、IBil 44.1μmol/L、AST 55U/L、CHE 3198U/L、TBA 59.2μmol/L、ALB/GLO＝37.5/34.2。血清肝纤维化系列：HA＞800ng/ml、LN

149.33ng/ml、甘胆酸 9.09μg/ml。AFP 4.46ng/ml。诊断为原发性胆汁性肝硬化、胆囊结石并慢性胆囊炎。中医诊断为黑疸（肝肾阳虚，痰瘀阻络），治以温补肝肾、化痰通络，方选自拟桂附二仙汤加减，收效显著。

初诊（2012 年 10 月 25 日）：患者 2 年来时感右胁不适，劳累后加重，未予重视。1 年前逐渐出现面色晦暗，身目尿黄，经检查确诊为原发性胆汁性肝硬化，口服熊去氧胆酸胶囊治疗。之后在我院口服汤药连续治疗半年，辨证以益气通络、健脾益肾为大法。患者黄疸逐渐减轻，病情好转，遂自行停药。近 1 个月症状加重，出现面色黧黑，目周为甚，尿色黄，偶呈灰青色，遂再次来诊。伴见：畏寒背凉，无汗，面部烘热，乏困明显，右胁时有不适，纳差，偶有食后腹胀，午后为甚，大便色黄通畅，双下肢浮肿，夜休可。查体：精神差，形体消瘦，面色晦暗，目周发青，皮肤巩膜轻度黄染。腹部平坦，可见腹壁静脉隐现，全腹无明显压痛，肝上界位于右侧锁骨第 5 肋间，肝肋下 2cm，剑突下约 7cm，质Ⅱ度，无触痛，脾肋下刚及，移动性浊音（－），双下肢轻度水肿。舌质淡暗，苔薄腻，舌下络脉迂曲，脉弦革。辨其为黑疸（肝肾阳虚，痰瘀阻络），方选自拟桂附二仙汤加减，以温补肝肾、化痰通络。

桂枝 8g	制附片 8g^{先煎}	青黛 1g^{包煎}	白矾 1g
仙茅 15g	淫羊藿 15g	巴戟天 10g	当归 15g
鸡内金 15g	醋鳖甲 15g^{先煎}	石楠叶 15g	郁金 15g
金钱草 15g	炒白芍 15g		

7 剂，水煎服。

二诊（2012 年 11 月 2 日）：患者面部烘热症状有所缓解，畏寒怕冷程度减轻。但出现咽干、鼻中疖肿"上火"症状，上方加黄柏、知母以清虚火，引火归元；大便干，加郁李仁润肠通便，金钱草加量至 30g 以清利肝胆。7 剂，水煎服。

三诊（2012 年 11 月 9 日）：患者上症消失，且颜面烘热、畏寒怕冷及腿肿进一步改善，精神好转，食纳增加，大便通畅，尿色变淡，面色暗黑减轻。效不更方，继续服用 2 个月。

四诊（2013 年 1 月 11 日）：患者感背凉腰困，晚间胃脘胀满，考虑青黛、白矾、知母、黄柏长期服用过于苦寒，故去之，加干姜、茯苓、炒白术温胃健脾。14 剂，水煎服。

五诊（2013 年 1 月 25 日）：上方服用 2 周后，患者精神好转，面色黯滞明显减轻，且有光泽，畏寒怕冷消失，胃胀缓解，纳食增加，二便调。复查肝功：TBil 21.5μmol/L、DBil 6.2μmol/L、AST 51U/L、ALB/GLO = 39.1/31.7。上方继续随证加减治疗 4 个月，患者精神饱满，面色如常，各项指标进一步改善。

按 黑疸之名，出自《金匮要略·黄疸病脉证并治第十五》，系各种黄疸日久不愈，或失治误治所致，是各种黄疸发展到血分的严重阶段，以目青面黑，虽黑微黄为主。肝内寄相火，寓一阳生化之气，寄居肾中真阳，肝气肝阳虚证，是导致疏泄不及的一个重要病理环节。肝主疏泄，其色青；肾主封藏，其色黑。肝肾受损则青黑之色外现而发为黑疸。杨震先生认为，黑疸病证虚实夹杂，以虚为主；主要病机特点为相火虚衰，即肝气肝阳虚，挟痰瘀阻络。治疗上以攻补兼施为原则，临床以温补肝肾，化痰通络为基本治法。临床自拟桂附二仙汤治疗，其中桂枝、芍药取桂枝加桂汤之意，乃仲景用以治"气从少腹上冲心"的阳虚阴乘证。桂枝配附子，温补肝阳，佐以酸甘温养之品，如淫羊藿、巴戟天、仙茅、石楠叶等温肾补肝；配伍醋鳖甲、鸡内金畅气通络；用青黛、白矾取硝石矾石散之意，以燥湿化痰消积；并以青黛为引经，咸软直入肝血；配郁金、金钱草以清利肝胆。随证加减治疗 7 个月，患者面色好转，黄疸消退，疗效显著。

十二、鼓胀（气阴两虚）肝硬化腹水案

常某，男，53 岁，陕西西安人，农民。发现胁下积块半月，腹胀、尿少 1 周。乙肝 HBsAg（＋）、HBeAg（＋）、HBcAb（＋）。肝功：TBil 27.26mmol/L、DBil 12.11mmol/L、AST 44U/L、A/G = 25/

27。HBV - DNA 1. 12 × 10^{6}拷贝/ml。B 超：肝硬化伴腹水，门静脉 1. 3cm。血清肝纤维化：HA > 800ng/ml、PCⅢ 137ng/ml、C - Ⅳ 102. 8 ng/ml。AFP 52ng/ml。诊断为肝硬化腹水。中医诊断为鼓胀（气阴两虚，血瘀水停），治以益气养阴，软坚利水，方选自拟甲苓饮（三甲复脉汤合猪苓汤）加减，疗效显著。

初诊（2004 年 9 月 25 日）：患者半月前因外伤在医院检查时发现肝炎肝硬化，未予治疗。近 1 周出现腹胀、尿少，遂来我院。伴见：口干喜饮，腿肿，未述两胁疼痛，纳少，大便调，皮肤瘙痒，齿衄。舌质红，少苔，脉细弦。辨其为鼓胀（气阴两虚，血瘀水停），方选自拟甲苓饮（三甲复脉汤合猪苓汤）加减，以益气养阴，软坚利水。

醋鳖甲 12g先煎	生龟板 10g先煎	生牡蛎 15g先煎	生地 15g
麦冬 15g	炒白芍 15g	猪苓 15g	茯苓 15g
泽泻 15g	阿胶 10g烊化	火麻仁 15g	金钱草 15g
鸡内金 15g	白茅根 30g	泽兰叶 30g	生黄芪 15g

14 剂，水煎服。

从二诊后，中药继以益气养阴，软坚利水，佐以清热解毒为大法，上方加减治疗近半年。

半年后就诊（2005 年 3 月 5 日）：患者精神好转，腹水消失，纳可，偶有右胁不适，二便调，齿衄好转。舌质红，苔薄白，脉弦细。查乙肝 HBsAg（＋）、HBcAb（＋）。肝功：ALT 42U/L、AST 49U/L、A/G = 39. 7/28，HBV - DNA < 10^{3}拷贝/ml。B 超：肝硬化，门静脉 1. 3cm。

按 本患者乃感受湿热疫毒之邪，损伤脏腑，加之久病失治，致肝失疏泄，脾失健运，日久损及肾，耗气伤阴，肾失开合而终发为气血生化之源，气阴两虚之证。肝脾肾三脏功能失常，致水湿代谢失常，水液不循常道，故出现腹水。杨震先生针对肝硬化之阴虚型腹水，创新性地运用三甲复脉汤合猪苓汤加减而成的甲苓饮，用于治疗鼓胀证属肝肾阴虚型尚属首倡，具有滋阴利水、散瘀清热之功效。方中生龟板滋阴益精，泽泻利水渗湿泄热为君药；炙鳖甲、生牡蛎助君药养阴清热、平肝息风、软坚散结，阿胶助生龟板滋阴补血，猪苓助泽泻利水渗湿共为臣药；生地、麦冬以养阴清热，车前子、白茅根以清热利尿，生黄芪、茯苓以益气健脾利水，鸡内金健脾消食，白芍酸甘养阴共为佐药；泽兰叶酸敛入肝，利水通络，引诸药入经为使药。本方滋阴而不敛邪、利水而不伤阴，可阻其肝风鸱张之势。杨震先生强调，患者虽胀苦急，然不以利药图快，不用峻剂逐水，以免耗气伤阴之弊。盖破血逐瘀最伤正气，故不用攻破克伐之品，活血散瘀而不伤脉络，以防出血之变。使源清流畅，阻断病势，对减少上消化道出血、肝昏迷均有一定的作用，通过标本兼治，不图近效而远功自建。

十三、鼓胀（肝肾阴虚）肝硬化腹水并布鲁菌感染案

姚某，男，59岁，牧民。反复腹胀、尿少1年。舌体瘦，舌质红绛，苔少，根部苔厚色黑，脉沉细。诊断为肝硬化腹水并布鲁菌感染。中医诊断为鼓胀（肝肾阴虚），治以养阴清热、软坚利水，方选自拟甲苓饮加减，疗效显著。

初诊（2014年8月27日）：2013年11月，患者劳累后出现腹胀、尿少，当地医院诊断为乙肝肝硬化合并腹水。口服恩替卡韦，病毒得到控制，但腹水难以消退，多次大量利尿及腹腔穿刺放腹水治疗，腹水控制不佳。1个月前无明显诱因出现发热，经检查，诊断为布鲁菌感染，予口服多西环素片规范治疗。但患者腹胀难忍，身体日益消瘦，西医无特效疗法，为求中医治疗，前来就诊。患者被搀入诊室，精神差，腹胀大，四肢消瘦，两胁隐痛，午后低热，体倦乏力，语声低怯，双目干涩，口干、口苦，纳食及夜休差，大便干结，小便短赤。查体：双侧巩膜未见黄染，腹部膨隆，按之坚硬，腹壁青筋隐隐，移动性浊音（+），大量腹水，双膝以下中度凹陷性水肿。舌质红绛，体瘦，少苔，根部苔厚色黑，脉沉细。辨

其为鼓胀（肝肾阴虚），方选自拟甲苓饮，以养阴清热、软坚利水。

醋鳖甲 15g^{先煎}	生地 24g	阿胶 10g^{烊化}	生龟板 12g^{先煎}

醋鳖甲 15g^先煎　　生地 24g　　　阿胶 10g^烊化　　生龟板 12g^先煎

生牡蛎 15g^先煎　　炒白芍 15g　　麦冬 15g　　　泽泻 15g

冬葵子 15g　　　　夜交藤 15g　　猪苓 20g　　　茯苓 20g

火麻仁 20g　　　　百合 20g　　　三七 6g^冲服　　砂仁 6g^后下

白茅根 30g　　　　车前子 30g^包煎

7 剂，水煎服。

二诊（2014 年 9 月 11 日）：患者被扶入诊室，精神有所好转。自诉服药后尿量增多，腹胀明显减轻，两胁仍隐痛不适，双目干涩及口干、口苦均好转，纳食增加，夜休好转，大便通畅。舌脉基本同前。于上方去冬葵子，猪苓减半，加黄芪 30g，鸡内金 15g，怀牛膝 15g。14 剂，水煎服。

三诊（2014 年 9 月 24 日）：患者自行步入诊室，精神尚可，腹胀进一步减轻，双下肢轻度水肿，双目干痒，稍有口干、口苦，纳食及夜休可，舌暗红，舌体瘦，少苔，根部苔略黑，脉沉弦细。上方去白茅根，加三才汤。14 剂，水煎服。

四诊（2014 年 10 月 8 日）：患者精神明显好转，语声如常，腹水基本消退，双下肢不肿，双目干痒消失，无口干、口苦，纳食可，夜休好，二便调。舌质暗红，舌体瘦，苔薄少，脉沉弦细。中药效不更方，随证加减治疗 2 个月，病情稳定。

按　鼓胀一病，凤称大证，以其起病之缓，与夫治效之迟，断非其他杂症可比。本案患者肝硬化晚期出现腹水，因病情复杂，迁延日久，耗气伤阴，加之利水过度导致肝肾阴虚。若再行大量利尿、放腹水之举，则阴虚益甚，阴虚火起，从而形成阴虚相火，有动血、动风之势。《格致余论》曰"相火易起，五性厥阳之火相扇，则妄动矣。火起于妄，变化莫测，无时不有，煎熬真阴，阴虚则病，阴绝则死""治病必求于本"，故此时不可再强行利水，反当固护阴精，此正合"本于阴阳"之意。且患者合并布鲁菌感染，本病归属祖国医学温病范畴，因发热已 1 月之余，温邪易夺阴津，温病后期更需注重固护阴精，所谓"存得一份阴液，便有一份生机"。

综合脉证，四诊合参，杨震先生辨其为阴虚型鼓胀。治疗应该扶正祛邪同用，以扶正为主，兼顾祛邪。扶正即益气养阴，祛邪即软坚利水。处方选用自拟甲苓饮化裁。此方是由滋阴潜阳之三甲复脉汤与养阴清热利水之猪苓汤创新性组合而成，意在滋阴潜阳软坚与清热养阴利水并进，利水不伤阴，滋阴不敛邪，使水气去，邪热清，阴液复，诸症自解。初诊于甲苓饮基础上，加白茅根、车前子以增强清热利水之功；加冬葵子通利二便，所谓"小关不通通大关，一关通，百关俱通"；加百合、夜交藤以养心安神；三七入肝经，走血分，具有止血不留瘀，化瘀不伤正之功效，加之可防止上消化道出血；加砂仁化湿醒脾以防诸药滋腻碍脾。二诊患者腹水有所减退，故去冬葵子，猪苓减半，正所谓"衰其大半而止"；加黄芪、怀牛膝扶正以祛邪；加鸡内金消食健胃，通过增加饮食以扶助正气。三诊腹水渐退，故去白茅根，加三才汤益气养阴，固护阴精。四诊患者腹水基本消退，精神明显好转，守方治疗以巩固疗效。本方着眼于阴虚相火的病机特点，审证精详，标本同治，阴阳并调，故收效颇速。

十四、血证（脾不统血）肝硬化并上消化道出血案

刘某，女，60 岁，陕西渭南人，干部。反复呕血、便血 1 年。肝功：TBil 40.5μmol/L、DBil 20μmol/L、A/G = 35.5/21.2。血常规：WBC 6.12×10^9/L、RBC 3.21×10^{12}/L、HGB 98g/L、PLT 150×10^9/L。凝血四项、肾功及电解质均正常。诊断为失代偿期肝硬化并上消化道出血，中医诊断为血证（脾不统血、瘀热伤络）、鼓胀（气阴两虚），治以健脾和胃止血、滋阴养血益肾，方选滋脾饮加减，疗效显著。

初诊（2011 年 3 月 11 日）：患者 1995 年行子宫切除术，术中

有输血。2005 诊断为丙肝肝硬化，2010 年因脾功能亢进行脾切除术，术后反复出现呕血、便血，经治好转。此次于 2 周前因饮食不慎，加之生气再发呕血、便血，伴见胃脘隐痛，恶心呕吐，口干喜饮，身困乏力。住院西医予降门脉压、止血、支持治疗，出血控制。但患者胃部胀满，口干欲呕，烦满不思饮食，时有呃逆，为中医治疗遂来诊。查其舌质红绛，舌体瘦小，少苔，脉沉细数。辨其为血证（脾不统血，瘀热伤络），鼓胀（气阴两虚），急则治其标，方选滋脾饮加减，以健脾和胃止血、滋阴养血益肾。

生山药 15g	白扁豆 10g	莲子肉 15g	炒薏苡仁 15g
鸡内金 15g	葛根 15g	白芍 10g	桔梗 10g
炒神曲 10g	炒麦芽 10g	北沙参 12g	枸杞子 15g
当归 12g	生地 15g	麦冬 10g	三七 3g^{冲服}

4 剂，灶心黄土煮水煎药 300ml，少量温凉频服，日 1 剂。

二诊（2011 年 3 月 15 日）：上方服用 4 剂，纳食增加，胃部胀满消失，大便通畅，曾出现黑便 1 次。考虑为肝疏泄功能不足，致木不疏土。中汤药滋脾饮基础上加佛手、香橼以疏肝理气，并加大益气健脾作用，10 剂，仍用灶心黄土煮水煎药，少量温凉频服，日 1 剂。

三诊（2011 年 3 月 25 日）：患者精神好转，纳食正常，无恶心，二便调。舌质暗红少苔，脉沉细。治疗以滋阴健脾，益气养血、软坚通络为大法，标本兼治，方选滋脾饮合当归补血汤及四乌鲗骨一藘茹丸加减。

生山药 15g	白扁豆 10g	莲子肉 15g	炒薏苡仁 15g
鸡内金 15g	葛根 15g	白芍 10g	桔梗 10g
炒神曲 10g	炒麦芽 10g	茜草 15g	海螵蛸 15g
醋鳖甲 15g^{先煎}	生龟板 10g^{先煎}	生黄芪 30g	当归 12g
砂仁 8g^{后下}	大枣 3 枚		

14 剂，水煎服。

上方随证加减服用3月余。患者再未发生出血，身体渐复，各项指标进一步改善。

按 肝主藏血，体阴而用阳。肝硬化患者存在气血瘀滞，疾病日久，耗气伤阴，加之反复胃出血，损耗阴血，相火内生，中伤脾阴。《血证论》曰"脾阴虚又不能滋养血脉"，脾不统血导致出血发生，治疗须顺应肝、脾之生理特性，濡脾不忘疏肝，养阴不忘益胃。方以滋脾饮化裁，方中以山药、莲子肉、扁豆为君滋补脾阴；鸡内金、麦芽、神曲为臣健脾消食；白芍、薏苡仁平肝扶脾，桔梗开宣肺气，葛根健脾升提，共为佐药；大枣和胃为使药。全方有补脾而不燥，滋脾而不腻，消导而不伤正之特点。配用灶心黄土仿"黄土汤"之意以健脾摄血，正如《本草便读》："伏龙肝即灶心土，须对釜脐下经火久炼而成形者，具土之质，得火之性，化柔为刚，味兼辛苦。其功专入脾胃，有扶阳退阴散结除邪之意。凡诸血病，由脾胃阳虚而不能统摄者，皆可用之。"取效后加当归补血汤及《黄帝内经》中四乌鲗骨一藘茹丸以益精补血，止血化瘀。综合本案，临床辨证治疗，标本兼治，同时兼顾肝、脾、胃、肾各脏腑之功能，选药得当，故取得满意疗效。

十五、肝疳（肝经郁热）脂肪性肝炎案

董某，男，42岁，陕西西安人，工人。右胁不适2年。肝功：ALT 155U/L、AST 73U/L、A/G＝51.7/30.9。B超：轻度脂肪肝，胆、脾、胰、双肾大小及图像未见异常。血脂：TG 6.25mmol/L、TC 6.66mmol/L。血清肝纤维化：HA 249ng/ml、PCⅢ 165ng/ml。AFP＜10ng/ml。诊断为脂肪性肝炎。中医诊断为肝疳（肝经郁热，脉络瘀阻），治以清肝化瘀，方选自拟桑明合剂合丹香青金饮加减，收效显著。

初诊（2002年9月13日）：患者近2年右胁不适未予重视，3个月前体检B超提示脂肪肝，肝功异常，服药效不佳来诊。症见：右胁不适，纳可，二便调，时有腿困，身热，易汗出。舌质红略

紫，苔薄白，脉沉细涩。辨其为肝疳（肝经郁热，脉络瘀阻），方选自拟桑明合剂合青金丹香饮加减，以清肝化瘀。

决明子 15g	桑叶 10g	菊花 10g	夏枯草 10g
怀牛膝 15g	生山楂 15g	丹参 15g	香橼 15g
青皮 10g	郁金 12g	桃仁 10g	醋鳖甲 12g[先煎]

14 剂，水煎服。

从二诊起中药以清肝化瘀为大法，上方加减治疗 1 年，并配合饮食控制及有氧运动。

1 年后就诊（2003 年 9 月 26 日）：患者精神好转，无两胁不适，纳可，二便调。舌质淡红，苔薄白，脉沉细。复查 B 超：肝、胆、脾、胰声像图未见异常。肝功、血脂、肝纤维化指标均正常。

按 脂肪肝主要为痰、湿、瘀、积等病理产物共同损伤肝脾，使痰瘀热结于肝络而发病。杨震先生将本病命名为肝疳，较明确地反映其病位和病性。肝疳，为五疳之一，病名出自《颅囟经》。《黄帝内经》曰："数食肥，令人内热；数食甘，令人中满。盖其病因肥甘所致，故命名曰疳。"病机总以肝经郁热，脉络瘀阻为要，治疗时要紧抓"热""瘀"两方面。自拟方桑明合剂来源于柴胡清肝汤，取其义而未用其药。该方中决明子归肝、大肠经，《药性论》"利五脏，除肝家热"，以清肝泻浊、润肠通便为君；臣以山楂化滞消积、活血散瘀、化痰行气，为消油腻肉食积滞之要药，丹溪云："大能克化饮食"，《日用本草》曰其能"化食积，行结气，健胃宽膈，消血痞气块"；佐以怀牛膝补肝肾，强筋骨，逐瘀通经，引血下行；夏枯草清肝火、散郁结；桑叶疏散风热，平抑肝阳，清肝明目；菊花清肝明目，疏达肝气。同时取桑、菊辛凉发散之性作为引经之用。合用青金丹香饮理气活血，并加鸡内金、鳖甲、桃仁以消食健胃，化瘀软坚。诸药相合，共奏清肝化瘀、消积通络之功。治疗到位，疾病乃愈。

十六、泄泻（肝郁脾虚）脂肪肝案

白某，女，50岁，陕西西安人，农民。大便溏薄5年。粪常规：正常。腹部B超：脂肪肝（轻度）。血脂：TC 6.74mmol/L、TG 2.29mmol/L。西医诊断为脂肪肝。中医诊断为泄泻（肝郁脾虚），治以疏肝理脾，清肝化滞，方选四逆散合自拟桑明合剂加减，疗效显著。

初诊（2012年11月10日）：5年来大便溏薄，次数多，5～6次/d，无腹痛，曾多年口服健脾中药未见好转。纳食一般，睡眠可，口臭，面部色斑较多，平素脾气急躁，小便正常。舌暗红，苔薄白，脉弦细关大。辨其为泄泻（肝郁脾虚），方选四逆散合自拟桑明合剂加减，以疏肝理脾，清肝化滞。

柴胡12g	枳实15g	炒白芍15g	炙甘草6g
桑叶12g	菊花15g	决明子15g	夏枯草15g
怀牛膝15g	生山楂15g	砂仁6g后下	肉豆蔻15g

7剂，水煎服。

二诊（2012年11月17日）：大便性状较前有所好转，2～3次/d，口臭，睡眠可，纳食一般。舌脉同前。上方加金砂散（鸡内金15g，茯苓15g，炒薏苡仁15g，白豆蔻12g，砂仁8g）加强健脾化湿，和中醒脾之功。14剂泄泻痊愈。

按 此例泄泻长期治脾未效，是因患者素来情绪急躁，舌红脉弦，实为肝木侮土，热结于内而下泄于外。《伤寒论·辨少阴病脉证并治》四逆散证中"或泄利下重者"正是此证。肝气郁结，肝木克脾土而致脾失健运，所以用四逆散调和肝脾，配合应用经验方桑明合剂清肝化滞、金砂散健脾化湿而泄泻自解。杨震先生言，对于久病不愈之常证，当换一种辨证思路，综合病因病机分析，切中病机，可有神效。

第二节 脾胃病辨治医案

一、胃痛（肝胃不和）案

王某，女，66岁，陕西西安人，农民。胃脘胀痛1个月。肝功、肾功正常。中医诊断为胃痛（肝胃不和），治以疏肝和胃，理气止痛，方选四逆散合自拟和胃汤加减，收效显著。

初诊（2013年5月10日）：患者1个月前生气后出现胃脘胀痛，食后为甚，伴烧灼，自服奥美拉唑后稍有好转，但症状未完全缓解，遂来我院就诊。平素乏力明显，易感冒，眠差，不易入睡，晨起双手、颜面肿胀，食纳一般，大便干结，3~4d一行，小便稍频。舌淡红，苔薄白，舌下有瘀点，脉弦革，右关大。辨其为胃痛（肝胃不和），方选四逆散合自拟和胃汤加减，以疏肝和胃，理气止痛。

柴胡12g	炒白芍20g	枳实10g	炙甘草6g
连翘15g	佛手10g	香橼15g	香附10g
木蝴蝶10g	火麻仁12g	夜交藤15g	元胡15g
海螵蛸15g	郁李仁15g	百合20g	

7剂，水煎服。

二诊（2013年5月17日）：胃痛伴烧灼感较前明显好转，仍有胀满，睡眠有所好转，大便2~3d一行，舌脉同前。上方去夜交藤、海螵蛸，火麻仁加量至20g，并加栝楼15g，莱菔子15g降气通便。水煎服，7剂而愈。

按 患者生气后出现胃脘胀痛，此乃肝郁气滞，横逆犯胃所致。气郁日久，郁而化热，故胃脘烧灼；郁热耗伤津液，故大便秘结不行。杨震先生应用四逆散疏肝理脾，和胃汤（香橼、香附、连翘、枳实、木蝴蝶）行气和胃止痛。同时，在疏肝理气和胃之时，增加通腑作用，故疗效较佳。杨震先生强调，此患者为年老体弱之人，不耐峻猛之药，通腑以润下为主，故不用承气类，宜用麻子仁、郁李仁等，可谓标本兼治，疗效自建。

二、呕吐（胆胃不和，通降失司）丙肝并胆汁反流性胃炎案

李某，女，71 岁，陕西西安人，农民。间断上腹胀痛 3 月余，加重伴呕吐 3d。腹部 B 超：肝大小正常，回声略增粗，脾大，胆囊颈部可见一折叠光带，液区清晰，胆囊壁不厚。腹部 CT：肝脏边缘光滑、大小正常，胆囊炎不排除。腹透：腹部可见少许肠气及内容物分布，未见肠管扩张及液平，两膈下未见游离气体。胃镜：浅表糜烂性胃炎伴胆汁反流。血常规：WBC 7.28×10^9/L，Neu% 79.2%，肝功、肾功均正常。电解质：钾 2.50mmol/L。诊断：①慢丙肝；②胆汁反流性胃炎；③低钾血症。中医诊断为呕吐（胆胃不和，通降失司），治以轻下除满消痞，方选小承气汤灌肠，收效显著。

初诊（2011 年 1 月 11 日）：患者既往有丙肝病史 20 年。3 个月前始上腹胀痛，阵发性发作。3d 前上述症状加重，伴反酸、呃逆、嗳气，感口苦，曾呕吐 3 次，呕吐物为胃内容物，总量约 400ml，非喷射状，自服奥美拉唑效不佳。大便不通，小便黄，睡眠差。西医予头孢他啶抗炎、奥美拉唑抑酸及甲氧氯普胺、氯化钾、平衡盐等对症治疗，症状无缓解。呕吐剧烈，全身无力，不能入睡，又予胃肠减压等处理仍无效，遂来诊。追问 1 周未解大便，墨菲征阳性，左下腹可触及包块，无压痛，肠鸣音减弱。舌红苔黄燥，脉弦数。辨为呕吐（胆胃不和，通降失司），方选小承气汤加味（酒大黄 12g，枳实 15g，厚朴 10g，甘草 6g）灌肠以轻下除满消痞。

二诊（2011 年 1 月 13 日）：2d 来恶心、呕吐缓解，可进少许流食，灌肠后解坚硬大便 2 枚，腹部胀痛减轻，睡眠改善。复查血钾 2.90mmol/L。

三诊（2011年1月14日）：灌肠后又解坚硬大便2枚，上述症状进一步好转。

四诊（2011年1月15日）：血钾正常，大便通畅，无腹痛，恶心、呕吐消失，有食欲，睡眠好。

按 小承气汤出自汉代张仲景的《伤寒论》，治疗伤寒阳明腑实证，治法轻下热结，除满消痞。其用苦寒下夺之品，治中焦实热，燥结于阳明。临床表现为潮热谵语，腹满便结，舌苔黄燥，脉弦数之证。用软坚通下，泄实存津之法，以达毒热之邪随燥屎而解。此法又称"釜底抽薪"，虽方中药简，但力专效宏，后世临证遇胃肠有形之邪，结滞不通，腑气不行，积痹壅塞之证，可一荡而去之。

本例患者为胆汁反流引发的胃炎，证属胆胃不和，通降失司。六腑以通为用，以降为顺。胆汁逆反胃腑，酸碱相击，灼伤胃腑。胃气以通降为顺，通下降气顺应肠道的传导特性，使胃肠得以通降，脾得以健运，气机升降有序，加快肠道向下蠕动，有利于粪便的排泄，防止肠道梗阻。杨震先生强调，中药予直肠给药不仅吸收好，同时又避免了药物进一步损伤胃黏膜。西医之胃肠减压虽能减轻肠道压力，促进胆汁排泄，但违反了胃肠道生理的传导特性，病人痛苦万分。此患者年纪较大，因实中夹虚，应用小承气勿过下，以免耗伤正气。宜遵循"衰其大半""中病即止"的原则，注重保护胃气。"结有他因，不可独下"，在下的同时予补钾治疗。总之，小承气汤灌肠治疗胆汁反流性胃炎，降浊气，和脏腑，药证合拍，上病下治，故显卓效。

三、胆胀（肝胆湿热）慢乙肝并结石性胆囊炎案

辛某，男，53岁，农民，陕西商洛人。右胁胀满不适半月。乙肝 HBsAg（＋）、HBeAb（＋）、HBcAb（＋）。肝功：GGT 310U/L，HBV－DNA＜10³拷贝/ml。B超：胆囊炎、胆结石。诊断为结石性胆囊炎、慢乙肝。中医诊断为胆胀（肝胆湿热），治以疏

肝利胆、清热利湿、通降泻火，方选自拟疏肝利胆汤合三黄泻心汤加减，收效显著。

初诊（2010 年 9 月 20 日）：半月前因结石性胆囊炎欲行外科手术，术前常规检查时发现乙肝，肝功异常。患者拒绝手术，自服利胆及保肝药效不佳，遂来就诊。现症见：右胁部胀满不适，纳差，口苦，情绪急躁易怒，尿黄，大便调。查腹软，墨菲征（＋），肝脾肋下未及。舌质暗，苔黄厚腻，脉沉弦滑。辨其为胆胀（肝胆湿热），方选自拟疏肝利胆汤合三黄泻心汤加减，以疏肝利胆、清热利湿、通降泻火。

柴胡 10g	枳实 15g	炒白芍 15g	甘草 8g
元胡 10g	黄芩 10g	茵陈 15g	黄连 6g
鸡内金 15g	郁金 12g	金钱草 15g	熟大黄 8g
虎杖 15g	川厚朴 10g	生山楂 12g	

15 剂，水煎服。

二诊（2010 年 10 月 7 日）：患者服药后大便次数增多，症状改善，右胁疼痛基本消失，饮食较前明显好转，情绪亦好转。上方加减服用 2 个月。

三诊（2010 年 12 月 9 日）：患者精神好，纳可，无明显右胁部不适，口略苦，二便调。查墨菲征（－）。舌质暗，苔薄黄，脉沉细。复查：肝功正常，B 超提示胆结石。

按 肝主疏泄，则胆汁能正常分泌，排泄畅通，有助于脾胃运化；若肝郁气滞，疏泄失常，胆汁分泌异常、排泄受阻，导致肝胆湿热内蕴，郁滞日久化淤，胆腑气郁，胆失通降发为胆胀。疏肝利胆汤系杨震先生治疗黄疸、胆囊疾病的经验方，仿《医林改错》法，用四逆散加丹香青金饮理气活血，茵陈、金钱草利湿退黄，配元胡行气化瘀止痛。并加用三黄泻心汤泻火解毒，山楂健脾化滞、活血化痰，虎杖清热解毒，厚朴行气化湿。全方共奏疏肝利胆、清热利湿、通降泻火之效。杨震先生认为，中医的精华应该是整体观念，对任何疾病的中医治疗，都应体现整体观念。疏肝利胆汤治疗慢性肝病合并胆石症就是一例。

四、泄泻（肝郁脾虚，湿热中阻）慢性直肠炎案

马某，男，43 岁，陕西榆林人，工人。泻下稀溏便 10 年。曾在榆林市医院行肠镜，诊断为慢性直肠炎。中医诊断为泄泻（肝郁脾虚，湿热中阻），治以疏肝健脾、清热利湿、消滞止泻，方选四逆散合枳实导滞丸加减，收效显著。

初诊（2014 年 1 月 10 日）：10 年来患者无明显诱因出现晨起泻下稀溏便，1～2 次/d，无腹痛、腹胀等，进食油腻食物及上火时加重，服抗生素可缓解。肠镜检查提示：慢性直肠炎。现症：纳食可，易疲劳，小便稍黄。舌质淡红，苔薄黄腻，脉沉细弱。平素易生气。辨其为泄泻（肝郁脾虚，湿热中阻），方选四逆散合枳实导滞丸加减，以疏肝健脾、清热利湿、消滞止泻。

柴胡 10g	炒白芍 10g	枳实 10g	炙甘草 5g
大黄 5g	炒神曲 15g	茯苓 15g	黄芩 10g
黄连 6g	炒白术 10g	泽泻 10g	

14 剂，水煎服。

二诊（2014 年 1 月 24 日）：每天晨起大便 1 次，稍成形，舌脉同前，继予上方调治月余痊愈。随访 3 个月再未反复。

按 枳实导滞丸出自《内外伤辨惑论·卷下》，由大黄、黄芩、黄连、枳实、白术、茯苓、泽泻、神曲八味药组成，是治疗胃肠湿热积滞的主方。主治湿热积滞内阻，胸脘痞闷，下痢或泄泻，腹痛，里急后重，或大便秘结，小便黄赤。舌苔黄腻，脉象沉实。本证泄泻虽日久，但形体不虚，情志不畅，属肝气郁结，脾失健运，湿热积滞内停。杨震先生予四逆散合枳实导滞丸治疗，实乃"通因通用"，治以疏肝解郁，健脾行气，消积导滞而泻自止。同时杨震先生强调，枳实导滞丸常用于肠中燥结和中焦湿热两种病证共存，可消滞利湿、泄热通便。本方乃消法与下法并用之剂，用于治疗泄泻、下痢，属"通因通用"之法。

五、呃逆（肝胃不和，浊气上逆）慢性胃炎案

鲍某，女，36 岁，陕西咸阳人，胃脘胀满伴呃逆 10 年，加重 1 年。胃镜：慢性糜烂性胃炎伴食物潴留，诊断为慢性胃炎。中医诊断为呃逆（肝胃不和，浊气上逆），治以理气和中，升清降浊，降逆止呕，方选四逆散合自拟金砂散加升降散化裁，疗效显著。

初诊（2013 年 12 月 17 日）：患者 10 年前因受惊吓出现胃脘胀满，憋闷，呃逆，食后明显，一直未予重视，症状时轻时重。1 年前生气后症状加重，胃脘胀满明显，时有胃脘憋闷感，自觉有气上逆，食后尤甚，夜间呕吐酸水，曾服药未见效。平素情绪易紧张，紧张后上症加重。伴咽干，头晕身困，气短，睡眠差，入睡困难，小便频，大便不畅，1 ~ 2d 一行，白带多。舌质红，舌面有红点，苔白厚，脉细弦。辨其为呃逆（肝胃不和，浊气上逆），方选四逆散合自拟金砂散加升降散，加茜草、旋覆花以理气和中，升清降浊，降逆止呕。

柴胡 10g	枳实 10g	白芍 10g	甘草 6g
鸡内金 15g	砂仁 8g^{后下}	茯苓 15g	炒薏苡仁 15g
豆蔻 15g^{后下}	生大黄 10g^{后下}	蝉蜕 6g	白僵蚕 10g
片姜黄 10g	茜草 15g	旋覆花 12g^{包煎}	

7 剂，水煎服。

二诊（2013 年 12 月 24 日）：症状较前明显好转，胃脘胀满减轻，偶有呃逆，情绪有所好转，睡眠欠佳，大便稍干。舌质红，苔薄白，脉弦细。原方加郁李仁 15g，炒枣仁 30g。服 14 剂愈。

按 患者受到惊吓后气机逆乱，清气不升，浊气不降，阻于中焦；且患者易紧张，肝气郁结，进而导致肝气犯胃，胃脘胀满，憋闷不适；气机升降失调，浊气上逆，故呃逆时作。本症患者胃胀呃逆是受惊在先，生气加重导致。杨震先生采用四逆散疏肝理气，升降散升清降浊，自拟金砂散实脾，是仿仲景法"见肝之病，知肝传脾，当先实脾"之意。同时病久多瘀，采用茜草活血祛瘀，旋覆花

降逆止呃。纵观全方，治肝郁之本，实已虚之脾，调气机逆乱之标，可谓切中病机，"伏其所主，先其所因"，标本兼顾，疗效自现。

第三节 杂病辨治医案

一、胆痹（肝胆郁热）案

刘某，女，48 岁，陕西人，干部。口苦、心烦 3 月余。中医诊断为胆痹（肝胆郁热），治以清肝胆郁热，方用化肝煎加减化裁，疗效颇佳。停药 1 年后再次来诊。辨证同中有异，因时制宜，用化肝煎合二仙汤泻肝肾相火，补肾中阴阳，疾病治愈。

初诊（2012 年 3 月 16 日）：患者 3 个月前无明显原因出现口苦、口中有金属样异味，伴见心烦、心慌、气短、善太息。因处于更年期，西医一直小剂量雌激素治疗。自服中药六味地黄丸、参苓白术散、逍遥丸等均无效。诊其舌质红，苔薄黄，脉沉弦细关大。辨其为胆痹（肝胆郁热），方用化肝煎加三金以清肝胆郁热。

丹皮 15g	栀子 12g	青皮 15g	陈皮 12g
白芍 12g	泽泻 12g	浙贝 15g	鸡内金 12g
郁金 12g	金钱草 20g	火麻仁 15g	

7 剂，水煎服。

二诊（2012 年 3 月 23 日）：口苦明显好转，心烦、心慌减轻，舌脉同前，继用上方加白茅根 30g，7 剂而愈。停药，1 年再未用药。

三诊（2013 年 3 月 22 日）：2 个月前停用雌激素后，月经再未至，自感口苦、心烦、后背痛、出汗。舌质淡边红，舌苔薄白，脉沉弱稍弦。辨其为肝胆郁热，阴虚相火，元阳亏虚。用化肝煎合二仙汤，以清肝热、温肾阳、补肾精、泻相火。

丹皮 15g	焦栀子 12g	浙贝 15g	淫羊藿 12g

青皮 15g	陈皮 12g	仙茅 12g	巴戟天 12g
白芍 12g	泽泻 12g	黄柏 10g	知母 10g
当归 15g	金钱草 20g	片姜黄 10g	

水煎服，14 剂而愈。

按 口苦这种症状很早就已记载在《黄帝内经》里面，以胆瘅为名。《黄帝内经》云："口苦者，病名如何，何以得之……病名为胆瘅……肝气热则胆热口苦。"该患者处于更年期，舌质红苔薄黄，脉沉弦细关大，属肝胆郁热之证。化肝煎源于《景岳全书》，由青皮、陈皮、山栀子、丹皮、泽泻、芍药、贝母七味药组成，治疗"怒气伤肝，因而气逆动火，致为烦热，胁痛，胀满，动血等证"。加用三金（鸡内金、郁金、金钱草）加强清热利胆之效，加火麻仁通腑泄热，共奏清肝胆郁热之效，热清而口苦自消。1 年后，患者停用雌激素，更年期表现明显，肾中阴阳俱损，相火亢盛，用二仙汤以温肾阳、补肾精、泻相火。方中仙茅、淫羊藿、巴戟天温肾阳、补肾精；黄柏、知母泻肾火、滋肾阴；当归温润养血，调理冲任。全方配伍特点是壮阳药与滋阴泻火药同用，以适应阴阳俱虚于下，而又有虚火上炎的复杂证候。二者合方，泻肝肾相火，补肾中阴阳，加片姜黄行气、通经脉，金钱草清热利胆。杨震先生根据患者 1 年来的病情演变，辨证同中有异，体会因时制宜，但其病本未变，不可不知也。

二、咳嗽（肝咳证）案

李某，男，15 岁，陕西西安人，学生。咳嗽牵及胁肋部疼痛 1 月余。胸片提示肺纹理稍粗。中医诊断为咳嗽（肝胃郁热，上扰于肺），治以清肝和胃，润肺止咳，方选化肝煎合桑杏汤加减，疗效显著。

初诊（2014 年 1 月 6 日）：1 个月前受凉出现鼻塞，咽部不适，咳嗽，咯少量白痰，经中西药治疗 3d，惟留干咳难愈。咳嗽牵及胁肋部疼痛，余无不适，精神及纳食可，二便调。诊其舌质红，舌尖少苔，中后黄稍厚，脉弦细关滑。辨其为咳嗽（肝胃郁热，上扰于肺），方选化肝煎合桑杏汤加减，以清肝和胃，润肺止咳。

炒杏仁 15g	冬桑叶 10g	厚朴 10g	北沙参 12g
丹皮 12g	焦栀子 10g	白芍 12g	青皮 10g
陈皮 12g	浙贝 12g	泽泻 10g	

水煎服，5 剂服完痊愈。

按 《黄帝内经·素问·咳论》："黄帝问曰：肺之令人咳何也？岐伯对曰：五脏六腑皆令人咳，非独肺也……肝咳之状，咳则两胁下痛，甚则不可以转，转则两胠下满。"该患儿咳嗽月余，结合症舌脉，属肝咳，证属肝胃郁热，热邪上扰肺脏，肺失宣肃，肺气上逆为咳。久则伤及肺阴，故干咳，舌红少苔；肝胃郁热，影响三焦气化，浊邪内蕴，故舌苔中后黄厚。杨震先生选用化肝煎清解肝胃郁热、桑杏汤辛凉甘润止咳，两方加减 5 剂而愈，说明审症求因至关重要。

三、嗜睡（肝郁脾湿）睡眠障碍案

刘某，男，40 岁，陕西咸阳人，农民。嗜睡 1 年，加重 1 个月。TCD：大致正常。诊断为睡眠障碍。中医诊断为嗜睡（肝郁脾湿），治以疏肝泄热，健脾化湿，方选化肝煎合自拟金砂散加减，疗效显著。

初诊（2012 年 12 月 11 日）：患者 1 年前无明显诱因出现嗜睡，伴头目困胀，一直未予重视。1 个月来症状加重，时时困顿欲睡，开车时经常想睡觉，头目困胀，胃内反酸明显，乏困，眼酸，性格急躁，饮食一般，大便溏，1~2 次/d，小便正常。舌质暗，苔白，脉弦。辨其为嗜睡（肝郁脾湿），方选化肝煎合自拟金砂散加减，以疏肝泄热，健脾化湿。

陈皮 15g	青皮 10g	炒白芍 20g	丹皮 12g
焦栀子 10g	泽泻 15g	鸡内金 15g	砂仁 8g^{后下}
茯苓 15g	炒薏苡仁 15g	白豆蔻 15g^{后下}	决明子 15g

7剂，水煎服。

二诊（2012年12月18日）：嗜睡较前明显好转，头目困胀有所减轻，胃内反酸减少，胃脘有胀满，性格急躁，饮食一般，大便成形，1次/d，小便正常。舌质暗，苔白，脉弦。上方加厚朴、菊花、川芎。14剂痊愈。

按 《黄帝内经·灵枢·寒热病》中述"阳气盛则瞋目，阴气盛则瞑目"，世人多认为嗜睡为阴盛阳虚所致。而此患者性情急躁，脉弦，便溏，为肝木克脾土所致。脾主四肢，脾虚则四肢功能减弱，清阳不升，浊阴不降，故易困嗜睡。此脾虚为肝木克土而致，故治疗以疏肝、健脾、化湿，则四肢困倦嗜睡好转。杨震先生采用化肝煎疏肝泄热和胃，自拟金砂散健脾化湿以醒脾困，佐加清肝散结之品，取得较好疗效。同时强调临证不要遇到睡眠问题就从心神考虑，肝脾之患同样可致睡眠障碍。

四、耳后湿疹（湿热壅盛，正气不足）案

刘某，女，7岁，陕西西安人。间断耳后湿疹3年。中医诊断为湿疹（湿热壅盛，正气不足），治以清热利湿解毒，佐扶正，方选自拟乌紫汤合当归补血汤加减，疗效显著。

初诊（2013年8月26日）：患儿平素体质差。3年前出现右耳后湿疹，瘙痒明显，曾外用湿疹膏，口服中药治疗，症状时轻时重，入夏加重，冬天减轻。现伴见：食纳好，眠可，小便尚可，大便偏干，2d一行。舌质淡红，边尖红有红点，苔薄白腻，脉数。查体：形体稍胖，右耳后可见红色皮疹，有结痂。辨其为湿疹（湿热壅盛，正气不足），方选自拟乌紫汤合当归补血汤加减，以清热利湿解毒，佐以扶正。

乌梅6g	紫草10g	炒薏苡仁10g	土茯苓10g
莪术6g	金银花10g	连翘10g	枳实8g
厚朴6g	黄芪10g	当归6g	

7剂，水煎服。

二诊（2013年9月5日）：耳部湿疹较前明显好转，食纳精神好，大便稍干，日一行。舌质稍红，苔薄白，脉数。原方加栝楼仁10g，白蔻仁10g。10剂而愈。

按 此患儿肥胖多湿，湿毒蕴结于耳。邪实正虚，仅治局部难以奏效。采用清热利湿解毒，佐以扶正祛邪之大法，杨震先生选用自拟方乌紫汤治疗。方中乌梅酸甘化阴生津，紫草凉血活血、清热解毒，薏苡仁、土茯苓清热利湿解毒，莪术行气止痛散结，共奏清热解毒，活血散结之效。同时加用当归补血汤扶助正气，补气养血；加用连翘清热解毒，白豆蔻健脾化湿，加枳实、厚朴、栝楼仁等泻下之品，给邪以出路，切中病机，取得较好疗效。

五、面部丘疹（湿热相火）案

严某，女，24岁，陕西西安人，学生。颜面部丘疹2年。诊断为面部丘疹（肝郁气滞，湿热相火），治以疏肝达郁，清热利湿，凉血解毒，方选自拟乌紫汤合四逆散加减，疗效显著。

初诊（2013年9月10日）：患者2年前从大连到西安上学后出现面部丘疹，以额头、口唇周围、颈部多见，曾在西医医院皮肤科求治，口服及外用药物，均无显效。夏季较多，秋冬季稍有好转，局部不痒。伴见：食纳好，眠可，小便尚可，大便不干，有黏滞感，平素性格急躁。查体：前额、口唇周围及颈部可见多个暗红色米粒大丘疹，局部皮肤红，部分上附黄白色脓点。舌质红，体瘦尖红，苔薄白，脉弦。辨其为面部丘疹（肝郁气滞，湿热相火），方选自拟乌紫汤合四逆散加减，以疏肝达郁，清热利湿，凉血解毒。

乌梅6g	紫草10g	炒薏苡仁10g	土茯苓10g
莪术6g	柴胡12g	枳壳15g	白芍15g
甘草6g	生石膏30g	蒲公英20g	紫花地丁20g
郁李仁15g			

14剂，水煎服。

二诊（2013年9月24日）：面部丘疹较前明显好转，食纳精神好，大便成形，黏滞感消失，日一行。舌质稍红，苔薄白，脉弦。原方加败酱草20g。14剂痊愈。

按 年轻人皮肤痤疮、湿疹等，多因饮食不节，情绪不安等原因，引起湿热邪毒携少阳相火循经上乘，发于头面及肌表。正如丹溪所云："疮发焮肿于外者，属少阳三焦相火也。"乌紫汤为自拟方，由乌梅、紫草、炒薏苡仁、土茯苓、莪术等组成，清热祛湿解毒，凉血化瘀散结，既清少阳三焦相火，又清阳明湿毒。本患者性格急躁，肝郁气滞，日久化热蕴湿，湿热之毒蕴结面部，湿性黏滞，日久难愈，属湿热相火。治疗应疏理肌腠，清化湿热相火，用因势利导法。杨震先生用四逆散疏肝达郁以治其本，自拟乌紫汤清热利湿、凉血解毒以治其标，可谓标本兼治，并加用石膏、紫花地丁、蒲公英、败酱草以加强清热解毒活血之功，郁李仁润肠下气以清泻三焦相火，给邪以出路，因而收效。

六、咳嗽（痰湿阻肺）案

陈某，女，70岁，陕西商洛人，农民。喉中咳痰半年。中医诊断为咳嗽（痰湿阻肺），治以宣肺化痰，方选自拟栝楼牛蒡汤合三子养亲汤加减，疗效显著。

初诊（2014年1月14日）：半年前患者无诱因出现喉中咳痰，胸部憋闷，咯痰困难，痰咯出后胸闷有所好转。曾口服止咳糖浆，症状略有减轻。仍自感喉中咳痰，不易咯出，易自汗，动则汗出，大便干结，日一行，小便正常，形体偏胖。舌质淡，苔白中根厚，脉沉细涩。辨其为咳嗽（痰湿阻肺），方选自拟栝楼牛蒡汤合三子养亲汤加减，以宣肺化痰。

全栝楼15g	炒牛蒡子10g	桑白皮12g	炒苦杏仁12g
蜜百部10g	浙贝母15g	海蛤粉15g	煅海浮石15g
胆南星10g	紫苏子10g	白芥子8g	莱菔子10g
火麻仁15g			

7剂，水煎服。

二诊（2014年1月21日）：喉中咳痰较前明显好转，偶有胸部憋闷，食纳睡眠尚可，大便正常，日1~2次，小便调。舌质淡，苔白，脉沉细涩。继服前方14剂而愈。

按 栝楼牛蒡汤为杨震先生自拟方，具有宣肺化痰、利咽定喘的作用，可用于慢性阻塞性肺气肿、老慢支等多种肺气不宣导致的咳嗽咯痰之顽证，可消顽痰。方中栝楼宽胸理气化痰、牛蒡子宣肺利咽解毒，共为君药；桑白皮泻肺平喘、浙贝母止咳化痰，共为臣药；佐以炒苦杏仁降气化痰平喘，胆南星清热化痰息风，海蛤粉、海浮石清肺热，化老痰；百部润肺下气止咳，为引经药。三子养亲汤具有顺气降逆，化痰消食的作用，可治咳嗽气逆，痰多胸痞，食欲不振者。方中紫苏子降气行痰，白芥子畅膈除痰，莱菔子消食化痰，三者皆治痰之药，又能于治痰之中各逞其长，加用火麻仁润肠通便，给邪以出路。两方均是长于治疗老年人痰湿阻肺而致咳嗽的方剂，合用则痰化。杨震先生认为，对于老年人咳嗽首先要治痰，因为肺为储痰之器。肺本为水之上源，若肺失宣降，津液停聚，变生痰饮，则更加重肺气不宣，导致咳喘加重。所以用本方宣肺化痰，标本兼治，喘咳自息。

七、胞生痰核（肝火上炎）案

陈某，女，54岁，陕西西安人，农民。左上胞睑内包块半月。中医诊断为胞生痰核（肝火上炎，痰热蕴结），治以清肝解毒散结，方选柴胡清肝散合升降散，疗效显著。

初诊（2013年9月6日）：半月前无明显诱因左眼上胞睑内出现包块，直径约0.5cm，后逐渐长至直径约3cm，质硬，边界清楚，包块局部皮肤发红，严重影响左眼闭合，不疼。在眼科诊为左眼上睑霰粒肿并感染，经抗感染等治疗效果不明显，建议手术治疗，患者惧怕手术，遂求中医治疗。伴口咽干，饮水不多，鼻干，眠差，烦躁，纳食尚可，二便调。舌质红，苔薄黄，脉沉弦细。患者有慢乙肝病史，平素喜食肥甘厚腻之品。辨其为胞生痰核（肝火上炎，痰热蕴结），方选柴胡清肝散合升降散，加生石膏、蒲公英、紫花地丁、决明子、密蒙花、升麻以清肝解毒散结。

银柴胡 10g	胡黄连 6g	生地 10g	赤芍 10g
焦栀 10g	连翘 15g	龙胆草 8g	青皮 10g
甘草 5g	僵蚕 10g	蝉蜕 6g	生大黄 8g后下
片姜黄 10g	升麻 10g	石膏 20g	蒲公英 15g
紫花地丁 15g	决明子 15g	密蒙花 6g	

7剂，水煎服。

二诊（2013年9月13日）：眼部包块较前明显缩小，受热则口咽干、鼻腔干，食纳精神好，大便成形，日一行，月经正常，经期烦躁、腰痛。舌质稍红，苔薄黄稍腻，脉沉弦。

银柴胡 10g	胡黄连 6g	焦栀 10g	连翘 15g
生地 10g	赤芍 10g	甘草 5g	丹皮 10g
龙胆草 8g	青皮 10g	蒲公英 15g	凌霄花 10g
青葙子 10g	茜草 15g	泽兰叶 15g	

14剂，水煎服。

三诊（2013年9月27日）：眼部包块基本消失，但局部皮肤仍稍红，口鼻干，偶有腰疼，余无明显不适。舌淡红，苔薄白稍腻，脉沉弦。柴胡清肝散加桃仁 10g，茜草 15g，丹参 15g，合欢皮 10g。7剂而愈。

按 柴胡清肝散出自《医宗金鉴·卷五十二》，由银柴胡、炒栀子、连翘、生地黄、胡黄连、赤芍、龙胆草、炒青皮、生甘草组成，清肝泻火，主治小儿肝疳。症见面目爪甲皆青，眼生眵泪，隐涩难睁，摇头揉目，合面睡卧，耳疮流脓，腹大青筋，身体羸瘦，燥渴烦急，粪青如苔。杨震先生认为，该患者素有肝病，肝火内郁，加之恣食肥甘，蕴湿酿痰，痰热郁结，循经上乘，发为眼睑肿核。故用柴胡清肝散清肝热、泻郁火、散痰结、解郁毒，配以升降散升清降浊、宣泄郁火，后期加用凉血活血之品化瘀散结而收功。杨震先生临床常用柴胡清肝散，治疗小儿或成人杂病中因郁热相火循经上乘而致头面部疮疖疹毒等均有疗效。

八、湿热相火案

段某，男，36 岁，陕西安康人，工人。失眠 3 年，加重伴小便频数灼热 3 个月。前列腺液：白细胞（＋＋＋），脓细胞 0～3 个/HP，支原体：阳性。诊断为失眠、泌尿系感染。中医诊断为不寐、淋证（湿热相火，上扰心神，下注膀胱），治以清热利湿，宁心安神，方选柴胡清肝散合八正散加减，疗效显著。

初诊（2014 年 1 月 21 日）：3 年前因工作压力大出现睡眠差，曾服龙胆泻肝丸后稍有好转。3 个月前因情绪不佳出现症状加重，夜间难以入睡，每晚可睡 3～4h，多梦，双目干涩，视力下降，疲乏无力，口干涩，大便干，1～2d 一行，小便频数，尿灼热。舌质淡红，边有齿痕，苔黄厚，脉弦。辨其为不寐、淋证（湿热相火，上扰心神，下注膀胱），方选柴胡清肝散合八正散加减，以清热利湿，宁心安神。

银柴胡 10g	焦栀子 10g	连翘 12g	胡黄连 8g
生地黄 15g	赤芍 12g	龙胆草 8g	青皮 12g
甘草 6g	生大黄 8g	炒神曲 12g	车前子 15g[包煎]
滑石 15g[包煎]	大枣 18g	萹蓄 10g	瞿麦 10g
忍冬藤 20g			

7 剂，水煎服。

二诊（2014 年 1 月 28 日）：服药后睡眠较前有所好转，可以入睡，但仍寐差，睡眠浅，多梦，耳鸣，腰酸，双目干涩痒，口干苦，大便较前好转，1～2 次/d，次数较前增多，小便灼热感减轻，夜间手足心发热。舌质红，苔白中根黄稍厚，脉弦。继用上方加三妙汤加味（炒苍术 10g，黄柏 10g，怀牛膝 15g，土茯苓 20g），加强燥湿清热之功，服 14 剂而愈。

按 患者长期失眠，近 3 个月小便灼、淋，伴眼涩，口干，便秘，脉弦，舌苔黄厚。实因工作压力大，情绪不安，气郁化火，相火内生，上扰心神，下灼膀胱而致。其病机为湿热相火上下串扰，用柴胡清肝散可以治疗肝火内郁，湿热蕴结；配合八正散可以清邪火，利湿热，利水通淋。两方合用可使少阳相火得降，下焦湿热可清。加之三妙汤清除下焦湿热，给邪以出路，湿热去而心神安，疾病痊愈。

九、痰核流注（湿热郁滞肝经）急性坏死性淋巴结炎案

魏某，男，21岁，陕西西安人，学生。左侧颈部淋巴结肿大，断续发热2个月。B超引导下穿刺，病理提示淋巴组织增生伴坏死，诊断为急性坏死性淋巴结炎。中医诊断为痰核流注（湿热郁滞肝经），治以清肝泻火解毒，化痰软坚散结，方选柴胡清肝散合消瘰丸加减治之。待包块消散，调整以柴胡疏肝散合消瘰丸，以疏肝理气、化痰通络巩固治疗，疗效显著。

初诊（2011年9月27日）：患者2个月前因劳累出现左侧颈部淋巴结肿大，在西京医院行B超引导下穿刺，诊断为淋巴组织坏死性淋巴结炎。局部肿痛，断续发热，体温最高39℃，抗生素治疗，热稍退，包块减少。现症见：左侧胸锁乳突肌附近触及多个黄豆大小淋巴结，查其质软，轻触痛，活动度良好，局部红肿不明显，皮肤无改变。舌红边有齿痕，苔白根厚，脉弦细涩，右反关，左关弦细、右关沉涩。辨其为痰核流注（湿热郁滞肝经），方选柴胡清肝散合消瘰丸加减，以清肝泻火解毒，化瘀软坚散结。

银柴胡10g	栀子12g	连翘15g	生地15g
炒黄芩10g	龙胆草6g	青皮10g	甘草6g
夏枯草15g	玄参15g	浙贝15g	生牡蛎15g[先煎]
桃仁10g	红花6g		

14剂，水煎服。

二诊（2011年10月11日）：无发热，左侧颈部包块较前变小变软。舌质红，苔白根黄腻，脉弦细涩，右反关。继上方加减治疗

1 月余。

三诊（2011 年 11 月 25 日）：略感口干，颈部肿块已明显缩小。舌质红，苔白略腻，脉沉细涩，右反关。上方去黄芩、龙胆草，减少苦寒之品，加青黛 1g，生薏苡仁 15g，佩兰 15g 加大利湿解毒作用。14 剂，水煎服。

四诊（2011 年 12 月 9 日）：患者颈部包块已基本触不到，无不适。舌质红，苔白稍厚，脉弦细涩，右反关。中汤药调整为柴胡疏肝散合消瘰丸，以疏肝理气、化痰通络巩固疗效。

醋柴胡 12g	川芎 12g	枳壳 15g	陈皮 12g
炒白芍 12g	香附 15g	甘草 6g	夏枯草 15g
玄参 15g	浙贝 15g	生牡蛎 15g^{先煎}	板蓝根 15g

水煎服，14 剂而愈。

按 急性淋巴结炎是细菌沿淋巴管侵入淋巴结所致，可表现为颈部、耳后、腋下或腹股沟见玻璃球大小的结节，局部红肿压痛，按之坚硬。炎症引起组织增生，可遗留小硬结。杨震先生辨其为痰核流注，证属湿热阻滞肝经。认为本病多由患者感受风热湿毒等六淫之邪，或素有脏腑积热、湿热火毒，致使气血被毒邪阻塞于皮肉之间，继而炼液成痰，痰毒互阻，结块而肿。治疗应用柴胡清肝散达到清肝经湿热而不伤阴之目的，佐以消瘰丸软坚散结，加桃仁、红花活血通络。后期调理用柴胡疏肝散，以疏肝理气、化痰通络而收功。

杨震先生指出，肝病的辨证与杂病的辨证不同，同为湿热，肝病当辨为湿热相火，而此属杂病，为肝经湿热，前者当用自拟桃红化浊汤，后者用柴胡清肝散。辨证论治法是整体的，它应包括病因、病位、病机、病性等内容，二者虽证相似，但病位不同，治法亦当不同，否则效果不佳，药物难达病所。临床一旦病机明确，即可大胆使用，且守方而用，其中深意当细心体会。

十、暑湿外感案

王某，女，78 岁，陕西咸阳人，农民。流涕头痛 4d。诊断为上感。中医诊断为暑湿外感，治以利湿化浊，清热解毒，佐以扶正，方选甘露消毒饮合玉屏风散加减，收效显著。

初诊（2013 年 8 月 27 日）：4d 前受凉后出现流涕，伴头痛，咽干，全身酸困不适，口服板蓝根冲剂等未见好转。现食纳一般，眠可，小便尚可，大便稍干，1～2d 一行。舌质稍红，边尖红，苔白厚腻，脉弦关大。查体：咽红。患者平素体质差。辨其为暑湿外感，方选甘露消毒饮合玉屏风散加减，以利湿化浊，清热解毒，佐以扶正。

藿香 10g	白豆蔻 10g^{后下}	石菖蒲 15g	茵陈 15g
滑石 10g	木通 6g	黄芩 10g	连翘 15g
贝母 10g	射干 15g	薄荷 6g^{后下}	黄芪 20g
防风 10g	白术 15g	板蓝根 15g	荷叶 15g

水煎服，5 剂痊愈。

按 甘露消毒丹出自王孟英的《温热经纬》，是治疗湿温初起，邪在气分，湿热并重，阻于三焦气分的主方。书中曰"湿热证，始恶寒，后但热不寒，汗出胸痞，舌白，口渴不引饮。"临床应用以身热，困重，汗出不解，舌苔黄腻，脉濡数为辨证要点。为祛除湿热交蒸的邪气，组方时采用了辛开肺气于上，芳香化湿于中，淡渗利湿于下，三焦并调的组方法度。本方应用广泛，成人、小儿、老人均可使用，对湿热阻滞，三焦气化失常证均有疗效。如其名，如饮甘露使邪气去，而神清体爽，为夏令暑湿季节常用方，被王士雄誉之为"治湿温时疫之主方"。该患者暑日外感，湿温为患，加之正气不足，杨震先生治疗采用甘露消毒丹，佐用玉屏风散以助扶正固本，标本兼顾，疾病得愈。

十一、眼痛症（邪郁少阳）眶上神经炎案

史某，女，40岁，农民。双眼眶疼痛1个月。诊断为眶上神经炎。中医诊断为眼痛症（邪郁少阳），治以升清降浊，宣泄郁火，方选升降散加减，疗效显著。

初诊（2013年7月10日）：患者1个月前受凉后出现双眼眶疼痛，症状时轻时重。近日因长时间在电脑前工作，症状明显加重，西医按眶上神经炎治疗，效不佳。仍双眼困胀，眼眶疼痛明显，为酸胀痛，以眉根处及眉峰处明显。伴乏困，双下肢无力，食纳一般，大便干结，日1次，小便尚可。舌质淡红，边有齿痕，苔白腻根厚，脉沉细。辨其为眼痛症（邪郁少阳），方选升降散加减，以升清降浊，宣泄郁火。

白僵蚕 12g	姜黄 10g	蝉蜕 8g	生大黄 8g后下
荷叶 15g	苍术 12g	白芷 12g	佩兰 15g
生薏苡仁 20g	黄芪 20g	桂枝 10g	

水煎服，14剂而愈。

按 升降散出自杨栗山的《伤寒瘟疫条辨》，主治三焦表里火热，其证不可名状者。杨栗山认为"温病杂气热郁三焦表里，阻碍阴阳不通"。治疗时必须"清热解郁，以疏利之"。此方所治之症极其广泛，大致表里同病，气血同病，上下同病等都可应用。本证为体虚繁忙复受风邪外袭，致使卫阳不固，少阳经受邪，升降失常，结于眼部，故局部疼痛明显。本方升清降浊，宣泄郁火，以调节表里三焦气机升降，使周身气血流通，升降复常。佐以健脾燥湿、祛风止痛，并加用芪、桂以升卫气、补中气，扶正祛邪故病可祛。

十二、郁证（郁热相火）案

丁某，女，42岁，陕西宝鸡人，农民。头晕眼花、头部作响7年。中医诊断为郁证（郁热相火），治以行气解郁，清肝凉血，方

选自拟解郁合欢汤化裁，效果明显。

初诊（2013 年 9 月 17 日）：患者长期情志不畅，7 年前无明显诱因开始出现头晕眼花，头部作响，在当地求治，曾口服中药治疗，症状时轻时重。遂慕名来诊。伴见：乏困明显，情绪不佳，急躁易怒，自觉眼皮沉困，食纳一般，寐差多梦，易醒，月经量少，偶有齿衄，大便尚调。舌质红体胖，边尖红明显，苔薄黄，脉沉弦细。辨其为郁证（郁热相火），方选自拟解郁合欢汤加减，以行气解郁，清肝凉血。

合欢皮 15g	郁金 10g	茜草 15g	佛手 10g
炒白芍 15g	麦冬 15g	天冬 10g	大青叶 12g
牡丹皮 12g	香橼 10g	白茅根 15g	甘松 10g
玫瑰花 15g	百合 20g	大枣 6 枚	

14 剂，水煎服。

二诊：头晕眼花较前有所好转，头部作响消失，睡眠较前稍好，仍急躁，大便稍干，小便可。舌淡红，苔白，脉弦细涩。上方加火麻仁、泽兰叶，14 剂痊愈。

按 杨震先生认为，本案病人长期患郁证，肝气郁结是病因，气火内郁是病机，且已出现火郁伤阴、津血耗伤、虚火上炎之病证，属"郁热相火"。治疗应用疏肝、养肝、清肝之法，具体应依《黄帝内经》"木郁达之，火郁发之"的原则，综合疏、平、抑、调、柔各法，选用辛、酸、甘、苦、咸之类药味，采用自拟解郁合欢汤治疗。方中佛手、香橼辛散理气疏肝，白芍、牡丹皮柔肝调肝，配白茅根以酸甘化阴，郁金、合欢皮调肝木之横逆而不伤肝阴，天冬、麦冬凉血养阴以护肝，大青叶、茜草清热凉血、化瘀通络，共奏疏肝郁、平肝逆、清肝火、养肝阴之效，使气得行、郁结散、热得清、瘀血行，切中病机，故获神效。临床治其气郁化火，要注意养阴护肝，柔润肝体为妥。

十三、眩晕（痰热上扰）头部鸣响案

田某，女，70岁，陕西蓝田人，退休。反复头部鸣响、胀闷4年，再发3d。查BP140/90mmHg。头颅CT示双侧侧脑室周围缺血改变，伴左侧侧脑室旁脑梗。颈部血管超声示左侧颈动脉起始处斑块形成。血尿酸478μmmol/L。血脂TC 7.85μmmol/L、LDL-C 4.89μmmol/L，诊断为高血压病、脑梗死。中医诊断为眩晕（痰热上扰），治以清热化痰、升清降浊、镇静安神，方用经方柴胡加龙骨牡蛎汤合升降散加减，疗效显著。

初诊（2013年6月14日）：患者4年前因头部胀闷感，间断有头鸣感，前往当地医院就诊，血压150/100mmHg，经检查诊为脑梗死、高血压病3级（极高危）。服用尼莫地平等降压药，血压基本控制在135/90mmHg左右，但患者头部症状改善不佳。曾在半年前来诊，用疏肝平抑之剂，症状改善较好。3d前再次出现头部鸣响感，感觉头中如有物鸣，音调高，伴见耳鸣，夜间不能入睡，失眠严重，头后枕部疼，颈部不适，口稍苦，食纳尚可，小便可，大便干燥，3d一行。舌质暗红，苔薄白，舌底青筋显露，脉沉弦涩。辨其为眩晕（痰热上扰），选用柴胡加龙骨牡蛎汤合升降散加减，以清热化痰、升清降浊、镇静安神。

醋柴胡12g	法半夏12g	党参12g	黄芩12g
生姜9g	茯苓12g	桂枝6g	大枣3枚
生龙骨30g先煎	生牡蛎30g先煎	远志15g	磁石20g先煎
僵蚕10g	姜黄10g	蝉衣8g	郁李仁12g

4剂，水煎服。

二诊（2013年6月19日）：头鸣响之症明显改善，大便1d一行，夜间能持续入睡5h，舌脉同前。继用上方加鸡内金12g。14剂症状明显改善。

按 眩晕之证最为复杂，历代医家论述颇多。高血压患者通过降压药物治疗，血压可得到控制，但眩晕症状常反复发作。《黄帝内经·素问·至真要大论》曰："诸风掉眩，皆属于肝。"《丹溪心法》曰："头眩，痰挟气虚并火。治痰为主，挟补气药及降火药。无痰则不作眩。"据其症、脉，此患者为痰热作祟，痰热上扰清窍，而见头部鸣响；因热所做，故患者感音调高；痰浊不降，而见耳鸣；痰热扰于心神，故而夜不能寐，入眠困难；热在上而口苦，热在下而大便干；诊其舌脉，舌质暗红，舌底青筋显露为有瘀热之象，脉沉为病在里，涩脉为瘀滞之征，脉弦为病位在肝胆。故杨震先生选用仲景柴胡加龙骨牡蛎汤，合《伤寒温疫条辨》之升降散。前方中柴胡、桂枝、黄芩和里解外，以治头身重、颈部不适；龙骨、牡蛎重镇安神，以治头中鸣响、夜不能寐；法半夏、生姜降逆，以调升降之气机；茯苓安心神；党参、大枣益气养营，扶正祛邪。共奏和解清热，镇惊安神之功。升降散中僵蚕、蝉蜕祛风解痉、散风热、宣肺气，宣阳中之清阳；大黄、姜黄荡积行瘀，清邪热、解温毒，降阴中之浊阴；一升一降，内外通和，而杂气之流毒顿消矣。去前方中铅丹（易造成铅中毒）改为磁石，并改大黄为郁李仁。共奏清热化痰、升清降浊、镇静安神之功。

十四、手抖（肝郁化风）抑郁症案

沈某，女，16岁，陕西西安人，学生。右手抖动1年。血糖、血脂、甲功等均完全正常。诊断为抑郁症。中医诊断为郁证（肝郁化风），治以清热镇惊，理气解郁，方选柴胡加龙骨牡蛎汤合自拟解郁汤，疗效显著。

初诊（2012年10月9日）：患者平素性格内向，情绪易于激惹。1年前右手抖动，写字时明显，无法正常书写，伴情绪抑郁，在西医医院求治，考虑抑郁症，给予抗抑郁治疗，情绪有所好转，但仍书写困难。针灸治疗2个月后有所好转。1个月前上学后再次出现右手抖动明显，慕名来我院。症见：情绪差，易激动，记忆力差，乏力明显，出汗多，嗜睡，不易醒，体质差，易感冒。舌淡暗，边有齿痕尖红，有裂纹，左脉沉细弦，右脉弱。辨其为郁证

（肝郁化风），方选柴胡加龙骨牡蛎汤合自拟解郁汤加减，以清热镇惊，理气解郁。

柴胡 12g	清半夏 12g	党参 10g	炒黄芩 12g
白芍 12g	枳实 15g	生龙骨 20g^{先煎}	生牡蛎 20g^{先煎}
合欢皮 15g	夜交藤 15g	茜草 12g	麦冬 15g
佛手 15g	炙甘草 6g	百合 20g	郁李仁 20g

7 剂，水煎服。

二诊（2012 年 10 月 16 日）：右手抖动较前明显好转，情绪亦好转，可写字，食纳尚可，仍嗜睡，大便稍干，小便调。舌脉同前。原方继服，14 剂痊愈。

按 抑郁症主要临床表现多样。该患者因家长管教过严导致情绪易于激动，烦躁不安，右手抖动无法写字和上学。加之西医院抗抑郁治疗疗效不佳，加重了患者和家长的惊恐心情。杨震先生认为，本病的病因有脏气不足，邪热内伏等，加之情志不畅、肝气郁结，郁而化风而致右手抖动。《伤寒论》用柴胡加龙牡汤治疗"胸满烦惊……一身尽重，不可转侧者"。其病机是肝胆之气不宁，邪怫郁经络，正合此患者病机，用其和解肝胆，镇惊安神，配合自拟解郁汤理气解郁。同时，杨震先生在用药物治疗的同时，不忘与患者进行语言沟通，进行心理疏导，故能取得良好效果。

十五、恶心（少阳郁热）抑郁症案

丁某，女，32 岁，陕西西安人，农民。间断恶心、失眠 3 年。胃镜：慢性浅表性胃炎。中医诊断为郁证（少阳郁热），治以和解清热，镇惊安神，方选柴胡加龙骨牡蛎汤合枕中丹加减，收效显著。

初诊（2013 年 6 月 25 日）：3 年前因工作不顺利出现恶心，呕吐后症状有所缓解。伴有失眠。曾查胃镜：提示慢性浅表性胃炎，口服西药及中药治疗，症状未改善。慕名前来就诊。症见：情绪不佳时出现恶心，易悲伤，夜间睡眠差，噩梦多，说胡话，食纳欠佳，二便尚调，月经推后量少，痛经。舌质淡体胖，苔薄白，脉弦细涩。有焦虑病史，平素工作压力大。辨其为郁证（少阳郁热），方选柴胡加龙骨牡蛎汤合枕中丹加减，以和解清热，镇惊安神。

柴胡 12g	黄芩 10g	党参 15g	清半夏 6g
桂枝 6g	茯苓 10g	生龙骨 15g^{先煎}	生牡蛎 15g^{先煎}
远志 10g	石菖蒲 10g	生龟板 10g^{先煎}	生大黄 5g^{后下}
生姜 6g	大枣 3 枚		

7 剂，水煎服。

二诊（2013 年 7 月 2 日）：症状有所好转，恶心次数较前减少，睡眠有改善，仍爱哭，发脾气，痛经，血块少，夜间梦多，口干，大便干，2d 一行，小便可。舌淡红，苔白稍厚，脉弦细涩。方选柴胡加龙骨牡蛎汤（去铅丹），加火麻仁 20g，泽兰叶 20g，玫瑰花 15g，百合 20g，佛手 15g，元胡 12g，以理气活血，润肠通便。7 剂，水煎服。

三诊（2013 年 7 月 9 日）：纳食较前增加，情绪较前稳定，开朗，偶有恶心，易流汗，易醒，嗜睡，乏力。舌淡红有瘀点，苔白腻，脉沉弦细涩。上方加郁李仁 20g，合欢皮 20g。14 剂痊愈。

按 杨震先生指出，患者长期肝气郁结，近 3 年加重，恶心，失眠，说胡话，可认为是少阳证"心烦喜呕"的加重，已近似"胸满烦惊……谵语"证，故用柴胡加龙骨牡蛎汤加味治疗。方合千金枕中丹，因心主神明而脑为元神之府，故用龙骨、龟板补心肾精血以潜镇虚阳，用远志、菖蒲泄化痰浊，健脑安神。同时加用理气活血解郁之品，切中病机，故取得神效。

十六、维厥（气滞痰瘀阻滞经脉）晕厥案

赵某，女，38 岁，陕西西安人，工人。反复发作晕厥 5 年，再次发作 2d。曾经多家医院诊治，查血常规、尿常规、肝功、肾功、电解质、血脂、血糖、心肌酶谱、免疫系列、心电图、脑电图、头颅 CT、MRI 等均无异常。诊断为晕厥。中医诊断为维厥（气滞痰

瘀阻滞经脉），治以和解通络，升清降浊，方选柴胡加龙骨牡蛎汤加减，疗效显著。

初诊（2014年1月6日）：近5年来无明显诱因反复出现晕厥，发作时眩晕，呕恶，肢体逆冷软缓不支，突然跌仆于地，重者神识昏蒙，无抽搐及二便失禁，每次持续约10min。醒后头昏，善睡，心中懊恢，乏力，曾经多家医院检查未见异常。2d前再次发作，遂来诊。症见：头胀晕，时有耳鸣，两胁胀，呕恶，纳食稍差，善叹息，眠差，多梦，时有心中懊恢，肢体发麻，二便调。舌暗淡，苔黄少津，脉沉弦稍涩。辨其为维厥（气滞痰瘀阻滞经脉），方选柴胡加龙骨牡蛎汤加减，以和解通络，升清降浊。

柴胡10g	姜半夏10g	黄芩10g	生龙骨30g^{先煎}
生牡蛎30g^{先煎}	磁石20g^{先煎}	茯苓15g	桂枝10g
生大黄5g^{后下}	酸枣仁30g	远志10g	太子参15g
焦神曲15g	丹参15g	石菖蒲15g	

7剂，水煎服。

二诊（2014年1月13日）：诸症均明显减轻，舌脉同前。效不更方，继予上方30剂加减，患者无不适。随访3个月，晕厥未再发作。

按 维厥病是临床常见急症，始载于《黄帝内经·灵枢·邪气脏腑病形》。其曰："心脉……微涩为血溢，维厥，耳鸣，癫疾。"《黄帝内经太素·五脏脉诊》云："维厥，血盛阳维脉厥也，阳维上冲则上实下虚，故为耳鸣癫疾。"《中华医学大辞典》也将维厥释为"阳维阴维脉上逆"。《难经·二十九难》："阳维维于阳，阴维维于阴，阴阳不能相维，则怅然失志，不能自持。"阳维脉和阴维脉可以联络和疏通全身三阴经、三阳经、任脉、督脉，维络全身气血阴阳的平衡。本例病人多家医院各种检查均未见异常，但多年来晕厥不断，肢体厥逆痿软，昏仆于地。杨震先生据其脉弦涩、舌苔黄而少津，辨其属气滞痰瘀阻滞经脉。气滞怫郁经络，郁久化热伤津，痰瘀阻络，阴维阳维不相交通故致晕厥。选用柴胡加龙骨牡蛎汤以和解半表半里、疏通营卫，阴维阳维二脉通融，阴阳平衡，升清降浊故晕厥不作。

十七、带下症（肝郁脾虚）慢性阴道炎案

张某，女，38岁，陕西西安人，工人。带下量多，伴外阴瘙痒2年。妇检：宫颈糜烂1度，宫颈那氏囊肿，未见癌细胞。腹部及妇科B超：均未见异常。血沉：38mm/h。肝功、肾功正常。诊断为慢性阴道炎。中医诊断为带下症（肝郁脾虚，气血两虚），治以疏肝健脾，益气养血，佐以除湿止带，方选自拟疏肝化瘀汤合当归补血汤加减，疗效显著。

初诊（2012年10月26日）：患者2年前出现外阴瘙痒，白带增多，时黄时白，在多家医院求治，予以阴道冲洗、局部治疗等均未见好转。现带下白清，有少许腥味，量多，阴部瘙痒难耐。患者面色㿠白，怕冷，眠尚可，月经正常，量不多，二便尚调。平素体质差，易感冒，易疲乏，意欲生育，无奈疾病困扰，无法怀孕。舌淡红，苔薄白，脉沉细，舌下脉络迂曲。辨其为带下症（肝郁脾虚，气血两虚），方选自拟疏肝化瘀汤合当归补血汤加减，以疏肝健脾，益气养血，佐以除湿止带。

醋柴胡10g	枳实10g	炒白芍10g	鸡内金15g
青皮10g	郁金12g	丹参15g	香橼15g
当归15g	黄芪30g	百合20g	桃仁10g
芡实15g	炙甘草6g		

7剂，水煎服。

二诊（2012年11月2日）：自诉外阴瘙痒明显好转，白带较前减少，乏力有所好转，食纳可，夜休可，二便调。舌淡暗，苔薄黄，脉沉细。继用上方加泽兰15g。14剂而愈。

按 世人皆知带下症乃湿热之邪作祟，多用清热利湿之品。此病人一派虚象，气血两虚，瘀滞内停，实为气血两虚为本，瘀血内停为标。且女子以血为本，肝为藏血之脏，气为血帅，血为气母，

气行则血行，疏肝行气，益气养血活血，实为标本兼治之法。该病人之外阴瘙痒2年多，局部治疗未效。杨震先生用疏肝法治疗，是因为其长期肝气郁结，思虑伤脾，木不疏土，脾不化湿，故带下量多瘙痒，临床采用标本兼治法，也体现了下病上取的辨证论治原则。

十八、温病（湿热壅毒）手足口病案

张某，男，4岁，陕西西安人。手足皮疹伴口腔疱疹2d。血常规大致正常。诊断为手足口病。中医诊断为温病（湿热壅毒），治以清热利湿，凉血解毒，方选自拟连紫汤加减保留灌肠，疗效显著。

初诊（2013年5月22日）：患儿2d前无明显诱因出现手足皮疹，呈红色丘疹，口腔出现疱疹，伴流涎，家长未予重视。皮疹渐增多，自述口痛，遂来求治。发病来无发热，精神尚可，食纳欠佳，大便稍干，小便正常。查体：手足及肛周可见多个红色丘疹，不伴痒感，口腔黏膜及咽峡部可见多个疱疹。舌质红，苔白，脉浮数。辨其为温病（湿热壅毒），方选自拟连紫汤加减保留灌肠，以清热利湿，凉血解毒。

连翘10g	金银花12g	苦参6g	紫草6g
炒薏苡仁15g	土茯苓15g	莪术8g	蒲公英15g
紫花地丁15g	砂仁6g^{后下}		

加水100ml，浓煎至20ml，放置38～41℃，保留灌肠，5剂后痊愈。

按 本病属于中医温病范畴，湿热疫毒经口鼻而入，上熏口咽，发于手足，外透肌肤，发为疱疹。杨震先生认为，婴幼儿系稚阴稚阳之体，感受湿热疫毒后，病情变化迅速，宜早发现、早治疗，防变证。基于"肺与大肠相表里"之理论，应用清热利湿，凉血解毒法，自拟连紫汤直肠滴入治疗。方中连翘清热解毒为君；金银花轻清透热、宣通气机为臣；苦参清热燥湿为佐；紫草凉血、透疹、解毒、利尿滑肠为使，使邪从二便排出，防止热毒传于血分。本方既治其本，又"既病防变"，体现了祖国医学"治未病"的思想，共奏清热透疹、解毒化湿之效。并据病情加用清热解毒利湿之品增加疗效。用灌肠法治疗小儿手足口病，充分体现了中医基础理论"肺与大肠相表里"的实用价值。

十九、腰痛（血虚肝郁，阳气不舒）腰肌劳损案

焦某，女，34岁，陕西西安人，工人。腰部冷痛1年余。诊断为腰肌劳损。中医诊断为腰痛（血虚肝郁，阳气不舒），治以温阳散寒，补气养血，佐以疏肝，方选肾着汤合圣愈汤合四逆散化裁，疗效显著。

初诊（2013年1月11日）：自感腰部有寒气自下向上窜，今年较去年加重。腰部自觉发凉，双眼干涩，咽干有痰，咯痰较利，脱发明显，睡眠可，二便尚调，月经量可。舌质淡，苔白厚，脉沉弱，两关弦。患者曾3次人流，且家务劳动繁重，长期情绪不佳，有乳腺增生病史。辨其为腰痛（血虚肝郁，阳气不舒），方选肾着汤合圣愈汤合四逆散，加桂枝以温阳散寒，补气养血，佐以疏肝。

茯苓15g	白术12g	干姜10g	甘草6g
党参30g	白芍15g	熟地20g	黄芪30g
川芎15g	当归15g	枳实10g	柴胡12g
桂枝10g			

7剂，水煎服。

二诊（2013年1月17日）：腰冷痛较前明显好转，仍多痰，脱发较前好转，行经前乳房胀痛。舌脉同前。上方加吴茱萸6g，益母草15g，丹参15g。7剂，水煎服。

三诊（2013年1月24日）：自觉寒气减轻，天凉时臀部发凉，胃反酸，眼干涩，咽干有痰，脱发。舌质红，苔薄黄，脉沉弦关大。上方去益母草、丹参，加牛蒡子12g，浙贝母12g化痰利咽。7剂，水煎服。

四诊（2013年1月31日）：冬天头凉，身体寒气减少，胃中泛水，饭后呃逆，天冷时臀部发凉，痰少。舌质淡，舌苔白厚，脉沉弦两尺弱。在原方基础上，桂枝加至15g，加肉桂6g，吴茱萸8g，浙贝母12g，海螵蛸12g以温中和胃。7剂，水煎服。

五诊（2013年2月7日）：偶觉有寒气自下向上，咽干有痰，声嘶，腰困痛，脱发，头皮油，食纳尚可，二便尚调，行经时乳房胀痛。舌质红，苔薄白，脉沉弦。上方去吴茱萸、浙贝母、海螵蛸，加夜交藤20g，桃仁10g。14剂痊愈。

按 杨震先生在治疗杂病中擅用多个经方配合应用。患者曾3次人流，且家务繁重、情绪烦躁，导致血虚肝郁、卫阳不达而致腰痛冷重；脉沉弱，此为气血两虚之象；乳腺增生，情绪烦躁均为肝气郁结之象。《金匮要略》曰："肾着之病，其人身体重，腰中冷，如坐水中……腹重如带五千钱，甘姜苓术汤主之。"甘姜苓术汤温行阳气，散寒除湿，暖土制水。配合温补气血之圣愈汤，疏肝解郁的四逆散，共奏温阳散寒，益气养血，疏肝解郁之功。治疗1月余而腰痛冷重顽疾治愈，体现了经方的神奇。

二十、黑疸（肝气虚弱）瑞尔黑变病案

姚某，男，65岁，陕西西安人，退休干部。颜面色青2周。乙肝两对半：HBsAg（＋）、HBeAb（＋）、HBcAb（＋）。HBV－DNA＜10^3拷贝/ml。肝功：A/G＝39.7/23.8。肾功、血脂、血糖、尿常规无异常。血清肝纤维化：HA 305ng/ml。AFP 16mg/ml。甲状腺功能无异常。B超示肝、胆、脾未见异常，双肾上腺区未见明显包块。面部皮肤送检，光镜显示角层薄；表皮薄，基底层完整；真皮浅层可见大量嗜黑素细胞，真皮内可见较多；毛囊、皮脂腺及汗腺、胶原较疏松。诊断为瑞尔黑变病。中医诊断为黑疸（肝气虚弱，脾虚湿盛），治以补肝益气，佐以健脾除湿，方以自拟补肝颐气汤加减，疾病得愈。

初诊（2003年1月17日）：患者2003年元旦后无明显诱因突

然出现颜面色青，逐渐加重，伴小便色灰绿，大便稀 1~2 次/d，无发热，痰多色白，睡眠差，纳可。舌质暗红，苔黄厚，脉沉细弦。辨其为黑疸（肝气虚弱，脾虚湿盛），治以补肝益气，佐以健脾除湿，方以自拟补肝颐气汤加减。

柴胡 10g	升麻 10g	当归 12g	生黄芪 15g
郁金 10g	白芍 10g	茯苓 15g	远志 10g
夜交藤 15g	合欢皮 15g	山萸肉 10g	陈皮 12g
虎杖 15g	丹参 15g	炒白术 15g	炒薏苡仁 15g

14 剂，水煎服。

二诊（2003 年 1 月 31 日）：经治肤色逐渐好转，略痰减少，效不更方，继续中药治疗，未再用其他治疗方法。半年后患者颜面肤色如常。复查乙肝：HBeAb（+）、HBcAb（+）。肝功：A/G = 42/24，血清肝纤维化：HA 237.8ng/ml 等指标均较前好转。随访半年，病情无反复。

按 瑞尔黑变病是 Riehl 在 1917 年首先报道的，是当时奥地利常见的一种面部色素沉着疾病，推测可能是由于在战争环境下低劣的食品供应造成。研究表明，可能因维生素缺乏、营养不良或其他因素，体内产生某些毒性物质，使皮肤对于光线及机械性刺激发生敏感而产生。本病目前尚无特效疗法。据中医五色辨五病，青色为肝所主，定位在肝。色隐于皮肤之内，主病在里；色浊暗，青黑色中略带微黄而见于面部者，主病为木乘土位，木不疏土。结合脉象沉细弦及本病特点，杨震先生认为本病从中医辨证当属黑疸范畴，为肝气不足，脾失健运，疏泄失常，邪入血分，木乘土位，湿郁血瘀，循经上乘于面部所致。肝气虚则疏泄功能减退，气血失于调和出现肤色异常；木不疏土，脾胃运化功能减退，则生湿聚痰，出现痰多、大便稀。治疗以补肝益气，健脾化湿为主。方中柴胡、升麻益气升提以升发肝气，为君药；当归、黄芪益气养血以养肝之体，山萸肉、白芍理气养阴以柔肝之体，郁金行气活血解郁，共为臣药；茯苓、陈皮健脾化痰，远志、夜交藤宁心安神共为佐药；合欢皮疏肝解郁，为使药，引药入肝经。共奏补肝气、养肝体、柔肝阴之功，使气血健运，濡荣于色，疾病得愈。

二十一、遗尿（肝气虚弱）案

韩某，男，16岁，陕西西安人，学生。尿床16年。诊断为遗尿。中医辨证为肝气虚弱，治以补肝益气、固肾缩尿，方以自拟补肝颐气汤合缩泉丸加减而病愈。

初诊（2004年1月22日）：患者自幼有尿床习惯，每遇劳累、惊吓病情加重，曾用多种办法治疗，效果不佳。伴见：时有乏困、怕冷，胆小易惊，忧郁，纳可，大便调。舌质淡，苔薄白，脉沉细弱。平素体质差。辨为肝气虚弱，子盗母气，治疗予标本兼治，补肝益气、固肾缩泉，方以自拟补肝颐气汤合缩泉丸加减。

柴胡10g	升麻10g	当归10g	生黄芪15g
郁金8g	白芍10g	茯苓15g	山萸肉10g
夜交藤15g	合欢皮15g	台乌15g	益智仁15g
山药15g			

14剂，水煎服。

二诊（2004年2月8日）：尿床次数减少，精神有所好转。上方加减服用3个月，尿床基本消失，效不更方继续加减服用。至2004年7月14日来诊，患者自述2个月来再未有尿床情况，胆子变大，精神好。随访半年，无反复。

按 肝者，将军之官，主疏泄，能"开鬼门，洁净府"。患者平素体质差，肝气虚，疏泄功能减退，开阖不利，门卫失灵而出现遗尿。加之体虚易被外惊所扰，"肝气虚则恐"，"恐则气下"，均为肝气虚表现。治疗重在补气升提，佐以固肾缩泉，故病治愈。

二十二、阴脱（肝气虚弱）子宫下垂案

张某，女，30岁，陕西西安人，农民。下身有物脱出，活动不便2个月。在当地医院妇科检查，诊为子宫下垂Ⅱ度。中医诊断

为阴脱（肝气虚弱，中气下陷），治以补肝益气，升提固本，佐以活血调经，方以自拟补肝颐气汤加减而病愈。

初诊（2004年1月18日）：患者长期体力劳累过度。2个月前自感下身活动时不便，似有物脱出，行走时摩擦疼痛。当地医院诊为子宫下垂，要求卧床休息。为求中医治疗来本院。症见：外阴部胀痛，活动时加重，乏困，尤以双下肢为甚，腿肿，纳可，大便干。舌质淡体胖，苔薄白，脉沉弱。辨其为阴脱（肝气虚弱，中气下陷），治以补肝益气，升提固本，佐以活血调经，方以自拟补肝颐气汤加减。

柴胡10g	升麻15g	当归12g	生黄芪20g
郁金10g	白芍10g	茯苓15g	夜交藤15g
合欢皮15g	丹参15g	益母草15g	

14剂，水煎服。

二诊（2004年2月1日）：外阴下坠症状稍有减轻，精神有所好转，腿肿轻，带下色白量多，上方加炒白果15g服用。后上方继续加减服用5个月。

三诊（2004年7月18日）：患者配合减少活动量，外阴不适基本消失，月经周期恢复正常，浮肿明显好转。当地医院妇科复查提示：子宫下垂基本消失。随访半年，无反复。

按 阴器为肝经所过之处，"肝者，罢极之本"，肝主筋，肝气主升。患者平素劳累过度，肝气虚弱，筋膜失养而弛长，系带松弛，肝经络属的阴器因此不能维系其正常位置而下垂。此患者子宫下垂为肝气虚弱、中气下陷所致，治疗以补肝益气，升提固本，佐以调经为大法，连续用药半年，疾病治愈。

二十三、狐疝（肝气虚）腹股沟斜疝案

张某，男，70岁，陕西西安人，退休。间断右少腹坠胀1年。诊断为右腹股沟斜疝。中医诊断为狐疝（肝气虚），治以补肝益气，升阳举陷，方选自拟补肝颐气汤加减，收效显著。

初诊（2014年2月18日）：诉1年前因用力太过，觉一包块坠入阴囊，右少腹胀，每遇久行、负重或久蹲后明显，平卧时消失，西医诊断为右腹股沟斜疝，要求手术治疗，遂转请中医诊治。现症：右少腹坠胀，连及腹股沟、阴囊，站立更甚，怕冷，纳可，二便尚调。体格检查：一般情况可，心肺无异常，腹部稍隆，无压痛，肝脾未触及，肾区无叩击痛，双下肢不肿。站位查右侧阴囊膨大，可触及包块，平卧时消失，无红肿触痛。舌淡暗，苔白腻，脉沉细。辨其为狐疝（肝气虚），方选自拟补肝颐气汤加减，以补肝益气，升阳举陷，佐以行气散寒止痛。

当归12g	生黄芪15g	合欢皮15g	夜交藤15g
白芍10g	柴胡10g	升麻10g	郁金10g
茯苓10g	陈皮10g	远志10g	山萸肉15g
荔枝核15g	小茴香3g	乌药6g	

7剂，水煎服。

二诊（2014年2月25日）：精神好转，怕冷、少腹坠胀减轻。随证加减治疗1月余，患者上症渐消，疝自行回纳，久站或负重后未见反复。后续服2个月巩固疗效，未再复发。

按 狐疝之名首见于《黄帝内经·灵枢·经脉第十》，书中曰："肝足厥阴之脉……循股阴，入毛中，环阴器，抵小腹，挟胃，属肝络胆……是主肝所生病者，胸满，呕逆，飧泄，狐疝，遗溺，闭癃。为此诸病，盛则泻之，虚则补之……"狐疝又名阴狐疝，俗称小肠气。因小肠坠入阴囊，时上时下，平卧或用手推时肿物可缩入腹腔，站立时又坠入阴囊，如狐之出入无常，故名。《金匮要略》曰："阴狐疝气者，疝结阴囊，出没不测，状似妖狐也。左右二丸，偏有大小，时时上下，出入无常。此少阴厥阴两经之病，由水寒木陷，肝气下郁而发。"杨震先生认为，本病因肝气失于疏泄而发。肝主筋，肝气虚则筋膜松弛，出现脏器下陷。结合中医肝之生理病理及经络学说，故予自拟补肝颐气汤以补肝益气，升阳举陷，加荔枝核、小茴香、乌药行气散寒止痛，获效显著。

二十四、解㑊（肝气虚）慢性疲劳综合征案

张某，男，39岁，陕西西安人，工人。精神疲惫8月余。辅助检查：血常规、尿常规、肝功、肾功、心电图、腹部B超及理化检查均未见异常。诊断为慢性疲劳综合征。中医诊断为解㑊（肝气虚），治以补肝益气，方选自拟补肝颐气汤加减，疗效显著。

初诊（2013年10月8日）：患者从2013年2月以来由于工作紧张繁忙，压力大，起居失常，劳倦过度，谋虑过甚，以致悒郁不乐，失眠健忘，时欲叹息，少气懒言，食欲不振，肌肉松弛无力，肌肉关节酸痛。经数家医院检查均无异常发现。给予能量合剂、果糖、维生素、消炎镇痛、抗抑郁等药治疗，效果不显，遂来诊。舌质淡红体胖，苔薄白，脉弦细无力。辨其为解㑊（肝气虚），方选自拟补肝颐气汤加减，以补肝益气。

当归12g	生黄芪15g	合欢皮15g	夜交藤15g
白芍10g	柴胡10g	升麻10g	郁金10g
茯苓10g	陈皮10g	远志10g	山萸肉15g

14剂，水煎服。

二诊（2013年10月22日）：症状减轻，舌质淡红，苔薄白，脉弦细无力。续服上方14剂而愈。

按 慢性疲劳综合征是亚健康状态常见表现之一，在人群中发病率可达16%以上。西医治疗主要是免疫调节和抗抑郁剂，但疗效不佳。杨震先生认为，此病应归属祖国医学"解㑊""懈惰""怠惰"等病范畴。解㑊病，始载于《黄帝内经·素问·平人气象论》："尺缓脉涩，谓之解㑊安卧。"即尺脉涩，寸口脉缓弱，是气虚血少的疾病。"解㑊，懈怠也"，是身体困倦、四肢懈怠之意。

中医药治疗本证多以补中益气、养血安神为主。杨震先生治此病用自拟补肝颐气汤，因"肝为罢极之本"，应用养肝气、颐肝血方为治本之道。方中升麻、柴胡为君，二者同用以升举阳气、疏肝解郁；黄芪补气升阳，辅助升麻升气举陷，当归补血活血，山萸

肉、白芍养血敛阴、柔肝止痛，郁金活血止痛、行气解郁，共为臣药，助君药柔肝之体，养肝之用；远志、夜交藤养心安神，茯苓健脾安神，陈皮理气调中、燥湿化痰以防木不疏土、脾胃壅滞，共为佐药；使药合欢皮，既安神解郁又作为引经药。诸药合用，共奏补肝气、养肝体、益肝用之功，使气血充养，懈怠自除，疗效自建。

二十五、内伤发热（邪伏少阳）乙肝肝硬化案

吕某，男，54岁，陕西延安人，农民。发热、腹胀20d。诊断为乙肝肝硬化，中医诊断为内伤发热（邪伏少阳）、积聚（阴虚血瘀），治以清解少阳湿热，滋阴养血除蒸，方选蒿芩清胆汤合秦艽鳖甲汤加减，疗效显著。

初诊（2013年9月6日）：20d前无明显原因出现午后发热，常达38℃左右，2h后体温下降至37℃左右。伴腹胀，纳差，口干苦，无恶心，偶有右胁疼痛，大便稀，每日2~3次，小便黄。在西京医院住院，诊为乙肝后肝硬化，门静脉血栓，经药物治疗效不佳，遂请中医诊治。来见舌质红，苔黄有花剥，脉弦细数，右关稍革，左关尺涩。辨其为内伤发热（邪伏少阳）、积聚（阴虚血瘀），方选蒿芩清胆汤合秦艽鳖甲汤加减，以清解少阳湿热，滋阴养血除蒸。

青蒿15g	黄芩15g	竹茹15g	滑石15g^{包煎}
姜半夏15g	陈皮12g	茯苓15g	青黛1g^{包煎}
柴胡10g	鳖甲15g^{先煎}	秦艽15g	知母15g
当归15g	地骨皮15g	鸡内金15g	重楼15g
砂仁8g^{后下}	金钱草15g	白花蛇舌草20g	

7剂，水煎服。

二诊（2013年9月13日）：服药3剂后再未发热，其余症状较前明显好转。舌质红，苔薄黄，脉弦细数，左关尺涩。上方去蒿芩清胆汤，加茜草15g，虎杖15g，加强凉血解毒活血。继服14剂，发热未再反复。

按 本患者肝硬化伴午后发热多方诊治未效，遂转请中医诊治。病人每天下午4时发热达38℃以上已20d，加之原有肝积，潮热日久，甚为虚弱。杨震先生认为，其病机当为湿热痰浊蕴毒邪伏少阳，挟血虚血瘀。何以知之，脉弦细数，右关稍革，左关尺涩。此病本为阴虚血瘀，标为湿热痰浊，用蒿芩清胆汤清泄少阳胆经相火炽热兼化痰利湿，直治少阳伏邪，清解枢机不利。在治标同时顾及病久体虚，又有阴虚血瘀之本病，故用滋养厥阴本病的秦艽鳖甲汤，既防止热邪传入阴分，又能滋阴和血，祛伏热以外达。两方合用，紧扣病机，清外透内，标本兼治，甚为妥帖。

第五章　师徒对话

第一节　关于中西医思维

跟师临诊，杨震先生首先教导我们，作为中医医生必须明确中医与西医在诊病过程中存在的明显不同之处，即思维方式的不同。欲探求根本，请教于师。

史艳平（徒）： 中医和西医在疾病的诊治方面区别何在？

杨震（师）： 中、西医最大的区别在于思维方法不同。西医思维是数思维，以"病"为主线，通过理化检测以生理解剖、实验检测搜集"数据"，用来确认"病"及诊治方法；中医讲究的是象思维，以"证"为主线，通过四诊八纲和藏象理论来搜集各种"象"，再以逻辑推理、演绎归纳来认识"病"。中医注重整体、宏观及主观反应，西医注重局部、微观及客观存在。

史艳平（徒）： 数思维是什么？象思维是什么？各表现在哪些方面？

杨震（师）： 所谓数思维，就是说一切都讲究数的概念，比如说最基础的心率、血压、呼吸，再到血常规中的白细胞、血红蛋白，肝功的转氨酶，肝纤维化指标中的透明质酸等。西医用数来说明一切，正常与异常，异常的严重程度，通过这些数值变化来诊断临床疾病，判断疾病治疗情况。应该说，理化检查中，"数"的概念是现代医学发展进程中的一盏明灯、一把罗盘、一个指南针。但单纯的数思维会束缚我们的思想，制约我们判断问题的能力。比如乙肝病人病情活动，在早期乙肝病毒定量非常高，西医只是一味地抗病毒，干扰素等一用就是几个月甚至1年，几年过去了，病毒可能控制住了，但乙肝就好了吗？西医大夫告诉你好了，但是肝纤维化的进程并没有停止，它还在侵犯病人的肝脏。而所谓的象思维，学中医的人都知道，在学习藏象学说时就说过，"藏"是指内脏，"象"一是指脏腑器官的形态结构，如"心象尖圆，形如莲花"，二是指脏腑的生理功能活动和病理变化表现于外的现象。我们现在说的象思维是指患者外在的具体反映，包括望、闻、问、切4个方面，也就是"有诸内必形于诸外"，体内的病理变化必然在体外有一定的表现，具体在神色、形态、舌象、脉象等。我们通过这些象来辨病和辨证论治，就是中医常讲的同病异治和异病同治。这种以"象"为依据诊治疾病的方法，就是中医的象思维。

史艳平（徒）：这2种思维方式差异很大，临床该怎么运用呢？

杨震（师）：作为现代的中医医生，我们不排斥西医的数思维，但也绝不能仅仅停留在单纯以中医四诊取证的象思维上。西医的理化检查，比如血象、骨髓象、影像等检测方法应看为中医四诊的延长和延伸，也应为中医而用。我们通过"象"来辨证思维，采取相应的立法、方药，在判断病情轻重之时除了看象之外，数也能够帮助我们了解病情的轻重程度。同样，在治疗一段时间之后，除了中医象的变化标志疾病好转或加重之外，西医的数也是疾病好转或加重的标志物。比如肝硬化的病人，肝纤维化指标直接反映肝脏的纤维化状况，治疗前与治疗后的相应变化，可客观反映出治疗的有效程度。

临床经常见到身处在西医综合医院的中医医生，长期受西医的影响，中医象思维太少，或者说近乎没有。比如病人咳嗽，首先想到的是去拍胸片，查血常规、查支原体，看看是支气管炎还是肺炎？是细菌感染、病毒感染还是支原体感染？不去注意舌象、脉象，也不去管他是风寒还是风热，是痰湿还是痰热。治疗也是将西医的治疗放在首位，待治疗一段时间以后，疗效实在不好时才考虑用中药或推拿按摩辅助治疗。无论是在疾病诊断，还是疾病治疗方面都把西医放在首位，把中医治疗放在辅助位置，这是不应该的。作为现代的中医医生，临床只有将中医的象思维与西医的数思维有机结合，即辨证与辨病相结合，才能更好地发挥中、西医各自的优势，更准确地把握疾病的诊治及对预后的判定。

第二节　关于脉诊的方法

杨震先生临诊极为重视脉诊，认为脉诊最具中医特色，是中医四诊中不可或缺的重要环节，可判定疾病正邪之盛衰，测知病因、病位，推断疾病预后。我们临床工作多年，对于诊脉的方法始终不得其要旨，遂请教于师。

史艳平（徒）：可否讲述脉诊？

杨震（师）：脉诊是至精至微之事。常言道，"脉理精微，其体难辨，弦紧浮芤，展转相类，在心易了，指下难明"。孙思邈在《大医精诚》中言："今病有内同而外异，亦有内异而外同，故五脏六腑之盈虚，血脉营卫之通塞，固非耳目之所察，必先诊候以审之。而寸口关尺有浮沉弦紧之乱，腧穴流注有高下浅深之差，肌肤筋骨有厚薄刚柔之异，惟用心精微者，始可与言于兹矣。"

史艳平（徒）：临床如何进行诊脉？

杨震（师）：诊脉前，当先正己，即需做到宁心、调息、静息，后可诊脉。诊脉时，左手候诊病人右手之脉，右手候诊病人左手之脉，在诊脉的学习中应用理论结合实践再加经验传承才能掌握。

史艳平（徒）：诊脉如何定位？浮中沉如何取之？

杨震（师）：诊脉应用双手指目，先定掌后关，关前为寸，关后为尺。浮中沉是诊脉时运用指力的轻重。用轻指力按在皮肤上为浮。浮取，亦即《难经》如三菽之重、如六菽之重。用重指力按在筋骨间为沉。沉取，亦即《难经》如十二菽之重，与筋平者，肝部也，按之至骨，举指来疾者，肾部也。指力不轻不重，按至肌肉而取脉，如九菽之重，浮沉之间即为中。中取，《难经》五难曰："脉有轻重，何谓也？然：初持脉，如三菽之重，与皮毛相得者，肺部也。如六菽之重，与血脉相得者，心部也。如九菽之重，与肌肉相得者，脾部也。如十二菽之重，与筋平者，肝部也，按之至骨，举指来疾者，肾部也，故曰轻重也。"再有《四言举要》言："脉有七诊，曰浮中沉，上下左右，消息求寻。又有九候，举按轻重，三部浮沉，各候五动。寸候胸上，关候膈下，尺候于脐，下至跟踝。左脉候左，右脉候右，病随所在，不病者否。浮为心肺，沉为肾肝，脾胃中州，浮沉之间。"

史艳平（徒）：诊脉时除了需取浮中沉外，还有其他诊法吗？

杨震（师）：除取浮中沉外，举按推寻也是诊脉时探索脉象的一种手法。举必先按之，然后轻手循之曰举，重手取之曰按，不轻不重委曲求之曰寻。寻者寻找之意，不是中取之意。而推寻是手指由轻到重或由重到轻，沿脉管左右推寻，指力向外为推，指力向内为寻，可以体察脉的紧张度、脉搏应指的形象，即所谓"委曲求之"。滑伯仁的《诊家枢要》言："持脉之要有三：曰举，曰按，曰寻。轻手循之曰举，重手取之曰按，不轻不重，委曲求之曰寻。初持脉轻手候之，脉见皮肤之间者，阳也，腑也，亦心肺之应也；重手得之，脉附于肉下者，阴也，脏也，亦肝肾之应也；不轻不重，中而取之，其脉应于血肉之间者，阴阳相适，冲和之应脾胃之候也。若浮中沉之不见，则委曲而求之。若隐若见，则阴阳伏匿之脉也。三部皆然。"

史艳平（徒）：临床常见的脉象有哪些？

杨震（师）：关于脉象的种类，《黄帝内经》以缓、急、大、小、滑、涩为纲，又以大、小、滑、涩、浮、沉为纲，共记载有31种脉象。王叔和在《脉经》中，以阴阳为总纲，浮、沉、长、短、滑、涩为六纲，将脉象分为24种。李时珍在《濒湖脉学》中以阴阳为纲，又立有27种脉名。历代医家所列之脉象，种类的分歧较大，虽目前李氏阴阳为纲的27种脉象较为公认，但仍有不尽如人意之处。对脉诊的论述，脉象的分纲别类，晚清医家周学海曰："盖求明脉理者，须将位数形势，讲得真切，便于百脉无所不赅。不必立二十八脉之名可也。"具体阐述为"位者，浮沉尺寸也；数者，迟数结促也；形者，长短广狭厚薄粗细刚柔，犹算学家之有线面体也；势者，敛舒伸缩进退起伏之有盛衰也"。故而"脉有四种，位数形势而已"。位为指下一段脉管整体在三维空间内的位置，即脉位；数为指下一段脉管运动时形态发生的变化在时间维度上的表现，即脉数；形为指下一段脉管本身的形态，即脉形；势为指下一段脉管形态发生变化的程度，即脉势。许多单脉实际上不是简单的一种脉象属性，而是多个单要素（位属性、数属性、形属性、势属性）按照不同的比例重新组合。如王叔和的《脉经》云："虚脉，迟大而软，按之不足，隐指豁豁然空。"指出虚脉的数属性中频率为迟，形属性中宽度为大，势属性中力度为弱，势属性中紧张度为软，而以脉势无力最为重要，"按之不足，隐指豁豁然空"为虚脉的特征要素。

我的老师麻瑞亭老先生很善诊脉，行医70年，对脉有很精深的研究。他特别提出应补充2种脉，即滞脉和浑脉。他认为，"脉来壅滞不利，现于寸关，其象似涩者，谓之滞脉，属阳，为气滞不降之候。脉来含混不清，举按寻同等，谓之浑脉，属阴，为血瘀浑浊之候"。

史艳平（徒）： 我们常说脉象要有胃、神、根，到底指的是脉象的哪些方面？临床有什么指导意义？

杨震（师）： 掌握脉象的胃、神、根能判断疾病病势及发展趋势。胃、神、根是正常人的平脉应该具有的3个特点：①胃。胃为水谷之海，后天之本，是人体营卫气血之源，人之死生，决定于胃气的有无，所谓"有胃气则生，无胃气则死"。因此，脉亦以胃气为本，有胃气的脉象。古人说法很多，如《黄帝内经·灵枢·终始》曰："邪气来也紧而疾，谷气来也徐而和。"或中取以候胃气。总的说来，平人脉象不浮不沉，不快不慢，从容和缓，节律一致，是为有胃气。即使是病脉，不论浮沉迟数，但有徐和之象，便是有胃气。诊察胃气的盛衰有无，对判断疾病的进退吉凶有一定的临床意义。②神。脉贵有神，心主血而藏神，脉为血之府，血气充盈，心神便健旺，脉象自然有神，脉神的形态是柔和有力，即使微弱的脉，微弱之中不至于完全无力的为有神；弦实的脉，弦实之中仍带有柔和之象的为有神。总之，脉之有胃、有神，都具有冲和之象，有胃即有神，所以有胃有神的脉象形态是一致的。③根。肾为先天之本，是人体脏腑组织功能活动的原动力，肾气足，反映于脉象必有根，沉以候肾，尺以候肾，尺脉沉取应指有力，就是有根的脉象形态，若病中肾气犹存，先天之本未绝，尺脉沉取尚可见，便还有生机。

通过讲解，我们应明确，诊脉时熟练掌握浮、中、沉，举、按、推、寻的方法，感受脉象的胃、神、根，对于判定疾病进展及预后有很大的帮助。

第三节　相火本质的探究

杨震先生在临床诊疗方面经验丰富，曾拜丹溪学派传承人王新午，以及清代御医黄元御第五代传人麻瑞亭2位老先生为师，颇得名师真传。在诸多疑难疾病的治疗方面均获得了满意的疗效，尤其是在肝胆疾病方面，更是匠心独具。对元代大医家朱丹溪所倡导的相火学说有独到见解，用内生火热理论指导并贯穿于肝病的临床治疗始终，疗效显著。欲探究相火本质及其特点，请教于师。

郝建梅（徒）：什么是相火？

杨震（师）："相火"二字，最早源于《黄帝内经》，书中曰"君火以明，相火以位"。"君火"是指事物生长和变化的最高主持者和动力。以自然变化来说，有了它，生化活动才能进行。相火是在君火统帅下，具体完成、促使自然界诸多生物成长变化或人体生长发育之火，处于臣使地位。有了它，君火的作用才能具体落实。"明"，是光明之意，指君火的正常表现。"位"，指位置，即安于本位，充分发挥其本身应尽的职能。"君火以明，相火以位"，就是指在君火主持统帅作用正常时，相火在本位的作用才能充分发挥。

朱丹溪认为，宇宙间的一切事物，皆以动为主，"凡动皆属于火"，"太极动而生阳，静而生阴。阳动而变，阴静而合"，"火内阴而外阳，主乎动者也，故凡动皆属于火。以名而言，形气相生，配于五行，故谓之君；以位而言，生于虚无，守位禀命，因其动而可见，故谓之相"（《格致余论·相火论》）。丹溪认为事物的生存离不开动与静 2 方面，其中动是基本的、主要的。自然界产生万物，以及人体维持生命，均以动为常。君火是针对有名称，可构成形气相生，可与五行相配，可保持机体正常神明活动者（有名有形）；相火是针对有产生部位，但当其不动时，在它的部位上看不到，虚无不见，好像守位待命一样，只有在其动时，才可以看到它的象征者（有名无形）。

综上所述，《黄帝内经》把君火、相火均指为外界火热，丹溪借用这 2 个名词，用来说明人体生理、病理情况下产生火热的不同概念，把君火指为人体正常的整体神明活动，把相火指为人体内正常或反常的局部内生火热。外感火热的证治从张仲景、刘河间到温病学家已很丰富，而对内生火热证的论述，历代很少，丹溪在刘河间、李东垣的影响下，运用相火学说把对内生火热证的研究推向了高潮。

郝建梅（徒）：相火产生的原因是什么？

杨震（师）：朱丹溪认为，相火与人体关系密切，其产生于命门，为有名无形之气，即所谓"生于虚无"，但在生理活动及病理变化时，随时都有火的象征。丹溪虽说凡动皆属于火，却确认相火在人体是不可缺少的，其关键在于它"动"得是否正常。丹溪曰："彼五火之动皆中节，相火惟有禆补造化，以为生生不息之运用耳。"并在"动"字上解释说"天主生物，故恒于动，人有此生，亦恒于动，其所以恒于动，皆相火之为也"。意思就是，人之所以富有生命力，无不根源于相火一气的运动。

郝建梅（徒）：相火产生的部位在哪里？

杨震（师）：李东垣认为，"相火，下焦包络之火"。而朱丹溪更明确指出，相火的活动机能，虽然在各脏腑都具备着，但它源于肝肾。他说："见于天者，出于龙雷则木之气，出于海则水之气也。具于人者，寄于肝肾二部，肝属木而肾属水也。胆者肝之府，膀胱者肾之府，心包络者肾之配，三焦以焦言，而下焦司肝肾之分，皆阴而下者也。"所以，相火产生的部位应是肝肾二部。

郝建梅（徒）：相火的表现形态有哪些？

杨震（师）：相火有名无形，不动不可见，动而可见。即在机体正常时看不到相火的外形，在机体异常时可见到相火变化的外征。

郝建梅（徒）：相火的生理特点是什么？

杨震（师）：生理性相火即"相火之常"，表现在以下 3 个方面：

（1）人身的动气。相火是人体生生不息的机能活动，《格致余论·相火论》曰："天非此火，不能生物，人非此火，不能有生……肝肾之阴，悉具相火，人而同乎天也。"认为相火以肝肾精血为其物质基础，而能温百骸、养脏腑、充九窍，所以后世也叫其元阳、真阳。所以，生理性相火即是人体生命的动能。

（2）受心火支配。丹溪认为，相火的运动是受心火支配的，"君火以明，相火以位"。相火活动的正常与否，与心火有直接关系，若心火安宁，则相火"动皆中节"，即按照一定的节律，不停地运动着，发挥着正常机能。故《格致余论》曰："二脏（肝肾）皆有相火，而其系上属于心，心，君火也，为物所感则易动，心动则相火亦动。"

（3）与五脏功能活动有关。丹溪指出，相火之动正常与否，与五脏功能活动情况有密切关系。"五火"之动中节，是相火正常的重要保证。他说："彼五火之动皆中节，相火惟有裨补造化，以为生生不息之运用耳。"故凡人体脏腑、经络、气血等正常功能活动以及生命延续，无不体现了相火的重要作用。

郝建梅（徒）：相火的病理特点有哪些？

杨震（师）：病理性相火即"相火之变"，致病特点有 2 个方面：

（1）相火妄动为贼邪。相火活动失常，必然导致机体发生病变。引起相火妄动的原因，多为情志过极，色欲无度，饮食厚味……丹溪认为，七情六欲之伤，常激起"脏腑之火"（即"五性厥阳之火"）。如《金匮玄钩》云："大怒则火起于肝，醉饱则火起于胃，房劳则火起于肾，悲哀动中则火起于肺。心为君主，自焚则死矣。"说明相火在位则有益，离位则有害。《格致余论·相火论》曰："相火易起，五性厥阳之火相煽，则妄动矣。"而相火妄动，必然消耗阴精。

（2）阳常有余，阴常不足。相火旺盛，阴精被耗，必然出现"阳常有余，阴常不足"的不平衡状态。《格致余论》曰："相火妄动，动则精自走，相火翕然而起，虽不交会，亦暗流而疏泄矣。"由于相火妄动，变化莫测，无时不有，以致"煎熬真阴，阴虚则病，阴绝则死"，其变化较多，危害甚大。

郝建梅（徒）：相火该如何分类？

杨震（师）：《黄帝内经》曰："君火，春季主气的外界火热，统帅生化；相火，夏季主气的外界火热，落实生化。"丹溪认为君火是人体正常的神明活动（整体热能）。其将相火分为 2 种：常，人体正常的局部热能；变，人体反常的局部内生火热（阴虚相火、湿热相火）。

郝建梅（徒）：针对反常相火如何治疗？

杨震（师）：金元时期善治火证的三大医家是刘完素、李杲、朱震亨，他们的代表作分别是刘河间的《火热论》、李东垣的《阴火论》，以及朱丹溪的《相火论》。

对于"相火"治疗，《丹溪心法·火门》中说："阴虚火动难治。火郁当发，看何经，轻者可降，重者则从其性而升之。实火可泻，黄连解毒之类；虚火可补，小便降火极速……阴虚证本难治，用四物汤加炒黄柏，降火补阴，龟板补阴，乃阴中之至阴也。"其治阴虚相火的代表方剂为补阴诸丸，在滋阴降火时重在肝肾。针对湿热相火的特点，创立了以气、血、痰、郁为纲，以六气为目的标本先后辨证，结合地理方宜，用越鞠丸统治诸郁，用枳桔二陈汤统治湿热相火。

总之，作为一代医宗的朱丹溪，敢于创新，倡导相火论，用内生火热论的观点，以七情释病因，以伤阴释病机，以阴虚测预后，奠定了内生火热学说和滋阴学说的理论基础，开创了滋阴疗法和化湿疗法的先河，为我们研究内生火热学说，提供了卓有成效的经验。

第四节　肝脏的生理病理

杨震先生临床擅治肝病，强调治肝必须掌握肝脏的生理病理特点，临证辨治才能精当。欲探寻根源，请教于师。

一、论"肝体阴而用阳"

王少波（徒）：肝脏的生理病理特点是什么？

杨震（师）：历代医家对肝的论述甚是繁多，但叶天士的"肝体阴而用阳"尤为经典，可以说是对肝的生理病理作出了高度概括，并且对临床用药起到了一个很好的指导思想。

王少波（徒）："肝体阴而用阳"如何理解？

杨震（师）："肝体阴而用阳"出自清代叶天士的《临证指南医案·肝风》，书中曰："故肝为风木之脏，因有相火内寄，体阴用阳，其性刚，主动主升，全赖肾水以涵之，血液以濡之，肺金清肃下降之令以平之，中宫敦阜之土气以培之，则刚劲之质，得为柔和之体，遂其条达畅茂之性，何病之有。"它是中医学对肝脏生理病理的概括。"体"指肝脏的本体，"用"则为肝脏的功能活动，指肝脏实体属阴而其功能属阳。肝藏血，血为阴，故肝体为阴；肝主疏泄，内寄相火，为风木之脏，易动风化火，故功能属阳。

王少波（徒）："肝体阴而用阳"与肝脏的生理功能有何联系？

杨震（师）："肝体阴而用阳"，体，一般是指实体或实质；用，则是指作用和机能，也就是说肝的功能属阳，活跃向外，但物质基础为阴精，潜藏在内。因此肝的生理功能一方面在体，另一方面在用，也就是主疏泄与主藏血2个方面。

王少波（徒）："肝体阴而用阳"愿闻其详。

杨震（师）："体阴用阳"4字高度概括了肝的主要生理机能。"体阴"的含义有二：一是肝位于腹部在横膈之下，右胁下偏右，属阴脏。关于肝的位置自古多有医家论述，如《黄帝内经·灵枢·五邪》中说："邪在肝，则两胁中痛。"可以看出，《黄帝内经》中已对肝位于胁下有了较直观的认识。《难经·四十二难》曰："肝重四斤四两，左三叶，右四叶，凡七叶。"元代滑寿的《十四经发挥·足厥阴肝经穴歌》曰："肝之为藏，左三叶，右四叶。其治在左，其藏在右胁，右肾之前，并胃贯脊之第九椎。"《黄帝内经·灵枢·阴阳系日月》曰："腰以上者为阳，腰以下者为阴。"实际是以膈分上下，即膈上胸部为阳，膈下腹部为阴。张介宾说："五脏以心肺为阳，故居膈上而属手经。肝脾肾为阴，故居膈下而属足经。"而五脏在阴阳的基础上再分阴阳，见于《黄帝内经·灵枢·九针十二原》，书中曰"阳中之少阴，肺也，阳中之太阳，心也，阴中之少阳，肝也，阴中之至阴，脾也，阴中之太阴，肾也"，以及《黄帝内经·灵枢·阴阳系日月》曰"其于五脏也，心为阳中之太阳，肺为阳中之少阴，肝为阴中之少阳，脾为阴中之至阴，肾为阴中之太阴"。故曰心肝同是牡脏，心在胸部为太阳，肝在腹部为少阳；肺脾肾同为牝脏，肺在胸背部为少阴，脾在腹部为至阴，肾在腰部为太阴。后来叶天士将"牝脏""牡脏"改称为"柔脏""刚脏"，用以指导临床用药。即"柔脏"一般适合用刚燥的药物，"刚脏"一般适合用柔润的药物。此是肝为刚（牡）脏的说法来源。二是肝能藏血，而血属阴，故肝体为阴。肝藏血的功能是肝其他功能和生理特性的基础，不论是肝主疏泄而疏通畅达全身气机，还是肝气生发、主升、主动都离不开肝藏血的功能。若肝藏血功能失常，肝的阴血无法柔润收敛肝阳和肝气，不仅会出现一系列血虚症状，还会出现升散无制，阳亢劲急之证。如张介宾阐明了肝血虚、筋失濡养而动风的机制，《景岳全书·痉证》曰："盖误汗者必伤血液，误下者必伤真阴。阴血受伤则血燥，血燥则筋失所滋，筋失所滋则为拘为挛，反张强直之病势所必至。"唐容川在《血证论·晕痛》中论述血虚生风之辨治时说："肝虚则头晕……肝血不足则生风，风主动，故掉眩。失血之人，血虚生风者多。"可见阴血对于濡养肝脏的重要性。

"用阳"的含义有二：一是从肝的生理功能讲，肝性喜条达，内寄相火主升、主动，故肝之用为阳。性喜条达指肝五行属木，喜舒展顺畅，擅生发阳气，诸般抑郁可使肝气不疏。故清代罗美的《内经博议》曰："以木为德，故其体柔和而升，以象应春，以条达为性……其性疏泄而不能屈抑。"主动、主升是指肝具有升发阳气的作用。沈金鳌的《杂病源流犀烛·肝病源流》指出："故一阳发生之气，起于厥阴，而一身上下，其气无所不乘。肝和则生气，发育万物，为诸脏之生化。"由此可见，肝气以生发为顺，主人体一身阳气之升腾。二是从肝的病理变化看，肝阳易亢，肝风易动，从而导致了各种阳性症状，诸如面赤易怒、筋脉拘急、抽搐、震颤、角弓反张等。肝阳上亢，又称肝阳浮动，是指肝肾阴亏，阴不制阳，阳亢于上，以眩晕耳鸣、头目胀痛、面红烦躁、腰膝酸软等上盛下虚症状为主要表现的证候。多由情志过急，郁而化火，火热耗伤肝肾之阴，或平素肝肾阴亏、房劳伤阴、年老阴亏等致肝肾阴亏于下、阳亢于上。林佩琴的《类证治裁·眩晕论治》总结肝阳上亢的病因为"或由身心过动，或由情志郁勃，或由地气上腾，或由冬藏不密，或由高年肾液已衰，水不涵木，或由病后精神未复，阴不吸阳，以至目昏耳鸣，震眩不定"。费伯雄的《医醇賸义·诸痛》曰："有因于火者，肝阳上升，头痛如劈，筋脉掣起，痛连目珠。当壮水柔肝，以息风火，不可过用风药。盖风能助火，风药多则火势更烈也。"可见不论因于阴亏或是肝火症状表现均属阳。肝风内动，又称内风妄动，风气内动，临床常见的有肝风内动、阴虚动风、血虚生风和热极生风。风为阳邪，所到之处均是以"震颤""动摇"为特点的阳性症状。

王少波（徒）："体阴"与"用阳"在生理病理上如何相互影响？有何临床指导意义？

杨震（师）：体阴与用阳之间存在着既对立相反、性质不同，又互根互用、密切联系的关系。在生理上，肝藏血，血养肝，肝血充足，肝体得阴血之柔养，而后能发挥疏泄气血、调畅气机之"将军"阳刚之用；肝疏泄，血归肝，疏泄正常，则血行畅达，藏血充足，而后能发挥充筋、养目，滋养脏腑之"阴"柔之性。故《黄帝内经·素问·五脏生成论》曰："故人卧血归于肝，肝受血而能视，足受血而能步，掌受血而能握，指受血而能摄。"在病理上，肝体之证常以阴血不足为主，如久视、过思、劳倦、失血等，皆可伤及肝之阴血，致使"肝体不足"，症见目涩头晕、肢体麻木、筋脉拘挛，或月经量少，甚或经闭等，治当滋阴、养血以益肝体；肝用之证，则常以阳亢无制为主，如情志内伤，或久病、劳倦，影响肝的疏泄，而致疏泄有余，化火化风等"肝用有余"，出现眩晕面赤、烦躁易怒、肢麻抽搐，甚至猝倒昏厥等症，治当泻肝、凉肝以抑肝用。"肝体不足""肝用有余",体现了病理上肝气、肝阳常有余,肝血、肝阴常不足的肝病特点。

"体阴用阳"是肝的生理功能和病理变化上的主要特征,二者相互为用。生理状态下,肝藏血,血养肝,体得阴柔,肝能平和地发挥其条达舒畅的特性在于肝得到了血的濡润,这是肝体阴而用阳的巧妙配合;病理状态下,肝的各种病证多是因为肝血不足而导致的肝阳亢奋无制,肝气生发过度的证候。在体阴与用阳的关系中,无论在生理上还是病理上肝体阴尤为重要。因为肝用之所以既疏达生发又不致刚暴太过,全赖于肝血的柔润。一旦肝血不足,肝体必失阴柔之性出现升散无制,阳亢劲急之病。故医生在治疗肝病时当以护肝阴,养肝血为要。总而言之,"肝体阴用阳"的理论对于指导临床的审因论治、治法用药都有着十分重要的意义,当深究之。

由上述可知,无论在生理上,还是在病理上,肝脏的特点都是以阴柔为主。肝血充足,阴柔正常,肝体得养,则肝用正常,肝之疏泄畅达而不亢逆;若肝之阴柔不足,肝之刚用之性必疏泄太过,升散无制,而致种种病证。因此,临床上对于肝病的治疗,要以时时顾护肝之阴血为大法。

二、论"肝主疏泄"

王少波(徒):如何理解肝主疏泄?肝主疏泄是谁人提出?

杨震(师):肝为五脏之一,通于春气,喜条达而恶抑郁。五脏贵肝,最根本体现在肝主疏泄。疏,《说文解字》释为"通",即疏导、开通之义;泄,有发泄、发散之义。肝主疏泄首见于元代朱丹溪的《格致余论·阳有余阴不足论》。《黄帝内经·素问·五常政大论》云:"发生之纪,是谓启陈,土疏泄,苍气达,阳和布化,阴气乃随,生气淳化,万物以荣。"始有"疏泄"之说。此乃"土疏泄"而非"木疏泄",因而一些学者认为这并非肝主疏泄之本意。

上海中医文献研究所朱邦贤撰文主张:"肝主疏泄的理论并非

出于《黄帝内经》，用肝主疏泄来表述和概括肝的生理功能，有损于我们准确、全面地认识和把握《黄帝内经》所论述的肝脏生理功能、病理变化的深刻内容及其基本精神。"但大多数学者认为，与《黄帝内经·素问·宝命全形论》中"土得木而达"，以及《礼记·月令篇》"孟春之月……祭先脾……其器疏以达……盛德在木"合起来看，应理解肝有疏泄调达之作用。可见肝主疏泄理论来源于《黄帝内经》，后世医家对肝主疏泄的理论又有不同程度的发展。时至今日，肝主疏泄为大部分医家所认可，并写入全国统编的中医高校教材《中医基础理论》之中。

王少波（徒）： 肝主疏泄的具体含义如何？

杨震（师）： 肝主疏泄，是指肝具有疏通、调畅全身气机，使之通而不滞、散而不郁的作用。肝主疏泄功能主要表现在调畅气机、调节情志、促进脾胃消化、促进血液运行和水液输布、调节生殖功能5个方面。肝的疏泄功能正常，则五脏气机畅达，气血冲和，脏腑经络机能协调，百病不生。正如周学海的《知医必辨》曰："故凡脏腑十二经之气化，皆必籍肝胆之气化以鼓舞之，始能调畅而不病。"

若肝疏泄异常，则气机不畅，气血失和，经络阻滞，脏腑机能失调，病由生之。肝失疏泄，不仅会影响肝的藏血、藏魂、消化等功能，而且会累及全身各脏腑经络，导致气机紊乱，百病丛生。因此，临床上防治疾病要时刻考虑肝疏泄正常与否，此乃防治之要法，治本之大法。

王少波（徒）： 肝失疏泄，是否皆应疏肝理气？临床应如何用药？

杨震（师）： 我们知道，任何功能均有太过和不及，肝主疏泄也必然有疏泄太过和不及2种状态。人体禀赋不同，体质各异，若素体肝阳偏盛，又因喜怒等阳性精神刺激，使肝失条达而形成肝气疏泄太过，就出现一系列兴奋亢进状态。反之，若素体肝阳不振，又因悲忧等阴性精神刺激，出现一系列抑制状态便是肝气疏泄不及。肝气疏泄失常的临床表现涉及颇广，在精神情志方面，疏泄太过表现为急躁易怒，失眠头痛，目赤胁痛等；疏泄不及则表现为孤僻寡言，郁郁不乐，多疑善虑，沉闷欲哭等。在脾胃运化吸收方面，疏泄太过会出现纳呆呕恶、嗳气等肝胃不和的症状，疏泄不及则出现痞满、腹胀、腹泻等肝脾不和的症状。正如《血证论》中所说："食气入胃，全赖肝木之气以疏泄之。"在血液运行方面，疏泄太过可导致肝不藏血之大怒，呕吐鲜血，及妇女气逆血乱出现的崩漏、吐衄；疏泄不及则引起胁痛如刺，癥瘕积聚和妇女月经不调、乳房胀痛等。

应当指出，肝气疏泄太过与不及，都是肝的气分病。疏泄太过是肝本身阳气偏盛，疏泄能力的亢进；疏泄不及只是疏泄功能的减弱，多为肝气郁结，并非肝体的虚证。木不疏土便会导致脾胃虚弱，《黄帝内经》云"土得木而达"即是此意。在治疗方面，由于肝气疏泄太过与疏泄不及属于 2 种不同的病理机制，临证在治疗原则和方药上自应不同，需详辨之，以取其效。

王少波（徒）：肝气疏泄太过与不及临床该如何辨治？

杨震（师）：王旭高的《西溪书屋夜话》论肝气证治最全，他认为"肝气、肝风、肝火，三者同出异名。其中侮脾乘胃，冲心犯肺，挟寒挟痰，本虚标实，种种不同，故肝病最杂而治法最广"。其中肝气证治共分 9 法，如细分亦不过肝气疏泄不及与疏泄太过。

肝气疏泄不及，属于肝气郁结，治宜疏肝达气为先。《西溪书屋夜话》中有：①疏肝理气法：如肝气自郁于本经，两胁气胀或痛者，宜疏肝，用香附、郁金、苏梗、青皮、橘叶之属。兼寒加吴茱萸，兼热加丹皮、山栀，兼痰加半夏、茯苓。②疏肝通络法：如疏肝不应，营气痹窒，络脉瘀阻，兼通血络，用旋覆花、新绛、当归须、桃仁、泽兰叶等药。③柔肝法：如肝气胀甚，疏之更甚者，当柔肝，用当归、枸杞子、柏子仁、牛膝等药。兼热加天冬、生地，兼寒加肉苁蓉、肉桂。④散肝法："木郁则达之"，用逍遥散。《黄帝内经·素问》曰"肝欲散，急食辛以散之"，即散肝之意也。从以上肝气证治法可看出，对于肝气自郁于本经的病变，王旭高先采用疏肝理气之法；若不应，则疏肝通络；疏之更甚者，改用柔肝法；肝郁较重者，又宜散肝。

肝气疏泄太过时应用抑肝法，其中包括：①缓肝法：如肝气甚而中气虚者，当缓肝，用炙甘草、白芍、大枣、橘饼、淮小麦等药。②泄肝和胃法：肝气乘胃，脘痛呕酸，用二陈汤加左金丸，或白蔻、金铃子，即泄肝和胃之法。③培土泄木法：肝气乘脾，脘腹胀痛，用六君子汤加吴茱萸、白芍、木香，即培土泄木之法。④泄肝法：如肝气上冲于心，热厥心痛，宜泄肝，用金铃子、延胡、吴茱萸、川连等药。若兼寒，去川连，加川椒、肉桂；若寒热俱有者，仍入川连，或再加白芍。盖苦、辛、酸三者，为泄肝之主法也。⑤抑肝法：肝气上冲于肺，猝得胁痛，暴上气而喘，宜抑肝，如吴茱萸汁炒桑皮、苏梗、杏仁、橘红之属。

总之，肝喜条达而恶抑郁。若肝失条达，则出现肝气疏泄失常，虽临床表现繁杂，但若能掌握疏泄太过与疏泄不及 2 个方面，依法治之，则取效显然。

三、论"肝主藏血"

王少波（徒）： 学习完"肝主疏泄"，您可否再为我们讲解肝脏的另一个重要功能——"肝主藏血"？

杨震（师）： "肝主藏血"的提法，首见于《黄帝内经》。《黄帝内经·灵枢·本神》和《黄帝内经·素问·调经论》中均明确提到"肝藏血"。有意思的是，以上 2 篇中所讲的五脏所藏，内容并不一致。《黄帝内经·灵枢·本神》曰："肝藏血，血舍魂……脾藏营，营舍意……心藏脉，脉舍神……肺藏气，气舍魄……肾藏精，精舍志。"《黄帝内经·素问·调经论》则云："心藏神，肺藏气，肝藏血，脾藏肉，肾藏志。"二说中，《黄帝内经·灵枢·本神》所谓五藏，即气血营脉精，与五舍，即神魂魄意志，条理分明，结构清晰，较之《黄帝内经·素问·调经论》神志气血肉之说，逻辑更为严密。

王少波（徒）： 肝主藏血具体表现在哪些方面？

杨震（师）： 肝藏血主要表现在3个方面：

（1）贮藏血液。肝如同"血库"一般，能够贮藏一定的血液，以供人体活动所需，发挥其濡养脏腑组织、维持相应功能的作用。《黄帝内经·素问·五脏生成论》云："故人卧血归于肝，肝受血而能视，足受血而能步，掌受血而能握，指受血而能摄。"《黄帝内经·灵枢·本神》提到"肝藏血，血舍魂"。魂乃神之变，是神所派生的，它们都以血为其主要物质基础。肝藏血的功能正常，则魂有所舍。若肝血不足，心血亏损，则魂不守舍，可见惊骇多梦，夜寐不安，梦游，梦呓以及出现幻觉等症。

（2）调节血量。肝除藏有一定的血液外，还具有依据机体之需，调节循环血量的作用。当机体处于安静休息，或睡眠状态时，机体所需血量减少，部分血液回流入肝，并贮藏起来；而当人体在工作或剧烈活动时，机体所需血量增加，血液则由肝脏输送到经脉，以供全身各组织器官所需。即如王冰在《次注黄帝素问》中所说"肝藏血，心行之。人动则血运于诸经，人静则血归于肝脏。何也？肝主血海故也"。"血海"之名，除指任脉中一穴位外，一般是指冲脉而言。《黄帝内经·灵枢·海论》曰"冲为血海"，强调冲脉气血充足对人体的重要性。肝的疏泄与藏血功能，相反相成，共同维持肝的贮藏血液与调节血量的作用，故又有"肝主血海"之称。实际上，"冲为血海"的作用是通过肝的贮藏血液、调节血量作用而实现的。

（3）收摄血液，防止出血。肝藏血能使血液收摄于经脉之中，不致溢出脉外而出血。明代章潢的《图书编》云："肝者，凝血之本。"肝主凝血以防止出血。气有固摄血液之能，肝气充足，则能固摄肝血而不致出血；又因阴气主凝，肝阴充足，肝阳被涵，阴阳协调，则能发挥凝血功能而防止出血。肝藏血功能失职，引起各种出血，如吐、衄、咯血，或月经过多，或崩漏等出血征象称为肝不藏血。其病机大致有三：一是肝气虚弱，收摄无力；二是肝阴不足，肝阳偏亢，血不得凝而出血不止；三是肝火亢盛，灼伤脉络，迫血妄行。

王少波（徒）：肝主藏血与主疏泄二者之间关系如何？

杨震（师）：肝能藏血，又主疏泄，而这2种功能之间，又存在着相互依存、相互制约的密切关系。表现在生理方面，则肝主疏泄，调畅气机，气行血行，血方能归藏。肝血充足，肝之阴血又能制约肝之阳气，使其不致疏泄太过。表现在病理方面，藏血与疏泄的病变常相互影响。如肝失所藏，血虚阴不足，血不养肝，则肝的疏泄功能失常，可表现为情绪易于激动，烦躁不宁或性情抑郁沉闷，睡眠多梦，同时又可见胸胁隐痛，月经不调等症。

第五节 肝病的治疗原则

郝建梅（徒）：历代医家论述肝病的治法繁多，临床如何掌握？

杨震（师）：的确如此。清代王旭高认为："肝病最杂而治法最广。"后世医家治肝方法甚多，李冠仙的治肝十法，王旭高的治肝三十法，叶天士、张山雷等对治肝均有独到见解。秦伯未提出治肝十六法，岳美中以补、泻、和三法以统之。名目繁多，反难切用。我在多年的临床工作中观察总结，认为根据肝的生理特点、病变规律掌握其治疗原则，才能执简驭繁，应变于临床。现将肝病的治疗原则，归纳为4个方面：一是疏通气血，调达为要；二是体用结合，补泻适宜；三是明辨标本，缓急有度；四是整体治疗，兼顾七情。

郝建梅（徒）：能否详细讲解？

杨震（师）：一是要"疏通气血，调达为要"。肝喜条达而恶抑郁，所以无论在肝病的初、中、末任何阶段，疏通气血这个原则应贯彻始终。《黄帝内经·素问·至真要大论》曰："疏其气血，令其调达，而致和平。"如李东垣作《脾胃论》十分注意疏运肝木，朱丹溪虽善用苦寒却妙于开郁，叶天士创通络法巧寓疏肝。治肝方法虽多，而"疏气令调"是原则。具体运用时当分初、中、末三期疗法：①肝病初期：宜疏肝理气。初伤在气，气机紊乱，继可化火动风，因而疏肝理气是其基本治法。叶天士的《临证指南医案·肝火》指出："过郁者，宜辛宜凉，乘势达之为妥。"②肝病中期：郁久化火是特点。用苦泄热而不损脾胃，用辛理气而不破气，用滑濡燥涩而不滋腻。③肝病末期：郁久及血，形成气滞血瘀。轻则疏肝养血活血合用，重则理气活血化瘀同法。郁久及血，形成脉络瘀阻，宜和肝通络，宣通而不辛窜，化瘀而不峻猛，最终目的是用条达舒畅复其自然生理之态。

郝建梅（徒）： 第二点"体用结合，补泻适宜"如何理解？

杨震（师）： "体用结合，补泻适宜"即补肝体之不足，泻肝用之有余。治疗肝病应根据"五味入胃"，"各归所喜"和"各有所喜攻"的理论，去纠正"体""用"失调的矛盾。这一理论体系的形成和完善，主要体现在对中药药性的研究和应用上，如"肝欲酸，急食酸以补之"（肝体）；"肝苦急，急食甘以缓之"；"肝欲散，急食辛以散之，以辛补之，酸泻之"（肝用）。这里的酸、辛、甘是指药物的五味，"欲"和"苦"是指肝脏的性质，辛散、甘缓、酸收是调整和恢复肝功能的原则。酸补指补肝体，后世酸甘化阴者即是；酸泻指泻肝用，用酸性药品收敛肝用太过；辛补指助肝阳（气）之用；辛散指疏肝气之太过；甘缓指建立中气，使肝病不能传脾，以缓肝之变，即《难经》"损其肝者缓其中"。

肝有气血阴阳，失调者皆可导致肝病，因此补肝泻肝之法，临床上均不能偏废。肝体不足者当补肝阴、养肝血、益肝气、畅肝络，肝用太过者当平肝火、镇肝阳、清肝热、泻肝风、化肝郁等。运用补泻要适度，勿犯"虚虚实实"之弊。尤在泾的《金匮要略心典》曰："盖脏病惟虚者受之，而实者不受，脏邪惟实则能传，而虚则不传。故治肝实者，先实脾土，以杜滋蔓之祸；治肝虚者，直补本宫，以防外侮之端。"说明补泻的运用，必须恰到好处，才有益于治疗。

郝建梅（徒）：第三点"明辨标本，缓急有度"如何理解？

杨震（师）：《景岳全书》云："本为病之源，标为病之变。"病因为本，证候为标。肝病的发生也是先有正气内虚，抵抗能力低下的内在因素，所谓："邪之所凑，其气必虚。""本"指病源、病因、正气虚弱，"标"指病变、证候、邪气侵犯。在肝病的发生发展过程中，标本可以互相转化，治疗中应遵守"急则治其标，缓则治其本"的原则。急则治标法，如"肝阴不足，风阳内动证""湿热肝郁黄疸证"等。肝阴不足为本，风阳内动为标，先平肝息风，再培补肝阴。缓则治其本，因病程较久，如肝血不足，仅见头晕、心悸、不寐等症，应滋补肝血，待肝血得充，则标证自解。

郝建梅（徒）：最后为何强调肝病治疗要"整体治疗，兼顾七情"？

杨震（师）：问得好。肝病虽主要是肝的功能失调，但因五脏是一个整体，脏腑之间相互影响。因此，肝病可以影响他脏，他脏有病也可以影响肝，所以治疗肝病不能见肝治肝，而应当如张仲景那样"见肝之病，知肝传脾，当先实脾"，也就说应该从整体出发，协调各脏腑功能，才能达到治肝的目的。如水衰木无以生，地黄丸滋之；土衰木无以植，四君子培之；血虚肝郁有火，丹栀逍遥清之；血虚肝血不足，四物汤养之。补火之法，下同乎肾；泻火之法，上类于心……故肝病治疗需要考虑整体观念，即"整体治疗"思想。

另外，调动机体自身的抗病能力是很重要的措施，尤其是肝脏寓一阳生化之气，不适宜大量苦寒攻伐克削药物，反损生阳之气，使病迁延难愈。治疗中，必要时病去七八，即当停药调养。所谓"必养必和，待其来复"，这一点应引起临床医生的高度重视。

肝病的基础是肝郁，多起于情志不遂，临床治疗时，医生还须言语开导以治其心，随机"辨病"以开其郁，才能达到事半功倍之效，所谓"心病还须心药医"者是也。因此，肝病治疗一定要做到"兼顾七情"。

第六节　名方解读

一、五参丸

跟师临诊过程中，发现杨震先生在治疗肝病中常用到五参饮，在诊治某些杂病如心病、皮肤病、痹证中亦常使用，每获甚验。

史艳平（徒）： 此方源于何处，组成及功效如何？

杨震（师）： 五参饮来源于孙思邈所著《千金翼方·卷十二》。原方名五参丸。其组成为："人参一两，苦参一两半，沙参一两，丹参三分，玄参半两。"原方主治：心经虚热，不能饮食，食即呕逆，不欲闻人语。

史艳平（徒）： 在肝病中为何应用此方？

杨震（师）： 肝病患者常见相火内盛，日久耗气伤阴，故可用之。

史艳平（徒）： 除肝病之外，其他疾病也可应用此方吗？

杨震（师）： 当然可以。临床多种病证，只要出现气阴两虚之证随证加之，往往可以取得较好疗效。中医最精华的部分是辨证论治，只要出现相同病机均可使用，即异病同治。例如：①皮肤瘙痒症：本病属祖国医学"痒风""风瘙痒"范畴。病因复杂，病机变化多端，其外因多与风邪有关，内因多与气血虚弱、阴津不足有关。方中用苦参清热祛风，除烦止痒；丹参补血安神；人参、沙参、玄参益气养阴，扶正祛邪；可酌情配伍乌梅、甘草酸甘化阴，脱敏止痒；干姜以制苦参之寒凉。诸药合用，切中病机。②风湿性关节炎：本病归属中医学"痹证"范畴，临床上以寒痹多见。大多初患风寒湿痹，后因病程迁延，风寒湿邪郁而化热，耗伤气阴，复感风热之邪，窜入经络，舍于关节而发为热痹。方用苦参清热祛风除痹；丹参活血养血，通经活络；元参、沙参清热生津养阴；人参益气扶正祛邪；可配伍制川乌、干姜温阳散寒止痛。全方补泻相参，寒热并用，使虚得补而实得泻，遂取得较好疗效。③心脏疾患：冠心病证属气阴不足，治宜调心脉、益心气。病毒性心肌炎（心功能不全、心律不齐）证属气阴俱弱，心阳不振，可配伍桂枝、炙甘草以益气和营，温振心阳。

二、孔圣枕中丹

杨震先生在诊治一位长期失眠的患者时用到孔圣枕中丹，其后睡眠大为改善，解决了患者病痛。

史艳平（徒）：此方出处及用药特点如何？

杨震（师）：该方出自唐代名医孙思邈所著的《千金要方》，原名孔子大圣知枕中方，传说当年孔子使用此方，屡有奇效，处方便历经数代流传下来，其真实性尚有待考证。《医方考》的作者吴琨说："其来必有所自，但曰孔子大圣之方则未敢是非也。"

本方组成：龟甲12g，龙骨12g，远志6g，菖蒲6g。归经：手足少阴经。具有安神益智，通心健脑，祛痰开窍等功效。主治：用于心肾阴亏、痰火内扰所致迷惑健忘，失眠多梦，头目眩晕，痰多，舌红苔薄白，脉象沉细而弦等症。孔圣，指孔子，封建统治者尊他为圣人；"枕中"，指古时枕形箱箧，中可储物。龟者，介虫之长，阴物之至灵者也。龙者，鳞虫之长，阳物之至灵者也。龙（属）阳而灵，借二物之阴阳，以补身之阴阳，假二物之灵气，以补心之灵气，再佐以芳香苦辛之味，通肾气以开心窍。又人之精与志，皆藏于肾。肾精不足，则志气衰，不能上通于心，故迷惑善忘也。使人智慧聪明，读过之书犹如古时圣人样过目成诵，又如藏于枕箧一般牢记不忘，故称为"孔圣枕中丹"。古人认为，龟和龙是自然界的灵物，龟为阴类动物之至灵，龙为阳类动物之至灵，二者有"通神"之妙。且龟、龙之灵性，能助人之灵机，益智增慧，故在方中作为主药。方中远志，苦泄热而辛散郁，能通肾气上达于心，强志益智；菖蒲，辛散肝而香舒脾，能开心孔而利九窍，去湿除痰；龟能补肾，龙能镇肝。该方药味简，配伍精，使痰火散而心肝宁，则聪明开而记忆强矣。《千金翼方》说：此方"治读书善忘，常服令人大聪"。吴琨亦赞扬说："学问易忘，此方与之，令人聪明。"

史艳平（徒）：临床上各种神经官能症，失眠，不寐，梦多，健忘，眩晕等如有心肾阴亏、痰火内扰是否均可使用？

杨震（师）：这是个小方，单独使用疗效可能不太好，但各种抑郁症、失眠等在辨证论治的同时加用此方具有一定疗效。此外，这类疾病心理因素占很大部分，在药物治疗的同时，语言沟通，进行心理疏导，也可起到一定作用。

三、柴胡清肝散

杨震先生在临床上对于疔疖痈肿一类疾病善用柴胡清肝散，疗效甚佳。

王少波（徒）：疔疖痈肿为何要用柴胡清肝散治疗？

杨震（师）：柴胡清肝散乃吾师王新午先生治疗疔疖痈肿等相火所致疾病常用方。其功能为清肝解郁、养阴清热，治疗的病证多为肝郁化火伤阴，郁火上炎而致头面部疾病，病位多在上焦。

王少波（徒）：如何理解相火为病？

杨震（师）：相火学说从《黄帝内经》奠定基础理论后，又经历代医家实践，从临床中总结出很多以相火为指导的内生火热病的有效治疗方法。它丰富了中医理论，提高了中医治病的疗效。丹溪认为，相火的运动是受心火支配的，"君火以明，相火以位"，相火活动的正常与否，与心火有直接关系。"心君火也，为物所感则易动，心动则相火亦动。"在丹溪看来，相火之常是人体正常的局部热能，相火之变是人体反常的局部内生火热（阴虚相火、湿热相火）。

《黄帝内经·素问·至真要大论》曰："诸痛痒疮，皆属于心。"心主血脉，五行属火，为阳中之太阳，心火亢盛则热壅血滞。《黄帝内经·灵枢·痈疽》："营卫稽留于经脉之中，则血泣而不行，不行则卫气从之而不通，壅遏而不得行，故热。大热不止，热胜则肉腐，肉腐则为脓。"故血脉不通，营血阻滞，不通则痛；热势不重或疮疡初起，热熏皮肤，营卫运行不畅而为皮肤瘙痒。疔疖痈肿皆因郁热相火循经上乘而致头面部疾患，为局部火热之症，正契合相火妄动之理。

王少波（徒）：柴胡清肝散有多个出处，临床所用之方其出处、药物组成、功能主治及方义如何？

杨震（师）：柴胡清肝散出处有三：《医宗金鉴·卷五十二》《医略六书·卷二十一》《保婴撮要·卷十三》。惟《医宗金鉴》用银柴胡、胡黄连等药，与其他方用药皆不同。

临床所用柴胡清肝散出自《医宗金鉴》。处方：银柴胡、炒栀子、连翘、生地黄、胡黄连、赤芍、龙胆草、炒青皮、生甘草等。功能主治：清肝泻火，主小儿肝疳。症见面目爪甲皆青，眼生眵泪，隐涩难睁，摇头揉目，合面睡卧，耳疮流脓，腹大青筋，身体羸瘦，燥渴烦急，粪青如苔。用法用量：引用灯心、竹叶，水煎服。方中银柴胡、胡黄连清虚热，生地、赤芍滋阴血，栀子、连翘、生甘草清热解毒泻火，青皮、龙胆草入肝，清肝泻火，竹叶、灯心入心、小肠经，导热下行从小便而泻。全方滋阴清热、泻火解毒，故用于疔疖痈肿疗效卓著。

王少波（徒）：愿闻此方用药机理详解。

杨震（师）：相火之动贵在有度，相火妄动时变化莫测、无时不有。煎熬真阴，阴虚则病，阳绝则死。可见，妄动之相火最易耗伤人体阴液，而致阴虚之各种病证。这也是柴胡清肝散用生地、赤芍滋阴凉血，银柴胡、胡黄连清虚热的原因及组方的法度。相火之运动是受心火支配的，相火妄动与否，与心火有直接的关系。若心火安宁，则相火"动皆中节"，发挥它的正常机能；若五性感物，则心火易动，心动则相火易动。故用连翘、栀子、甘草泻心火，竹叶、灯心引心火从小便出，心火宁则相火"动皆中节"。龙胆草疏肝泄郁火，肝火不上炎则心火易宁，纵观全方，滋阴泻火治疗相火之妄动。此方组方思想，实承自丹溪相火论，由于其方与颜面疔痈肿病机相符，故用之治疗此类疾病。且这些病证与肝火冲逆具有冲激之象（鼓起包块）符合，临床实践非常有效。此亦丹溪阳常有余，阴常不足理论的再次验证。

四、甘露消毒丹

杨震先生临证常用甘露消毒丹治疗暑湿外感及某些内伤杂病并获得疗效。

王少波（徒）：甘露消毒丹可用于治疗哪类疾病？临床辨证要点如何？

杨震（师）：甘露消毒丹临床的确常用，是清热利湿，兼以解毒的方剂。此方如其名，如饮甘露使邪气去，而神清体爽。临床可治疗湿温病证，如暑湿外感、急性黄疸型肝炎，以及荨麻疹、鼻渊等辨证为湿热并重的病证。应用以身热，困重，汗出不解，舌苔黄腻，脉濡数为辨证要点。

王少波（徒）：此方源于何处？组成及功效如何？

杨震（师）：本方出自《医效秘传》，又名普济解毒丹（《温热经纬·卷五》）。本方组成："飞滑石十五两，绵茵陈十一两，淡黄芩十两，石菖蒲六两，川贝母五两，木通五两，藿香四两，射干四两，连翘四两，薄荷四两，白豆蔻四两。"功效：清热解毒，利湿化浊。王孟英的《温热经纬》云："湿热证，始恶寒，后但热不寒，汗出胸痞，舌白，口渴不引饮。"临床用于湿温时疫，邪在气分。症见发热困倦，胸闷腹胀，肢酸，咽肿，颐肿口渴，身黄，小便短赤，淋浊，吐泻，舌苔淡白或腻或干黄者。

王少波（徒）：愿闻方义详解。

杨震（师）：方中重用滑石、茵陈、黄芩，其中茵陈清热利湿退黄，以除肝胆脾胃之湿热；滑石清热利湿，使湿热、疫毒从小便而去；黄芩苦寒燥湿，清热解毒。三药相合，正合湿热并重之病机，共为君药。湿热留滞，易阻气机，故臣以石菖蒲、藿香、白豆蔻行气化湿，悦脾和中，令气畅湿行；木通清热利湿通淋，导湿热从小便而去，以益其清热利湿之力；热毒上攻，颐肿咽痛，故佐以连翘、射干、贝母、薄荷，合以清热解毒，散结消肿而利咽止痛。诸药合用，可使湿热之邪从中而化，从小便而利，从肌表而散；可清热解毒，利咽散结，体现了清热、芳化、利湿三法，适用于湿温初起，邪在气分，湿热并重证型。分析其作用主要有以下3个方面：①开上：辛开肺气于上，启上闸以开水源；②畅中：芳香化湿于中，醒脾气以复脾运；③渗下：淡渗利湿于下，通水道以祛湿浊。

王少波（徒）：临证如何加减应用？

杨震（师）：湿热外感若热重于湿加大青叶，湿重于热加苍术，伴有头身困痛加羌活，黄疸可加虎杖、三金（鸡内金、郁金、金钱草），咽喉肿痛加板蓝根、玄参，鼻渊加白芷、辛夷，皮肤瘙痒加四皮汤（白鲜皮、桑白皮、丹皮、地骨皮）。

五、推气散

杨震先生治疗便秘、胆囊炎常采用推气散以疏肝气、散郁结，获得奇效。

郝建梅（徒）：此方源于何处？组成及功效如何？

杨震（师）：《医学心悟》《重订严氏济生方》均有推气散之方剂，我临床所用之推气散出自《医学心悟·卷三·胁痛篇》。组方：枳实（或枳壳）3g，郁金3g，桂心1.5g，炙甘草1.5g，桔梗2.5g，陈皮2.5g，生姜2片，大枣2枚（此方用量为原书所载，具体应用时，可以适当加大用量）。此方用升降气机法治胁痛，清阳之气上升，浊阴之气下降，胁痛随之而愈。

郝建梅（徒）：此方之"升降气机"如何理解？

杨震（师）：本方以重视气机升降为其特点。肝气从左而升，必赖肺之肃降；肺气从右而降，亦必赖肝气之升发，两者升降相因，脾胃居中为气机之枢纽，共同维持着人体生命活动的动态平衡。本方有升降气机、流通气血之妙用。左用枳壳，右用郁金，正是程氏重视气机升降的具体体现。

郝建梅（徒）：愿闻方义详解。

杨震（师）：此方看起来平淡无奇，组合却非常严谨。枳实、郁金二味，应当是此方之主药。枳实的功效第一是行气，第二是化痰。枳实行气，不但行肝胆之气，而且也行胃气，加上它的化痰作用，凡中焦肝胆脾胃之气滞，均有行气止痛消胀功效。桂心、桔梗、陈皮为辅药，起到化瘀、理气、和胃的作用。桂心，为肉桂之内皮。张锡纯认为："肉桂味辛而甘，气香而窜，性大热纯阳……木得桂则枯，且又味辛属金，故善平肝木，治肝气横恣多怒。"可见，此方之用桂心，在于平肝制怒。桔梗、陈皮均为中上焦之药，有了桔梗肃肺气，肺气肃降，肝气就会舒展；陈皮还有醒脾开胃的作用。三味药合用，对慢性消化道炎症所致的纳呆、厌食等症，效果明显。炙甘草、生姜、大枣三味，为常用的调和脾胃药，有开胃进食之效。

郝建梅（徒）：本方临床还可治疗哪些疾患？

杨震（师）：推气散可理气疏肝，和胃止痛。经过多年临床实践，此方临床上应用较为广泛，不止"右胁痛"，凡两胁胀痛者，如由慢性胃炎、慢性胆囊炎、慢性肝炎，或肋间神经痛等引起的胁痛，均可依证选用。

六、化肝煎

跟师过程中，杨震先生治疗肝郁化火，肝胃郁热，胸胁胀痛时往往应用化肝煎，治疗胃食管反流也常用本方，取得较好疗效。

郝建梅（徒）：此方源于何处？组成及功效如何？

杨震（师）： 化肝煎是《景岳全书·新方八阵·寒阵》中的治方，治疗"怒气伤肝，因而气逆动火，致为烦热，胁痛，胀满，动血等证"，分别见于《郁证》《胁痛》《血证》等篇。并指示"寒方之制，为清火也，为除热也"。其功效为清肝降火、散郁行气，气降则火降，火降则血自宁，以免肝火动血之患。组成：青皮6g，陈皮6g，芍药6g，牡丹皮4.5g，炒栀子4.5g，泽泻4.5g，土贝母6g。

郝建梅（徒）： 愿闻本方详解。

杨震（师）： 本方的最大特点是善解肝气之郁，平气逆而散郁火。方中青皮善解郁怒，疏肝破滞气为主药；气郁动火，伍栀子清火宣郁；火动而伤血，故用芍药、丹皮入血分，清血热，泻肝火，养血行滞，则郁热自解；泽泻渗水去湿，利小便以泻伏火；陈皮理气化痰；土贝母最降痰气，善开郁结。《谦斋医学讲稿》指出：本方重在治肝，用白芍护肝阴，青、陈皮疏肝气，丹、栀清肝火，宜于肝脏气火内郁的胸胁满痛，或气火上逆犯肺的咳吐痰血等证。因气火能使痰湿阻滞，故加贝母、泽泻，贝母兼有解郁作用。

郝建梅（徒）： 为何此方能治胃食管反流病？

杨震（师）： 胃食管反流病西医认为是胃酸、胆汁、胰液、胃蛋白酶等胃十二指肠内容物反流入食管，反复刺激食道黏膜使屏障受损而发病。它属于中医"反胃""吐酸""胃脘痛""郁证"等范畴，主要症状是反酸、胃灼热。《素问玄机原病式》明确记载："酸者肝木之味也，由火盛制金，不能平木，则肝木自甚，故为酸也。如饮食热，则易于酸矣。或言吐酸为寒者，误也。又如，酒之味苦而性热……烦渴呕吐，皆热证也，其吐必酸，为热明矣。"故知本病病位在肝、脾（胃）两脏，病性属热。

胃食管反流病中医使用的古今名方很多，如温胆汤、旋覆代赭汤、半夏厚朴汤、化肝煎等，但对于肝胃热郁气滞型，应用景岳化肝煎加减治疗。张景岳说："凡属有形之证，亦无非由气之滞，但得气行，则何聚不散。"临床使用时参合脉证病机，灵活化裁，方能做到郁开气顺，气行血运，水火相安，则诸证自愈。

郝建梅（徒）： 此方还可治疗哪些疾病？

杨震（师）： 肝郁之病变在临床上比较常见，因此，化肝煎临床应用极为广泛。不仅治疗胃食管反流病，还广泛用于内伤杂病，如失眠、头痛、胁痛、胃痛、腹痛、泄泻、咳嗽、妇女月经不调、痛经、黄褐斑、青春痘等。辨证属于肝胃郁热气滞之证，均可选化肝煎加减清肝解郁，理气散结，和胃降逆。只要辨证准确，多能取得神效。

郝建梅（徒）： 化肝煎与柴胡清肝饮均为清肝解郁方剂，两方比较有何不同之处？

杨震（师）： 柴胡清肝饮有很多不同组方，即使在同一书中如《症因脉治》里，卷一和卷三也不尽相同。我用此方是因我的师父王新午老先生常用此方，其功能为清肝解郁、养阴清热，治疗的病症多为肝郁化火伤阴，郁火上炎而致头面部疾病，病位多在上焦。化肝煎治疗的多为肝气化火迫血，按景岳意为迫血下行，多在中、下焦。两方治疗部位不同，临床应细分。

七、三香汤

杨震先生在临床用此方治疗中焦湿热壅滞、肝胃不和、胆胃上逆、肺胃不降等病证，常获奇效。

王少波（徒）： 此方源于何处？组成及功效如何？

杨震（师）： 三香汤源于《温病条辨·卷二·中焦篇·湿温》，书中曰："湿热受自口鼻，由募原直走中道，不饥不食，机窍不灵，三香汤主之。"成分：栝楼皮9g，降香末9g，郁金6g，枳壳6g，黑山栀6g，香豉6g，桔梗9g。此证由上焦而来，其机尚浅，故用栝楼皮、桔梗、枳壳微苦微辛开上，山栀轻浮微苦清热，香豉、郁金、降香化中上之秽浊而开郁。诸药合用，旨在使湿热之邪从上焦宣散而解。本证湿热之邪从上焦传入中焦，故仍从上焦治疗。以上焦为湿热的去路，所以用质轻芳香走上的药物为主。

王少波（徒）：吴鞠通为何称其为宣肺化湿法的代表方剂之一？

杨震（师）：治湿之法颇多，且多从脾进行论治，有芳香化湿、淡渗利湿、辛温燥湿等。湿邪分内湿与外湿，内湿发病多与肺脾肾相关，外湿多为感受外邪所致，然往往多为内外相合而发病。薛生白述："太阴内伤，湿饮停聚，客邪再至，内外相引，故病湿热。"湿邪不化，津液不能正常运行，与肺之宣发肃降、脾的运化、肾的蒸腾气化均有重要的联系。而肺为水之上源，尤其是湿邪在上焦者，治疗时除从脾论治外，亦应从肺论治，即"宣肺化湿法"。三香汤即守此治法。

王少波（徒）：临床治疗湿热病证都有哪些方剂？各有何特点及差异？

杨震（师）：三香汤病机应为湿热客于募原，气机被阻。募原系指连缀内脏与躯体间的脂膜，应为半表半里。其治疗应疏畅气机，芳香逐秽。故用枳、桔开气郁，郁金、降香通降气机，栝楼皮涤痰泄浊，栀、豉宣泄郁热。

目前治疗湿热病证各处方比较：三香汤主治湿热受自口鼻，由膜原直走中道，病位偏于上中；蒿芩清胆汤病位偏于中，在少阳、膜原；龙胆泻肝汤，病位在肝胆经，偏于中下；甘露消毒丹主治湿热时疫，邪在气分，湿热并重证；三仁汤宣上、畅中、渗湿于下，邪在气分，湿热俱轻。以上均在气分，而我自拟之"桃红化浊汤"乃湿热在肝胆经，邪入血分。

八、清震汤

跟师中，杨震先生应用清震汤治疗郁火夹湿型顽固性头痛，取得较好疗效，遂对其历史渊源予以追溯。

王少波（徒）：历代医家所用清震汤有几种？

杨震（师）：能查到的清震汤共有 4 处：《症因脉治·卷一》、《嵩崖尊生·卷六》、《杂病源流犀烛·卷六》和刘完素的《素问病机气宜保命集》。我临床所用为河间之清震汤。

王少波（师）：此方组成及功效如何？

杨震（师）：刘完素的《素问病机气宜保命集》之清震汤（原名升麻汤）组成：升麻30g，苍术30g，干荷叶1张（15~20g）。共为末，每服15g，水煎服。归经：足阳明经药。主治雷头风，头面疙瘩肿痛，憎寒壮热，状如伤寒。

王少波（徒）：愿闻方义详解。

杨震（师）：雷头风，其病情较头痛要深重，且多在天气变幻、刮大风时痛重。其痛为满头内皆痛，且重时有似风、雷之声，已非风湿热上壅之头痛证，而乃风邪深入，闭塞清窍，不得发越疏散，经络不通，风寒湿邪互相胶结，郁壅不散之证。

方中升麻性阳，味甘，气升，能解百毒；苍术辛烈，燥湿强脾，能辟瘴疬；荷叶色青气香，能助胃中清阳上行。用甘温辛散药以升发之，使其邪从上越，且固胃气，使邪不传里。尤其强调方中用苍术，苦温辛燥，气味浓烈，较诸白术，祛湿之力尤雄。《珍珠囊》谓"诸湿肿非此不能除"。主治感冒秽浊，头重如裹，遍体酸重，湿邪内困，脘闷呕恶，肿胀泄利，以及疮疡流注，阴疽肿痛，舌苔腻浊诸症。并为痰病要药，亦宜于湿饮夹瘀成窠囊者。

王少波（徒）：应用此方治疗顽固性头痛，临床如何随证加减？

杨震（师）：若有肝郁者加四逆散；大便干，湿邪重，加升降散。同时可应用蜈蚣等虫类药散结通络，还可根据疼痛不同部位加用川芎、白芷、细辛等引经药。

九、升降散

杨震先生临床常用升降散治疗内科杂病中属升降失常、相火妄行之证，疗效堪奇。

杨璞叶（徒）：此方出处如何？

杨震（师）：升降散出于清代杨栗山的《伤寒瘟疫条辨》。我认为，杨栗山出此方应受朱丹溪的影响，《丹溪心法·瘟疫五·附方》曰："治大头病兼治喉痹歌：人间治疫有仙方，一两僵蚕二大黄,姜汁为丸如弹子,井花调蜜便清凉。"其实明代龚廷贤的《万病回春·瘟疫门》中所载"内府仙方"当为升降散之雏形:"僵蚕二两,姜黄、蝉蜕各二钱半,大黄四两,姜汁打糊为丸,重一钱一枚。治肿项大头病、虾蟆病。大人服一丸,小儿减半,蜜水调服,立愈。"至清代杨栗山研读《伤寒论》《温疫论》《伤寒缵论》后,悟出温病实为"热淫于内","杂气伏郁血分,为温病所从出之源,变证之总",又得"赔赈散"效验于临床,活人无数,便结合其对此方的理解,于《伤寒温疫条辨》中云:"是方不知始自何氏,《二分晰义》改分量变服法,名为赔赈散,予更其名曰升降散。"

杨栗山对《黄帝内经》"火郁发之"之旨颇有研究。他认为,温病乃怫郁为重,郁而化热,阻塞气机升降,治疗上须采用"郁而发之"的原则,倡导宣郁清热为法则,以调节表里三焦气机升降,使周身气血流通,升降复常,阴阳平衡。

杨璞叶(徒): 此方组成及方义如何?

杨震(师): 升降散以宣泄郁火为原则。杨栗山升降散组方:"白僵蚕酒炒二钱,全蝉蜕去土一钱,广姜黄去皮三钱,川大黄(生)四钱合研匀。病轻者分四次服,最重者分二次服。黄酒两盅,蜜一两,调匀冷服。"方中白僵蚕清热解郁,散风除湿,化痰散结,解毒定惊,既能宣郁又能透风湿于火热之外;蝉蜕宣肺开窍以清郁热;姜黄行气散结,破瘀逐血,消肿止痛;大黄攻下热结,泻火解毒,推陈致新,安和五脏。四药相伍,升清降浊,寒温并用,一升一降,内外通达,气血调畅,共奏行气解郁、宣泄三焦火热之邪,升降常复,故名"升降散"。如杨栗山所云:"僵蚕以清化而升阳;蝉衣以清虚而散火,君明臣良,治化出焉;姜黄辟邪而清疫;大黄定乱以致治,佐使同心,功绩建焉。""盖取僵蚕、蝉蜕,升阳中之清阳,姜黄、大黄,降阴中之浊阴,一升一降,内外通和,而杂气之流毒顿消矣。"

杨璞叶(徒): 临床可治疗哪些病证?临证表现有哪些?

杨震(师): 杨栗山在《寒温条辨》中,针对瘟疫病提出用升降散统治表里三焦火热，其证不可名状者。此方治证很广，大致包括表里同病、气血同病、上下同病等20多种病证，其病机均为升降失常、三焦实热、相火妄行。

升降散可见临证表现：憎寒壮热，头痛，骨节酸痛；或口渴饮水无度，口气如火，心烦不宁；或头面猝肿，咽喉肿痛，痰涎壅盛；或上吐下泻，呕吐血汁，丹毒发斑，雷鸣腹痛；或舌卷囊缩，腰痛如折，大便火泻，小便淋涩。其表里上下见症虽各不相同，但受邪则一，均由杂气内郁所致。其次温病初起，过用寒凉，遏阻阳气，以致火郁于内，寒遏于外，导致温热火郁三焦气分而不得宣泄，亦可出现升降散所主之证。

杨璞叶（徒）： 此方临床指导意义如何？

杨震（师）： 升降散本为温病郁热内伏所设，由于组方严谨精当，其宣郁清热之力卓著。其在急症中可药到病除，化险为夷，现广泛应用于内科杂病以及疑难重症中。本方通过加减，可用于各种急性传染病中，如流脑、麻疹、高热、病毒性肺炎等，其他如支气管炎、胆囊炎、腮腺炎等，精神分裂症、神经性耳鸣、耳聋、化脓性中耳炎、鼻窦炎、咽喉炎等，带状疱疹、痤疮、银屑病等辨证施治，常可取得满意疗效。

综上，杨栗山提出治瘟疫两大法（清、泻）十五方，并将升降散列为治温十五方之总方。其所创升降散不失为宣郁清热的有效方剂，它不但给人以方，更在于通过升降散调节人体表里三焦气机，宣郁清热，示人以法。

十、温胆汤

杨震先生临床常用温胆汤作为平调胆胃之剂，加减治疗各类杂病属胆郁痰扰者，疗效俱佳。

郝建梅（徒）： 此方出处、组成及功效如何？

杨震（师）： 温胆汤出处为《三因极一病证方论·卷八》。组成：半夏、竹茹、枳实、陈皮、甘草、茯苓、生姜、大枣。功用：

理气化痰，清胆和胃。主治：胆胃不和，痰热内扰。症见虚烦不眠，或呕吐呃逆，以及惊悸不宁，癫痫等。方解认为本方所治诸证，均属痰热为患。

郝建梅（徒）：愿闻方义详解。

杨震（师）：本方证多因素体胆气不足，复由情志不遂，胆失疏泄，气郁生痰，痰浊内扰，胆胃不和所致。胆为清净之府，性喜宁谧而恶烦扰。若胆为邪扰，失其宁谧，则胆怯易惊、心烦不眠、夜多异梦、惊悸不安；胆胃不和，胃失和降，则呕吐痰涎或呃逆、心悸；痰蒙清窍，则可发为眩晕，甚至癫痫。治宜理气化痰，和胃利胆。方中半夏辛温，燥湿化痰，和胃止呕，为君药；臣以竹茹，取其甘而微寒，清热化痰，除烦止呕；半夏与竹茹相伍，一温一凉，化痰和胃，止呕除烦之功备。陈皮辛苦温，理气行滞，燥湿化痰；枳实辛苦微寒，降气导滞，消痰除痞，陈皮与枳实相合，亦为一温一凉，而理气化痰之力增。佐以茯苓，健脾渗湿，以杜生痰之源；煎加生姜、大枣调和脾胃，且生姜兼制半夏毒性；以甘草为使，调和诸药。

综合全方，半夏、陈皮、生姜偏温，竹茹、枳实偏凉，温凉兼进，令全方不寒不燥，理气化痰以和胃，胃气和降则胆郁得舒，痰浊得去则胆无邪扰，如是则复其宁谧，诸症自愈。

郝建梅（徒）：此方临床所治病证有哪些？

杨震（师）：本方为木郁土虚，"气郁生涎，变生诸证"。所治病证十分广泛，如嗜卧多眠、夜游症、眨眼症、斜视、梅核气、神经衰弱、眩晕、耳鸣、高血压、偏正头痛（含神经性头痛、血管性头痛）、梅尼埃病、中风（含脑出血、脑栓塞）、癫狂、癫痫、风心病、心绞痛、惊悸、慢性肝炎、肝硬化、尿毒症、慢性淋巴结炎、慢性咽炎、慢性支气管炎、哮喘、急慢性胃炎、消化性溃疡、胆囊炎、过敏性鼻炎、神经性斑秃、阳痿（性神经衰弱）、妇女更年期综合征、脏躁、带下、闭经、妊娠恶阻、小儿惊风、小儿厌食等病证。此外，还有用治头部损伤、腹部损伤、肋骨骨折、四肢骨折者。中西医内、外、妇、儿各科病证 30 多种，涉及多个脏腑组织系统，而主要是精神神经性疾病、心脑血管疾病、消化系统性疾病。

郝建梅（徒）：临床应用此方有何经验体会？

杨震（师）：本方临床应用以心烦不寐，眩悸呕恶，苔白腻，脉弦滑为辨证要点。其适应证应具备 2 组症状：一是惊悸（胆怯）、健忘、头晕、头痛等精神神经性症状；二是消化系统的症状，如食欲差、恶心、腹胀满、大便不调等。其脉弦或弦滑，其舌苔多薄腻。无论什么病，若属温胆汤证，均应见有上述 2 组症状之一，甚至两者兼见，否则不宜使用本方。这也是"异病同治"原则的实际运用。

郝建梅（徒）：运用此方治疗常见病证如何加减？

杨震（师）：如心虚神怯，加人参以安神定惊；痰滞者，加胆星以化痰息风；若心热烦甚者，加黄连、山栀、豆豉以清热除烦；失眠者，加琥珀粉、远志以宁心安神；惊悸者，加珍珠母、生牡蛎、生龙齿以重镇定惊；呕吐呃逆者，酌加苏叶或梗、枇杷叶、旋覆花以降逆止呕；眩晕，可加天麻、钩藤以平肝息风；癫痫抽搐，可加胆星、钩藤、全蝎以息风止痉等。

第七节　对药经验

杨震先生临床辨治肝病及杂病时，遣方用药常使用对药以增加疗效，经验丰富，欲作详细了解。

史艳平（徒）：何谓对药？对药应用有何临床意义？

杨震（师）：对药又称药对，系用相互依赖、相互制约，以增强疗效的 2 味药组方治病。使用对药是为了通过合理配伍更好地发挥药物特长，取利避害，取长补短，协同补充，取得更好的功效。"对药"加入处方中时，其配伍也应遵守药物配伍理论中"七情和合"原则。学习和应用对药加入处方中，对提高疗效作用很大。

史艳平（徒）：临床自拟经验方中常用哪些对药？能否详细解读？

杨震（师）：我的临床经验方中常常应用对药，因为对药中的2味药物配伍有相互协助增强药力者、有相互制约消其副作用而展其长者、有为2味合用另生其他作用者、有为沟通之作用等。下面介绍我临床经验方中常用部分对药：

（1）天冬、麦冬：天冬味甘、苦，性大寒，入肺、肾经。具有甘寒滋阴、苦寒泄热之功，能滋阴润燥、清肺泻火、化痰止咳，滋肾阴、退虚热。麦冬味甘，微苦，性微寒，入心、肺、胃经。养阴润肺、化痰止咳之效。二药伍用，滋阴润燥，清肺、心、胃、肾之虚热，也有甘寒清润，金水相生，畅利三焦的作用。临床中应用此二味一来养阴，二来清解脏腑之虚热。如在自拟解郁合欢汤中，在应用大量疏肝解郁药的同时，用天冬、麦冬清除因肝郁而产生的虚热，同时滋养郁热所伤阴液。

（2）龟板、鳖甲：鳖甲性咸，味平，入肝、脾、肾经。本品能滋肝肾之阴而潜阳，可治肝肾不足，潮热盗汗，或阴虚阳亢，以及热性病，阴虚风动、手足抽搐，还能软坚散结、破瘀通经，治疗肝脾肿大等。龟板味咸、甘，性平，入肾、心、肝经。本品可滋肾阴而潜阳，能治疗肝肾不足之骨蒸潮热、盗汗，热病伤阴、阴虚风动等。二者相合，龟板滋阴力强，鳖甲退热软坚较好，功效相互促进，阴阳相合，滋阴清热、养阴之功更强。我在治疗肝病，出现肝硬化或肝硬化腹水时常常应用此对药，如自拟方甲苓饮。由于肝病发病原因多为相火旺盛，耗伤阴液，故多有阴虚内热之证，且二药均可入肝、肾二脏，而疾病后期又多有肝肾阴虚之证。应用此对药既能软坚散结，又能滋阴清热，在部分重症患者，有肝风内动（肝昏迷）时，此二药还有滋阴潜阳之功，可潜纳浮阳。二药性平，味一咸一甘，用于肝硬化腹水很安全。

（3）藿香、佩兰：藿香味辛，性微温，入肺、胃、脾经。本品气味芬芳，为解暑上品，又能醒脾和胃，可治疗湿阻脾胃之胸脘胀满、胃纳不佳、恶心呕吐等。佩兰味辛，性平，气味如兰，可解暑化湿，又能醒脾和中，治湿阻中焦之胸脘满闷、食欲不振等。二味伍用，藿香芳香而温煦，既能散表邪，又能化里湿；佩兰气味芳香，既能散表邪，也能宣化湿浊。二者合用，芳香化湿、清热祛暑、醒脾开胃之功倍增，在治疗湿热相火之自拟桃红化浊汤中应用此对药。慢性肝炎迁延反复过程中，肝病乘脾，脾失健运出现肝郁挟湿，郁久化热，形成湿热相火之证。湿热是病因，肝脏是病位，调治时应紧紧抓住肝郁与湿滞这一对主要矛盾，疏肝时应注意不要耗气伤阴，化湿时不要寒凉滞脾。温病学家治湿的理论，可以用来指导湿热伤肝的证治，治宜芳香化浊、辛开苦降，故用藿香、佩兰芳香化浊以醒脾困。临床主要治疗湿热阻滞、气机出入失常所致的病证。

（4）鸡内金、丹参：此对药亦为临床最常应用对药之一，在自拟疏肝化瘀汤、疏肝利胆汤、疏肝五皮饮、疏肝理气汤中皆有应用。鸡内金味甘，性平，入脾、胃、小肠、膀胱经，能健脾益胃、消食化积，既能助运化，还能健脾运，善于化坚消石。《医学衷中参西录》云："鸡内金，鸡之脾胃也，中有瓷石、铜、铁皆能消化，其善化瘀积可知。"丹参味苦，性微寒，入心、心包、肝经。本品色赤，性平而降，走血分，能活血化瘀，行气止痛，还能凉血清心，除烦安神，消痈肿。《重庆堂随笔》中述："丹参，善治血分，去滞生新，调经顺脉之药也。"二者合用，一者化积，一者祛瘀，可共奏祛瘀散结消积之效。我认为，鸡内金可消食化积、祛瘀生新，且动物凡弱于齿者必强于胃，故鸡的胃消化能力极强，所谓无物不消，无物不化。而丹参既可活血化瘀，还可凉血安神。在肝病病人中多有相火旺盛之象，均可耗伤阴液，应用丹参既可活血化瘀，还可凉血而不耗伤阴液。在治疗肝病中，肝纤维化、肝硬化患者，凡具有肝脾肿大及肝脏硬度增加，无论为气滞血瘀、气虚血瘀、瘀毒互结患者皆可采用此对药，同时根据不同病情给予不同加减。

（5）香橼、佛手：佛手味辛、苦、酸，性温，入肝、脾、胃、肺经。本品芳香辛散，苦降温通，能疏肝和胃，行气止痛，还能暖胃化痰、消食止痛。香橼味辛、苦、酸，性温，入肝、脾、肺经，既能疏肝和胃，还能行气止痛。二药伍用，起相须作用，其理气、宽胸、止痛、疏肝、健胃化痰作用益彰。在自拟解郁合欢汤中应用此对药，郁热相火采用香橼、佛手疏肝理气，宽胸止痛。自拟和胃汤中也应用此对药。此方乃为肝气犯胃，胃失和降，升降功能失调之胃痞所设，在疏肝理气的同时还能健胃止痛。且二药性虽温，然尚不燥，可疏通郁结之气，而无温燥伤阴破气之弊，故在慢性肝病多有阴虚之患者常用。

（6）重楼、虎杖：重楼味苦，微寒，有小毒，归肝经。具有清热解毒、消肿止痛、凉肝定惊之功，用于疔疮痈肿，咽喉肿痛，毒蛇咬伤，跌扑伤痛，惊风抽搐。虎杖味微苦，微寒，归肝、胆、肺经。具有祛风利湿、散瘀定痛、止咳化痰之功，用于关节痹痛，湿热黄疸，经闭，癥瘕，水火烫伤，跌扑损伤，痈肿疮毒，咳嗽痰多。二药伍用，清肝胆之热，解肝胆之毒，清热解毒、消肿散瘀止痛之功倍增。在自拟的白茜汤、红虎汤中用此对药，用于抗乙肝、丙肝病毒治疗。

（7）茜草、紫草：此对药是临床肝病最常应用对药之一。茜草味苦，寒，入肝经。凉血，止血，祛瘀，通经，用于吐血，衄血，崩漏，外伤出血，经闭瘀阻，关节痹痛，跌扑肿痛。紫草味甘、咸，寒，入心、肝经。具有凉血、活血、解毒透疹之功，用于血热毒盛，斑疹紫黑，麻疹不透，疮疡，湿疹，水火烫伤。二药合用咸凉入血，用于肝经血热证。针对此证，临床治疗遵从《王旭高临证医案》"将军之性，非可直制，惟咸苦甘凉，佐微酸微辛……以柔济刚"的原则，用此二味为主药，组成茜兰汤清肝凉血，治疗肝郁化热，热伤肝血者。

（8）郁金、金钱草：二药伍用为临床治疗黄疸最常应用对药。

郁金味辛、苦，寒，归肝、心、肺经。具有行气化瘀、清心解郁、利胆退黄之功，用于经闭痛经，胸腹胀痛、刺痛，热病神昏，癫痫发狂，黄疸尿赤。金钱草味甘、咸，微寒，归肝、胆、肾、膀胱经。具有清利湿热、通淋、消肿之功，用于热淋，砂淋，尿涩作痛，黄疸尿赤，痈肿疔疮，毒蛇咬伤，肝胆结石，尿路结石。二药合用清热利湿、利胆退黄，临床在治疗黄疸时，无论阳黄、阴黄、急黄及胆囊相关疾病中常配伍应用，自拟之疏肝利胆汤中用此对药。黄疸的病机关键是湿，治疗大法为化湿利小便，化湿以退黄，利小便以祛邪。郁金、金钱草为治黄要药，一清一行，一利一通，给邪以出路，邪去则病安。

（9）白花蛇舌草、半枝莲：白花蛇舌草味甘、淡，凉，入胃、大肠、小肠经。具有清热解毒、利尿消肿、活血止痛之功，用于肠痈，疮疖肿毒，湿热黄疸，小便不利等症，外用治疮疖痈肿，毒蛇咬伤。半枝莲味辛、苦，寒，归肺、肝、肾经。具有清热解毒、化瘀利尿、消肿止痛、抗癌之功，用于疔疮肿毒，咽喉肿痛，毒蛇咬伤，跌扑伤痛，水肿，黄疸等，近年来临床用于肝炎、肝硬化、癌肿等症。根据几十余载的临床治疗，结合祖国医学理论认识，癌症的发病因素多为痰、火、郁、毒、瘀，治疗必须清化湿热痰火毒邪，疏散郁结血瘀。针对这一病理机制自拟白莲化癖汤治疗肝癌，白花蛇舌草和半枝莲作为君药，既能清热解毒，又能化瘀止痛，二药合用，相得益彰。此对药亦可用于其他胃肠道肿瘤。

（10）砂仁、白蔻仁：砂仁味辛，温，归脾、胃、肾经。具有化湿开胃、温脾止泻、理气安胎之功，用于湿浊中阻，脘痞不饥，脾胃虚寒，呕吐泄泻，妊娠恶阻，胎动不安。白蔻仁味辛，温，入肺、脾经。可行气宽中，暖胃消食，治气滞，食滞，胸闷，腹胀，噫气，噎膈，吐逆，反胃，疟疾。二药配伍，健脾化湿作用增强。肝病治疗中常用自拟方金砂散，即取《金匮要略》"治肝之病，知肝传脾，当先实脾"之意，用此对药组方达到实脾、健脾之效。

凌嫚芝（徒）：临证还有哪些经典对药的用药经验？

杨震（师）：临床的确很多，有几个经典对药临床应用颇有心得，下面谈一点体会：

（1）白芍、甘草：此对药为临床最常用的。白芍酸、苦，入肝经，养血敛阴，柔肝止痛，平抑肝阳；甘草甘、平，走太阴，补中益气，泻火解毒，润肺祛痰，缓急止痛，缓和药性。白芍味酸，得木之气最纯，甘草味甘，得土之气最厚。二药伍用，有酸甘化阴之功，还可共奏敛阴养血、缓急止痛之效。此二药共用出自《伤寒论》之芍药甘草汤，可治腹中痛、腿脚挛急等。我在自拟疏肝化瘀汤、甲苓饮、疏肝利胆汤、疏肝五皮饮、疏肝理气汤等多首方剂中均有应用，取其可养血柔肝、敛阴止痛之效。肝病患者在早期多有肝经血热、湿热相火炽盛，易耗气伤阴，导致肝体受伤，后波及肝用，因而养肝体为肝病最为常用治法之一。白芍、甘草此对药可酸甘化阴、养血柔肝、缓急止痛，较为适合肝病应用。

（2）柴胡、白芍：此对药亦为最常应用对药之一，也为治肝病之始方四逆散之组成。柴胡味苦、辛，性微寒，入肝、胆经。本品味薄气升，擅透表泄热，为治疗邪入少阳半表半里所致寒热往来、胸胁苦满、口苦咽干、头晕目眩之要药。可疏肝解郁、宣畅气机，用于肝郁气滞所致诸证。还能引清气上行，用于多种气陷证。白芍味苦、酸，性微寒，入肝、脾经。既能养血敛阴，又能平抑肝阳，可用于治疗肝阴不足，肝阳上亢；还能柔肝止痛，用于肝气郁结，胸胁疼痛，肝气犯胃，肝胃不和，腹部疼痛及血虚等证。生用性凉，养阴为主，炒用养血敛阴。二药伍用，一散一收，互相促进，制其短而扬其长。白芍之酸敛制约柴胡之辛散，柴胡之辛散佐芍药之酸敛，共收疏肝解郁，和解表里，解郁止痛，养阴润燥之效。此对药最早见于逍遥散，可治五郁（木、火、土、金、水）及骨蒸劳热。我在自拟之疏肝化瘀汤、疏肝利胆汤、疏肝理气汤及常用滋水清肝饮中均有应用。肝为风木之脏，体阴而用阳，性喜条达，可故以白芍之酸敛养血柔肝，补肝之体，以柴胡之辛补肝之用。二药共用，刚柔相济，体用兼顾。我临床多用炒白芍、醋柴胡共用。炒白芍养血柔肝之力强；醋柴胡，酸入肝，引药入肝经，可增强疏肝解郁之效，故在临床凡具有肝郁气滞诸证均可应用此对药。然柴胡味苦、辛，宣散之力强，易耗气伤阴，不可久用，尤其对于已有阴虚者更需慎用。

（3）茜草、海螵蛸：此对药是我临床治疗肝纤维化的经验对药之一。茜草味苦，寒，入肝经。凉血止血，活血祛瘀，止血而不留瘀，用于吐血、衄血、崩漏下血、外伤出血，经闭瘀阻，关节痹痛、跌扑肿痛。海螵蛸味咸，微温，入肝、脾、肾经。具有收敛止血、涩精止带、制酸止痛、收湿敛疮之功效，常用于吐血衄血，崩漏便血，遗精滑精，赤白带下，胃痛吞酸，外治损伤出血，湿疹湿疮，溃疡不敛。二药伍用最早见于《黄帝内经·素问·腹中论》"四乌鲗骨一藘茹丸"，益精补血，止血化瘀，主治血枯精竭。本方治证为肝肾精血亏损所致，方中乌鲗骨（海螵蛸）补肾益精，收敛止血，并可通血脉，治女子血闭；藘茹（茜草）活血通经，治女子经水不通；麻雀卵能益精血，调冲任；鲍鱼汁养肝化瘀。茜草、海螵蛸二药配伍，共奏益精补血，止血化瘀之效。我在自拟疏络化纤汤中用茜草凉血活血、祛痰通络，海螵蛸和胃敛疮，佐制活血药伤胃，二药治疗肝纤维化疗效确切。

（4）黄芪、当归：黄芪味甘，温，归肺、脾经。可补气固表，利尿托毒，排脓，敛疮生肌，用于气虚乏力，食少便溏，中气下陷，久泻脱肛，便血崩漏，表虚自汗，气虚水肿，痈疽难溃，久溃不敛，血虚萎黄，内热消渴，慢性肾炎蛋白尿，糖尿病。当归味甘、辛，温，归肝、心、脾经。具有补血活血、调经止痛、润肠通便之功，用于血虚萎黄，眩晕心悸，月经不调，经闭痛经，虚寒腹痛，肠燥便秘，风湿痹痛，跌扑损伤，痈疽疮疡。酒当归活血通经。二药配伍，为临床所常用，以《内外伤辨惑论》当归补血汤为代表。血为气之母，气为血之帅，黄芪、当归对药的配伍原则为气血同治。除当归补血汤外，补中益气汤、归脾汤、补阳还五汤等方剂中此对药均为方中重要组成部分。当归补血汤是金元时期李东垣创造的一首益气补血方剂，由黄芪和当归2味药以5:1比分组成，具有益气生血功效，多用于治劳倦内伤，气血虚，阳浮于外之虚热证。现代研究认为，该对药对于免疫系统有较好的作用，但其用量比例有较强的灵活性，其临床功效亦有所不同。我据此将该对药用于自拟之补肝颐气汤，治疗肝气虚诸证，疗效卓著。

（5）青黛、白矾：此药对为临床常用对药之一。青黛味咸，寒，归肝经。具有清热解毒、凉血定惊之功，用于温毒发斑，血热吐衄，胸痛咳血，口疮，痄腮，喉痹，小儿惊痫。白矾味酸、涩，寒，归肺、脾、肝、大肠经，燥湿消痰，止泻止血，解毒杀虫，现代研究有抗菌、利胆作用等。外治用于湿疹，疥癣，聤耳流脓；内服用于痰涎壅盛，肝炎，黄疸，久泻不止，便血，崩漏，癫痫发狂。二药合用乃取"硝石矾石散"之意，清热化湿，消痰化瘀。我在多个自拟方中均有应用，如红虎汤化瘀解毒、桂附二仙汤温补肝肾、柔肝补肾汤滋养肝肾通络，三方中青黛、白矾同用，咸软直入肝血，清热化湿消瘀共为佐药。

（6）黄芩、黄连：黄芩味苦，性寒，入肺、胆、胃、大肠经。本品苦能燥湿，寒能清热，且体轻主浮，善清肺火，炒炭可泻火止血，还可清热安胎。黄连味苦，性寒，入心、肝、胃、大肠经。本品大苦大寒，能清热泻火，还可清心凉血，泻火解毒，清胃止呕。二药伍用缘于《伤寒论》泻心汤类方，用于湿热中阻，胸膈痞闷诸证。我应用此对药取黄芩清肺火，黄连清心火，主治上焦火旺诸证。在多种内科疾患合并目赤肿痛，口舌生疮者皆可在治疗原方基础上加用此对药，以清泻上焦火热。

（7）黄连、吴茱萸：黄连味苦，性寒，入心、肝、胃、大肠经。本品大苦大寒，能清热泻火，还可清心凉血，泻火解毒，清胃止呕。吴茱萸味辛、苦，性大热，入肝、脾、胃、肾经。本品辛散，性热温燥，能温中散寒、降逆止呕，还能疏肝解郁、行气消胀、散寒止痛。二药共用，有辛开苦降，反佐之妙用。以黄连之苦寒，泻肝经横逆之火，以和胃降逆，佐以吴茱萸反佐以防邪火格拒。共奏清肝泻火、降逆止呕、和胃制酸之效。此二药伍用，出自《丹溪心法》，名为左金丸。我在临床中凡具有中焦寒热错杂之证，肝气犯胃，胃失和降，呕吐吞酸者皆可在基础方剂上加用此对药。肝为风木之脏，气行于左，受肺金克制，才不致过于亢盛而正常生化。黄连可泻心火，心火不克肺金，肺金不受克，方能制约肝木，肝得肺之制故名左金丸。临床寒热错杂之证颇多，但寒热比例却各有不同，故而临床应用两药的比例也当随之变化。热甚多取黄连，少佐吴茱萸；寒甚多用吴茱萸，少佐黄连，寒热对等可各半应用。

（8）干姜、黄连：干姜辛热，温中散寒，回阳通脉，温肺化痰；黄连苦寒，清热燥湿，泻火解毒，清心除烦。干姜辛开温通为主，黄连苦寒降泄为主。二药合用，辛开苦降，一温散，一寒折，调寒热，除寒积，清郁热，止呃逆，和胃降逆除痞满。肝病日久，相火旺盛，耗伤阴液，病人多可合并口腔溃疡。我在治疗此类病人时，在应用原有方剂的同时，喜加用此对药，可合用甘草等，取甘草泻心汤之意。二药剂量也当根据疾病辨证而定，若热多寒少，则多用黄连，少佐干姜；若寒多热少，则多用干姜，少佐黄连；若寒热同等，则二药各半。

（9）桃仁、红花：桃仁味苦、甘，性平，入心、肝、大肠经。能入血而化瘀生新，药性缓和，善治各种瘀血、瘀滞，腹中包块，还可润燥滑肠，治疗阴虚肠燥之便秘。红花性温，味辛，入心、肝经。能辛散温通，祛瘀止痛，尚可调养气血。二药伍用，桃仁破瘀力强，红花色赤，行血力强。二者相互促进，活血祛瘀、通经止痛之力增强。《医宗金鉴》之桃红四物汤，使用二药治疗妇女月经不调，经行不畅等。我在自拟方桃红化浊汤及白莲化癖汤中均使用此对药。桃红化浊汤为治疗肝病湿热相火型所用方剂，本型病机为肝郁乘脾，湿滞化热。湿热之邪临床多采用苦寒泻火法，然湿热相火采用此法多有伤阴之弊，故治疗时当采用清热而不助湿，利湿而不伤阴之法则，宜芳香化浊、辛开苦降。此方用此二药活血通络防瘀结，同时还可引药入血分以清血分湿热。白莲化癖汤在凉血解毒的同时，由于胁下癥块已生，但本病为本虚邪实之证，过用破血逐瘀之品恐伤其正，故应用此对药以活血祛瘀而不伤阴液，不伤其正气。

（10）栀子、丹皮：二药配伍为主治肝胆郁热之对药。栀子味苦，寒，归心、肺、三焦经。具有泻火除烦、清热利尿、凉血解毒之功，用于热病心烦，黄疸尿赤，血淋涩痛，血热吐衄，目赤肿痛，火毒疮疡。牡丹皮味苦、辛，微寒，归心、肝、肾经。具有清热凉血、活血化瘀之功，用于温毒发斑，吐血衄血，夜热早凉，无汗骨蒸，经闭痛经，痈肿疮毒，跌扑伤痛。从相火学说解析肝系疾病和内科杂病，肝为将军之官，四季应春，喜条达而恶抑郁，肝为刚脏，郁久易化热化火，病理情况下产生郁热相火。气火内郁是肝病发展过程中一个很重要的环节，治疗应依据"木郁达之，火郁发之"原则。如化肝煎、丹栀逍遥散均是取其义而组方，二药辛、苦，寒，辛能发，苦能泄，寒能清，共奏清泻肝郁之火之功。

第八节　临证解惑

一、胆气主升与胆随胃降之惑

《黄帝内经·素问·金匮真言论》曰："胆、胃、大肠、小肠、膀胱、三焦六腑皆为阳。"木主升发，胆属甲木（阳木），故曰胆主升发。《黄帝内经·素问·五脏别论》曰："脑、髓、骨、脉、胆、女子胞，此六者地气之所生也，皆藏于阴而象于地，故藏而不泻，名曰奇恒之腑。"腑以通降为顺。在《四圣心源》中也有"木生于水而长于土，土气冲和，则肝随脾升，胆随胃降"，由上论述可见关于胆的功能，有主升、有主降的不同，使人难以理解，遂求师解惑。

王少波（徒）： 胆气主升与胆随胃降二者是否矛盾？

杨震（师）： 否也，这是一个事物的 2 个方面。胆主升发乃言胆体，胆主通降乃言胆用，体用不同而已。

王少波（徒）： 愿闻详解。

杨震（师）： 胆主升发即言胆体。《黄帝内经·素问·六节藏象论》曰："藏象何如？……凡十一藏，取决于胆也。"胆主少阳春升之气。胆为阳木，其象应春，春天，阳气渐升，气候由寒转暖，万物萌发生机，除旧更新。《黄帝内经·素问·四气调神大论》曰"春三月，此谓发陈，天地俱生，万物以荣"即指此而言。李东垣《脾胃论》曰："胆者，少阳春升之气，春气升则万化安。"《黄帝内经素问集注》曰："胆主甲子，为五运六气之首，胆气升则十一脏腑之气皆升。"就是强调了胆的升清宣发作用。胆主阳气的振奋，通达和升发诸脏腑之气机。"凡十一藏，取决于胆也"指出了人体十一脏功能的正常发挥，决定于胆的功能正常。少阳属胆，是三焦阳气升降出入的枢纽，胆气不升则阳气无从司令，难以进行适宜调节，五脏六腑便不能与四时保持协调平衡，人体的生命节律受到干扰，抗病能力下降。

胆随胃降乃言胆用。胃以降为顺，以通为和，喜润恶燥；胆为中清之腑，以降为顺，以通为和，善和而恶郁。胃纳谷，谷之化赖胆，而胆汁须借胃气通降之力而下行，以助消化。

总之，胆气主升本质：①实为胆的升发条达特性，与肝喜条达恶抑郁同义。胆气升发疏泄正常，则脏腑之气机升降出入正常，从而维持其正常的生理功能。②胆具有主管升发阳气的作用。胆随胃降的本质：胆主降，以降为顺主要是指胆贮藏和排泄胆汁。胆的排泄胆汁受阻影响脾胃的消化功能，会出现厌食、腹胀、腹泻。胆气不利，气机上逆出现口苦、吐黄绿水，胆汁外溢出现黄疸。

王少波（徒）： 二者有何联系？

杨震（师）： 肝胆同属木气，均具有升发和疏泄的功能。胆为甲木，属阳，主卫气，藏相火，属少阳升发之气。其气由上而下。其上行者为卫气，胆气随春升之气而上升，胆气升则"十一脏皆赖胆气以为和"（《杂病源流犀烛》）。其下行者为胆汁，以促进后天之本的水谷之气的形成。故胆体主相火以升发卫气，胆用主疏泄胆汁以助后天之本的运化。

概括而言，胆气主升指无形之功能发挥，胆气以降为顺指有形之胆汁排泄。胆气升胆汁降，二者相辅相成，其一升一降是谓"一阴一阳之谓道"也。

二、论中气包含脾胃肝胆之气

杨震先生在 60 多年的实践经验中，总结出"中气当包含脾胃之气与肝胆之气"这一理论见解，欲求其本，遂请教于师。

王少波（徒）：如何提出的这一理论观点？

杨震（师）：我在治疗肝病的临床过程中深深体会到，很多气机病，单纯调治脾胃效果来得比较慢，而从肝胆病机入手调治气机病，疗效容易提高。所以，我非常赞同周学海的意见。他在《读医随笔》中说："肝者，贯阴阳，统气血，居贞元之间，握升降之枢者也……世谓脾为升降之本，非也。脾者，升降所由之径；肝者，升降发始之根也。"因此我认为，脾胃是中气升降的枢纽，而肝胆是中气升降的动力，中气运动自然应包含枢纽（脾胃）和动力（肝胆）2 个方面。

王少波（徒）：有何理论依据支持此观点？

杨震（师）：中气即中焦之气，素有两指：一指脾气，一指脾胃之气。其实，"中气应包含脾胃肝胆之气"可从 3 个方面予以论述佐证。

（1）从部位而论。中焦主要指上腹部，包括脾、胃及肝、胆等内脏。《黄帝内经》对上、中、下三焦的位置及分界已有粗略描述，如《黄帝内经·灵枢·营卫生会》曰"上焦出于胃上口，并咽以上，贯膈而布胸中"；"中焦亦并胃中，出上焦之后"；"下焦者，别回肠，注于膀胱而渗入焉"。原文大体指出了膈上为上焦，胃部为中焦，胃以下为下焦。《难经·三十一难》说："上焦者，在心下，下膈，在胃上口"；"中焦者，在胃中脘，不上不下"；"下焦者，当膀胱上口"。以膈作为上、中两焦的分界处，以胃下口作为中、下两焦的分界处。对上、中、下三焦的部位划分已较明确：膈上胸中为上焦，膈下脐上腹部为中焦，脐下腹部为下焦。肝胆居于胁下，脾胃位于腹中，皆属中焦之范畴。既然肝胆位于中焦确切无误，中气包含肝胆之气理所当然。

（2）从功能而论。"中焦如沤"：胃主腐熟，脾主运化，肝胆主疏泄，并分泌、排泄胆汁以助消化。因此，中焦具有消化、吸收并转输水谷精微和化生气血的功能。《黄帝内经·灵枢·营卫生会》曰："中焦……此所受气者，泌糟粕，蒸津液，化其精微，上注于肺脉，乃化而为血，以奉生身。"并概括中焦的功能为"中焦如沤"。沤，是浸泡的意思。所谓"如沤"，是形容中焦脾胃腐熟、运化水谷，进而化生气血的作用。《难经》亦持此说，如《难经·三十一难》说："中焦者，在胃中脘，不上不下，主腐熟水谷。"

中气作为生理学名词，泛指中焦脾胃之气和脾胃等脏腑对饮食的消化运输、升清降浊等生理功能。可见主司水谷之消化是中焦之气的主要功能。饮食物的消化，一方面靠脾胃的受纳和运化，另一方面必须有肝胆的参与：一是肝胆分泌和排泄胆汁，帮助消化水谷；二是肝胆之疏泄，调节和促进脾胃之运化，即所谓"土得木而达"。如果肝胆的疏泄失职，致使脾胃的运化发生障碍，此即"木不疏土"。另外，中焦也调节气之升降出入，为气机之枢。也就是说，中焦是脏腑之气升降出入的调节中心，这不仅包括脾胃之气的升降，也包括肝胆之气的作用。肝气升发，调节气机。其实肝气也有降的一方面：一是协胃气降浊，通畅腑气；二是为肾气行气，使肾精藏泄有度，尿液排泄通畅；三是使吸入之清气由肺及肾。胆主少阳春升之气，少阳胆经居半表半里，内连阴经而通脏腑，外通阳经而达肌表，为气机出入之门。无论是中焦的消化，还是枢机运转，都离不开肝胆之气。

（3）从治疗而论。补中益气汤是治疗中气虚的代表方剂。从其药物组成分析，既能补益脾胃，也可调理肝胆。如黄芪补气且升气，不仅补脾胃之气，更与肝虚相宜，为补肝气之主药。张锡纯的《医学衷中参西录》指出："凡遇肝气虚弱不能条达，用一切补肝之药皆不效，重用黄芪为主，而少佐理气之品，服之覆杯即见效验。"方用当归，"以和血脉"，目的是养血调肝，而不是治脾。柴胡善理肝胆之郁，升发少阳之气，为肝胆之专药，此方之所以用柴胡，李东垣指出是"引清气行少阳之气上升"。柯韵伯在谈到本方时说："是方也用以补脾，使地道卑而上行……亦可以补肝木，郁则达之也。"（《古今名医方论》）李东垣另一代表方调中益气汤也用柴胡，从该方的主治"耳鸣耳聋，目中流火，视物昏花，胬肉红丝，热壅头目"等可以看出，调中益气汤包含调肝胆在内。

总之，中气包含脾胃之气，也包含肝胆之气；中气不足包含脾胃气虚，也包含肝胆气虚。借此理论指导临床实践，力半功倍。

三、从气机理论谈四逆散合旋覆花汤

杨震先生临证崇黄元御气机学说，常言治病要明气机，疗内伤杂病要知升降，治六淫外感要晓出入。四逆散和旋覆花汤是杨震先生调气机常用方剂，探求机理，请教于师。

王少波（徒）：临床两方剂常配合使用，理论如何？

杨震（师）：学习和研究气机学说很重要。《黄帝内经》云："出入废则神机化灭，升降息则气立孤危。"可见气机在人体的重要性。下面需从气机理论谈四逆散和旋覆花汤。

四逆散和旋覆花汤均出自张仲景的《伤寒杂病论》，都是常用的经典组方。这2个方剂配合使用，恰是应用了中医肝升肺降的理论，气机升降正常，疾病自然而解。四逆散由柴胡、白芍、枳实、炙甘草4味药物组成，具有疏肝理气的作用；旋覆花汤由旋覆花，茜草（本用新绛，因无药源，现以茜草代之），葱管3味药组成，

具有肃降肺气的作用。这 2 个方子合在一起，可以治疗很多肝胆疾患。

王少波（徒）：可否详细阐释？

杨震（师）：《伤寒论》中四逆散证见于少阴病篇，原文"少阴病，四逆，其人或欬，或悸，或小便不利，或腹中痛，或泄利下重者，四逆散主之"。可见本方本为治疗四肢厥冷的，此四肢厥冷并不是阳气不足引起的，而是由于阳气运行不畅，郁于体内，不能透达于四肢造成的，所以治疗不是温补阳气，而是通达阳气。要做到这一点，就要加强肝的疏泄作用。四逆散是疏理气机的祖方，由柴胡、枳实、芍药、甘草组成，利用柴胡的升，配合枳实的降，恢复人体气机的升与降。柴胡配芍药，一散一收，一出一入，柴胡辛散，增强肝的疏泄，芍药酸收，加强肝的藏血，二者配伍，又恢复气机的出与入。芍药与甘草相配，又可以酸甘化阴，缓急止痛。人体气机的运动形式无非 4 种：升、降、出、入，四逆散这 4 味药物全做到了。它是调理人体三阴经枢机的主方，与调理人体三阳经枢机的小柴胡汤前后呼应，用于治疗肝胆病引起的气机郁滞诸疾，确为良方。

旋覆花汤在《金匮要略》中是治"肝着"的。《金匮要略·五脏风寒积聚病脉证并治第十一》曰："肝着，其人常欲蹈其胸上，先未苦时，但欲饮热，旋覆花汤主之。"所谓"着"，就是着而不去的意思。肝着，是患者经常感觉胸胁部痞硬或疼痛且久久不去的一种病证，为缓解症状，患者常捶打病变部位，所以说"其人常欲蹈其胸上"。这是肝气严重不舒的现象，患者经常揪疼痛之处的皮肤，也属于这种表现。有趣的是，张仲景治疗这个肝着病，用的却是降肺气为主的旋覆花汤。这个方子一共 3 味药物，旋覆花、新绛和青葱管。旋覆花是入肺、胃经的，有降气化痰的作用，可以治疗咳喘、呃逆；新绛是古人帽子上经过用茜草根染制的红缨，现在没有这种药源，就用茜草代替，是一个专入肝经的药，具有活血止痛的作用；青葱是专入肺的，有降肺气、发散解表的作用。3 味药有

2味入肺，1味入肝，什么道理呢？张仲景在这里正是运用肝升肺降的理论，肺气降了，肝气才能很好地升，气机才会调达，肝着也就会很快好了。若再合上四逆散治肝着一类的病，可谓其效如神。

王少波（徒）：两方剂之病机特点何如？临床可治疗哪些疾病？

杨震（师）：四逆散证的方义是肝气郁结，气机疏泄失常，导致气血津液流通不畅，治宜调气疏肝，解除经脉挛急，以恢复肝主疏泄之功能。旋覆花汤证的病机应以气郁血滞，阳气痹结为主，属气郁及血，治疗当宗"疏其气血，令其条达，而致和平"。用行气活络、通阳散结的旋覆花治疗则肝着可愈。二方的不同是四逆散为单纯的气机不畅，旋覆花汤为气郁血滞。

这2个方子不仅治疗一般的肝着疼痛，对肝病的肿块也很有效，不过一般要加上生牡蛎、炙鳖甲、土元、丹参、香附、贝母等具有活血化瘀、软坚散结的药物。临床常用这些方药加减治疗肝硬化和肝癌，疗效肯定。此外，由于肝经绕阴器，用这个方子治疗妇科的肿瘤，如卵巢囊肿、子宫肌瘤、盆腔囊肿等，效果亦佳。

四、从肝立论治痤疮

杨震先生以擅治肝病闻名遐迩，侍诊以来，见师从肝立论治痤疮，屡获奇效，与师辨析总结如下。

王少波（徒）：痤疮临床多从肺脾论治，您为何从肝论治？

杨震（师）：痤疮是一种颜面、背部等处毛囊与皮脂腺的慢性炎症性皮肤病，以皮肤散在性粉刺、丘疹、脓包、结节及囊肿等皮损伴有皮脂溢出为临床特征。本病属于中医"粉刺"范畴，好发于青春期男女，以女性多见，虽为小恙，却久治难愈。对痤疮的治疗，历代医家基于肺主皮毛，脾其华在面的传统理论，多从肺经风热或者脾胃湿火上蒸论治，而我认为痤疮的治疗尤应重治肝，因为它的发生病位不仅在肺脾，与肝也有密切的关系。原因有二：

（1）痤疮的发生部位与肝经循行的联系。《黄帝内经·灵枢·

经脉》曰："肝足厥阴之脉，起于大趾丛毛之际……上入颃颡，连目系，上出额，与督脉会于巅；其支者，从目系下颊里，环唇内，其支者，复从肝别贯膈，上注肺。"《医学真传·部位》曰："鼻内口鼻交通之处，则为颃颡，又为畜门，乃肝肺相交之部也。"说明肝经在唇周、面颊、额部等痤疮分布部位皆有走行。

（2）肝主疏泄与痤疮的发生。肝主疏泄不单指疏泄气机，津液输布、汗液排泄等也都需要肝主疏泄，故曰："肝为枢机""肝主孔窍"。若肝失疏泄，则五脏气机运行不畅，津液输布代谢障碍，孔窍壅塞发为痤疮。

王少波（徒）： 从病机如何分析？

杨震（师）： 肝为刚脏，体阴用阳，性喜条达，最忌抑郁。大凡肝病多始由情志不遂，肝气郁结而生。若肝气郁结，疏泄不及，肝木乘脾，导致脾胃运化失司，湿热内生上蒸于面发为痤疮；或肝郁化火，上灼肺经，肺经为内热所感，金不制木，肝升发太过，有肝火犯肺，肝旺侮脾之虑，则邪热熏蒸，易蕴阻肌肤而发病。

王少波（徒）： 用何理论来指导临证辨治？

杨震（师）： 我治疗痤疮的病机分析受2位医家学术思想的影响。一是朱丹溪的认识。他说："丹疹皆是恶毒热血蕴蓄于命门，遇君相二火合起即发也。"二是高士宗提出的"毫毛之内，腠理之外，则秉胞中之血，热肉充肤，淡渗皮毛，肝所主也"。按以上2家的认识，结合自己的临床经验，我临床综合运用相火论、肝主肌腠论、气血论辨证遣药治疗痤疮，力半功倍。

（1）相火论：我治疗很多内生火热病（包括痤疮），其指导思想都是"相火论"。朱丹溪说："丹疹皆是恶毒热血蕴蓄于命门，遇君相二火合起即发也。"这句话不但指出了病理性相火灼伤肌腠的病因，还提出了其病源是"命门"（即今之内分泌）受热毒蓄扰而激起相火上扰。

青春期情绪不稳，易为物所感，郁则气滞，怒则伤肝，气郁则化火；或若饮食不节，恣食辛辣油腻之品，则湿热内生，助长肝火，上炎面部，均可诱发或加重痤疮。故痤疮发生为郁热相火及湿热相火所致。青春期"相火炽甚"，"脂液遂凝，蓄于玄府"，与现代皮肤病学所论痤疮与青春期雄激素增多，刺激皮脂腺细胞致使皮脂腺分泌增多一致。即"皰刺长于皮中，形如米，或如针"，化脓而形成脓肿，"痤谓色赤，脂愤内蕴血脓"。与《黄帝内经·素问·生气通天论》"营气不从，逆于肉理，乃生痈肿"的观点相同。故治疗郁热相火所致痤疮可用柴胡清肝散（《医宗金鉴·卷五十二》），滋阴清热、泻火解毒。而对于湿热相火，治疗应疏理肌腠，清化湿热相火，用因势利导法，自拟乌紫解毒汤清热解毒祛湿，活血祛瘀消痤。

（2）肝主肌腠论："肝主肌腠"的理论是清代医家高士宗在其著作《医学真传》中明确提出的。"皮毛而外，肺气主之；皮毛之内，肝血主之。"高氏认为："人身通体毫毛之气，肺所主也，毫毛之内，腠理之外，则秉胞中之血，热肉充肤，淡渗皮毛，肝所主也。"明确阐述了肌腠由肝所主的观点。李时珍在《本草纲目》中也言："湿热之邪积蓄既深，发为毒疮……其证多属厥阴、阳明二经，而兼乎他经……盖相火寄于厥阴，肌肉属于阳明故也。"说明本病病位在厥阴、阳明经。《黄帝内经·素问·痿论》曰："脾主身之肌肉"而"肝主身之筋膜"，故基于肝主肌腠理论从肝治疗痤疮，以柴胡清肝散或自拟乌紫解毒汤治疗痤疮，效果令人满意。

（3）气血论：人体之气血运行周身，气非血不和，血非气不运。气为血帅，血为气母，气血相互依存。临证治病，当明辨气血。在气在血不同，治自不同。痤疮为肌腠病，当先辨其在气在血：其病初在气分者，以皮肤瘙痒为主，多属郁热相火，治以柴胡清肝散清肝泻火，养阴解毒；痤疮日久，由气入血，以红肿焮痛为主，为肝经郁热进入血分，引起血热相火，多属血热、湿热相火，治当用乌紫解毒汤清热解毒，利湿化瘀。

王少波（徒）： 痤疮临证辨治如何加减用药？

杨震（师）： 若局部红肿明显加生石膏；伴发热，咽痛加用风药，如银花、连翘、羌活、防风；皮疹已连成片，局部红色，可加桃仁、茜草、红花、丹参；肠道有瘀，便秘，病久者去大黄，加郁李仁、火麻仁；病程久，脾虚，舌质淡胖，边有齿痕，大便溏薄者加金砂散以实脾；病程久，肝郁明显加化肝煎。

五、论"见肝之病，知肝传脾，当先实脾"

杨震先生诊治肝病数十年，学验颇丰。临床常言"见肝之病，知肝传脾，当先实脾"。欲探明详理，遂请教于师。

杨璞叶（徒）：在复杂的肝病诊治中，如何理解"见肝之病，知肝传脾，当先实脾"？

杨震（师）：本条文出自《金匮要略·脏腑经络先后病脉证第一》："问曰：上工治未病，何也？师曰：夫治未病者，见肝之病，知肝传脾，当先实脾，四季脾旺不受邪，即勿补之；中工不晓其传，见肝之病，不解实脾，惟治肝也。"

张仲景在此篇中，从人体内部脏腑相关的整体观念出发，根据阴阳五行生克制化的理论，阐明脏腑疾病有先后次序相传的规律，重点论述了内伤杂病"治未病"的治疗原则，从祖国医学整体观和辩证唯物史观出发，全面、科学地阐述了何谓治未病，怎样治未病，精辟地论述了一切疾病发生、发展和传变的规律以及怎样"防患于未然"。其学术思想，从摄生防病基础上发展到了治疗医学的预防方法，是中医预防医学的精髓与核心。

杨璞叶（徒）："见肝之病，知肝传脾，当先实脾"，从人体内部脏腑相关的整体出发，论述了治疗杂病法则。具体该怎样理解呢？

杨震（师）："见肝之病，知肝传脾，当先实脾"理论来源于2个观点。一是《黄帝内经·素问·四气调神大论》"圣人不治已病治未病"，即未病先防的观点。二是《黄帝内经·素问·玉机真脏论》云："肝受气于心，传之于脾……"《难经·七十七难》云："所谓治未病者，见肝之病，则知肝当传之于脾，故先实其脾气，无令得受肝之邪。"即已病防传的观点。

从整体观念角度看，人体是一个有机的整体，是以五脏为中心，配以六腑，通过经络系统"内属于脏腑，外络于肢节"的作用实现的。在生理情况下，五脏相互资生、相互制约，以维持人体的正常生命活动；在病理情况下，五脏病邪相互影响、互相传变。因此，当一脏发病后，治疗必须照顾整体，即在治疗本脏病变的同时积极调治其他脏腑，防止疾病的传变。

从脏腑学说角度来理解，生理上肝主藏血、主疏泄，寄相火，主升主动；脾居中州，主运化水谷，有生血统血之能。肝对脾运化功能的正常与否起着极为重要的作用，同时与脾的升清有密切关系。正如张锡纯所云："盖肝之系下连气海，兼有相火寄生其中……为其寄生相火也，可借火以生土，脾胃之饮食更赖之熟腐。肝与脾相助为理之脏也。"肝为刚脏，体阴而用阳，肝得脾所输布的水谷精微滋养，才能使疏泄功能正常运行，而不致疏泄太过。如叶天士指出："木能疏土而脾滞以行。"另外，脾运健旺，生血有源，统摄有权，则肝有所藏。病理上肝失疏泄会影响脾的运化功能，从而出现"肝脾不和"的病理表现，可见精神抑郁、胸胁胀满、腹胀腹痛、泄泻便溏等症；若脾虚气血生化无源或脾不统血，失血过多，可导致肝血不足。因此，肝脾在生理病理上是相互联系、密不可分的。

从五行学说角度来理解，《黄帝内经·素问·玉机真脏论》云："五脏相通，移皆有次。五脏有病，则各传其所胜，不治。"就是说五脏之间疾病的传变是有一定规律的，即"五脏有病则各传其所胜"。在五行学说中存在相生、相克、相乘、相侮关系。《黄帝内经·素问·五运行大论》云："气有余，则制己所胜而侮所不胜；其不及，则己所不胜，侮而乘之，己所胜，轻而侮之。"正常情况下，脏腑间存在相生相克的关系，以维持机体的"阴平阳秘"。如肝主升而归属于木，脾主运化而归属于土，存在木克土的关系。正常的"木克土"是维持机体平衡的重要环节，但木太过或土不及，这种平衡就会遭到破坏。木过于强盛，则克土太过，造成土的不足，即"木乘土"；木本不过于强盛，其克制土的力量也处于正常范围，但由于土自身不足，形成了木克土的力量相对增强，使土更加不足，即"土虚木乘"。

从临床实际角度来看，临床上所见病位在肝的患者，在疾病早期，往往表现为腹胀、腹痛、纳呆、便溏、乏力、精神倦怠等脾虚症状，而后才出现胁下胀痛或刺痛、口苦、黄疸等肝病自身的症状。现代医学认为，慢性肝病患者若不能康复，可演变为肝硬化甚至肝癌，继则出现脾肿大、脾功能亢进、贫血等改变，甚则门脉高压破裂导致消化道大出血。无论是中医学的认识，还是现代医学的认识，都用事实充分证实了"见肝之病，知肝传脾"的正确性。

杨璞叶（徒）：何为"实脾"？为何肝病须"实脾"？

杨震（师）：关于"实脾"，《金匮要略·脏腑经络先后病脉证第一》曰："见肝之病，知肝传脾，当先实脾。"又云："实脾则肝自愈，此治肝补脾之要妙也。"方隅在《医林绳墨》中提出："人以脾胃为主，而治疗以健脾为先。"脾胃后天之本，气血生化之源。脾脏功能的好坏，直接影响机体的疾病恢复与恶化。以肝病为例，对于肝实证，脾虚时当实脾，在脾不虚时也当照顾脾脏。故在肝病治疗中，古今医家均非常重视固护脾胃之气。肝病"实脾"是治疗肝病的一个重要治则，见于《难经》《金匮要略》。然而，肝病传脾及其未病先防的思想则源于《黄帝内经》"风气大来，木之胜也，土湿受邪，脾病生焉"。《难经》指出："所以治未病者，见肝之病，则知肝当传之于脾，故先实其脾气，无令得受肝之邪，故曰治未病焉。"《金匮要略》进一步指出肝病"实脾"谓之上工之举。

历代中医大家，在从事肝病的理论及临床研究上，强调治病求本，注重人体内在因素，重视气血化生之源、运湿之枢纽的后天之本——脾胃功能，不仅在肝病的治疗中，提出了"调理肝、脾、肾，中州要当先"的治则，在各科杂病的辨证施治中也极为重视健脾运化，以固"后天之本"。治疗一些危重疾病，如肝癌，以扶正为主，祛邪为辅，而不宜予破血消癥之品以及苦寒伤胃之剂，认为注意调理脾胃，此乃"有胃气有生也"。

如我对于肝痹证的治疗认识：肝痹即病邪侵袭肝脏，肝脏的气血失常而致胁肋部疼痛、不适或叩痛的一类病证。气机不畅是本期的主要病机，故治疗需从调理气机入手，肝主疏泄，调畅气机，脾主运化，乃升降之枢，肝脾气机不畅，则全身之气机升降失常，且肝脾功能相互影响，故应重视肝脾气机的调畅。

总之，肝之为病，治脾为先，是治疗慢性肝病的一大特色。对治疗肝病时的免疫调节、增强免疫力、预防肝纤维化等方面起到了重要的指导作用。

杨璞叶（徒）： 临床如何"实脾"呢？

杨震（师）： 许多医家认为"实脾"就是补脾，肝病实脾即补益脾胃，使"脾土不受邪"。实际上"实脾"是调补脾脏之意，并不是单纯的"补"，而是"调"与"补"的有机结合。"补"是指在脾虚的情况下，采用"甘味"之药健脾补中，加强脾胃生化气血功能，既防病邪入侵，又可资生肝血，使肝有所藏；"调"是指用调和之法。我在临床肝病诊治中，采用疏理肝脾气机，以防脾土壅滞，从而维持脾正常的运化功能，同时改善肝的病理状态。临床上常补之以人参、白术、黄芪、炙甘草、蜂蜜、饴糖等，调之以陈皮、佛手、木香、青皮、焦三仙等。临床上对于肝病的治疗应辨别虚实，然虽当异治，固脾则一。这种"实脾法"有利于防止疾病的传变、蔓延，以保护未病之脏腑。

六、《黄帝内经》望诊与儿科

杨震先生早年从事儿科临床工作，经验丰富。儿科又被称为哑科，在临床将望诊作为儿科四诊之最。欲明缘由，遂请教于师。

史艳平（徒）： 临床为何将望诊作为儿科四诊之最呢？

杨震（师）：《黄帝内经》对于望诊的重要性阐述颇多。《黄帝内经·素问·阴阳应象大论》将察色放置于四诊之首位，认为"善诊者，察色按脉先别阴阳，审清浊而知部分……"《黄帝内经·灵枢·本藏》云："视其外应，以知其内脏，则知所病矣。"由于儿科又被称为哑科，故望诊对于儿科而言，其重要性不言而喻。

临床过程中，疾病重在诊断，诊断重在收集资料，四诊望、闻、问、切是中医搜集资料最重要的方法，是诊断疾病、辨证论治的主要依据。中医理论认为，人体是一个有机的整体，人体的外部，尤其是面部、舌体等与脏腑的关系极为密切，局部的病变可以影响到全身，机体的气血、脏腑、经络的病理改变，大都会从体表表现出来，望而知之谓之神。如果脏腑、气血、阴阳有了异常变化，必然会在相应部位反映出来。因此，中医将望诊作为四诊之首。

尤其是对于小儿，其肌肤柔嫩，反应灵敏，无论是外感六淫、内伤乳食，还是自身脏腑功能失调、气血阴阳的偏盛偏衰，都容易从面部、唇以及舌苔等苗窍形诸于外，加之小儿不易受到主观因素的影响，所以其反映病情较成人更为真实。另外，作为"哑科"的小儿，由于发育尚未成熟，气血未充，加之就诊时常啼哭叫扰，影响气息和脉象，难以闻诊和脉诊。又因精神意识发育未完善，不能表达病情，问诊也受到影响，故主要凭医生观察其精神、面色、舌苔等来了解疾病。由于小儿的这些生理病理特点，使儿科望诊成为四诊之最。

史艳平（徒）：小儿望诊主要观察哪些方面呢？

杨震（师）：《医宗金鉴·幼科杂病心法要诀》曰："儿科自古最为难，毫厘之差千里愆。气血未充难据脉，神识未发不知言。惟凭面色识因病，再向三关诊热寒……"历代儿科医家均注重望诊。如钱乙在《小儿药证直诀》中创立的五脏证治法则，重视面部望诊，即面上证与目内证。《幼科铁镜》言："小儿惟以望为主，问继之，闻则次，而切则无矣。"小儿望诊重于观察小儿精神状态、面部情况和局部 3 个重要方面。

史艳平（徒）：临床如何观察小儿精神状态呢？

杨震（师）：观察小儿精神状态即"望神"。神是指小儿的精神状态。望神色就是望小儿的精神状态和气色，通过对小儿的目光、神态、表情以及反应等方面进行综合观察，了解其五脏精气盛衰、病情轻重以及疾病的预后，是小儿望诊的重要组成部分。《黄帝内经·灵枢·本神》指出："故生之来谓之精，两精相搏谓之神。"《黄帝内经·灵枢·平人绝谷》又说："神者，水谷之精气也。"在正常情况下，身体生长旺盛，精气充实，脏腑功能活跃。故正常小儿精神状态良好，语言清晰，思维敏锐，表情自然，体态自如，反应灵敏，目光明亮灵活，面色荣润含蓄，即所谓"得神"。部分外感轻症患儿也如此。在儿科临床上，尤其是一些外感患儿，平素体质健壮，患病后精神如常，治疗应缓药、轻药，即拨即应，慎用重药、猛药，以免损伤正气，适得其反。望神在判断小儿疾病轻重及预后方面更为重要，小儿脏器轻灵，易虚易实，易寒易热，易受外因的影响，又少有情绪因素影响，故患病后极易从精神状态表现出来。患儿精神不振，言语减少，肢体倦怠或懒动等，表示患儿外感重症，或为内伤之症，或为脏腑功能失调之症；如患儿精神萎靡，反应迟钝，或神昏谵语或烦躁不安，呼吸不均，为重危之症，预后不佳。治疗应积极对待，甚至要有治未病的准备及措施。因此，观察患儿的精神状态对于鉴别疾病的轻重和判断预后有积极作用，《黄帝内经·素问·移精变气论》有"得神者昌，失神者亡"。

史艳平（徒）：临床小儿面部情况又该如何观察呢？

杨震（师）：观察小儿面部情况即"望色"。色即指面部及皮肤的气色，包括颜色和光泽。望色就是通过观察皮肤的颜色来判定疾病，以及疾病的轻重和对预后的判断。早在《黄帝内经》就有望色诊病的记载。《黄帝内经·素问·阴阳应象大论》云："善诊者，察色按脉，先别阴阳。"由于心主血脉，其华在面，手足三阳经皆上行于头面，特别是多气多血的足阳明胃经分布于面，面部是十二经总汇之所，故面部血管丰富，为脏腑气血所荣，五脏变化可从面部相应的五部、五色表现出来。《黄帝内经·灵枢·邪气脏腑病形》有"十二经脉，三百六十五络，其血气皆上于面而走空窍"。《四诊抉微》也有"夫气由脏发，色随气华"。加之小儿皮肤娇嫩，面部皮肤外露，其色泽变化易于观察，故面部望诊是小儿望色中的重要组成部分。曾世荣在其《活幼口议》中亦云："凡理婴孩先看面部，定气察色最为要也，良由内有疾而形于外，是以本位与地位一体。"望诊要"精观形气""细察盈亏"。正常小儿或轻病患儿面色光明润泽，含蓄不露，内伤疾病或外感重症，面色㿠白无华或萎黄或青灰或青紫或潮红等，对判断疾病轻重及预后至关重要。

史艳平（徒）：望局部包括望哪些方面？

杨震（师）：小儿脏腑娇嫩，形气未充，生机勃勃，发育迅速，与成人有很大区别，不能视为成人的缩影，在局部望诊方面具有其特殊性，具有重要的临床意义，其中望咽喉、口唇和肛周最具特色。

史艳平（徒）：临床具体该如何观察呢？

杨震（师）：首先是"望咽喉"：即通过观察咽喉部的色泽、形态以及分泌物来诊查疾病的方法。小儿呼吸和消化系统疾病最多，咽喉为呼吸和消化道的共同通道，中医认为，咽通于胃腑，是饮食之道，为胃所系；喉连于气道，为气息之门，归肺所属。咽喉共为肺胃之门户。另外，足少阴肾经循喉咙，挟舌本，亦与咽喉有关。正常咽喉淡红润泽，无肿胀，无分泌物。咽喉是否红肿是临床鉴别内伤与外感的重要依据，尤其是脓性或膜状分泌物，在临床具有特异性的诊断意义。

再者是"望口唇"：即观察口唇的色泽和形态来诊断疾病的重要方法。脾开窍于口，其华在唇，手阳明大肠经和足阳明胃经环口唇，故观察口唇对于疾病的诊断和中医辨证施治具有重要意义。临床如口唇苍白为贫血，现代有研究从小儿唇苍白程度来估计贫血分度。中医治疗则从脾论治。《黄帝内经·素问·五脏生成》有"脾之合肉也，其荣唇也"。对于发热的患儿，口唇或口周发青，为热盛动风之征，对于预防高热惊厥具有重要意义。对于无发热的患儿，口唇或口周发青，则提示心脏或肺部疾病；口唇樱桃红则提示有腹泻脱水或一氧化碳中毒可能；唇红而口周苍白，是猩红热之征；口唇干裂，则提示川崎病或葡萄球菌皮肤烫伤样综合征可能。中医治疗则重点从脾胃着手。

最后是"望肛周"：即通过观察肛周色泽及形态来诊断疾病的方法。肛门为消化道的末端，通于大肠，肺与大肠相表里，对于小儿肛周的观察，在临床上具有重要意义。对于腹泻的患儿，肛周淡红则为虚寒泄泻或伤食泄，肛周潮红或紫红多为湿热泄。对于肛裂患儿，肛周潮红则为脾胃热盛，大肠积热；肛周皮肤苍白则为脾胃气血不足，肠道失于濡养。如肛周潮红脱皮，多为川崎病的特有表现。因此，对于小儿肛周的观察，无论是对于中医辨证论治还是西医诊断等方面都具有重要意义。

虽有上述经验总结，但是，中医认为人体是一个有机的整体，在诊断疾病时，不应单纯以某一方法为依据，而需全面观察，四诊合参，才能做出正确的诊断与辨证施治。

七、温病辨病辨证的方法和思路

温病具有起病急骤，来势凶猛，变化快速，热势较高，病情较重的特点。更严重的是大多具有传染性，能在人群中引起流行。杨震先生在温病的辨治中经验丰富，欲探析其临床思路与方法，请教于师。

杨璞叶（徒）：临床如何能快速准确地对温病进行诊断呢？

杨震（师）：大多数温病为传染性疾病，对人类生命健康危害较大。快速准确的温病诊断，是有效防治温病的前提，临床要明确具体温病就要辨病。温病属外感病，其涵盖范围相当广泛，目前在外感热病中，除外风寒性质的外感热病，皆属温病范畴。现代医学中具有温病特点的大多数急性传染病，部分急性感染性疾病和其他一些非感染性发热性疾病都属温病范畴。面对众多的温病，除了要熟悉温病特征外，其辨病的基本思路和方法是：看季节、抓初证、结合变证、寻找特征。简单归纳为 3 个方面，即循季辨病、据证识病和把握特征。

杨璞叶（徒）：何谓循季辨病？温病的辨病为何要"循季"？

杨震（师）：循季辨病是以温病发病的季节为线索，来确定温病的一种诊断方法。虽然这种方法属于粗筛方法，但又是临床行之有效、简单而重要的方法。因为不同的温病有不同的季节选择性。造成这种季节选择性的主要原因有二：一是与特异性致病因素有关。即不同温病病邪对季节气候有一定选择性，某种温邪只在某个季节气候环境下产生并侵袭人体，使人患某种温病。二是人体因素。因为人与自然息息相关，季节气候的变化不仅影响着温邪的滋生、增殖或者死亡，也时刻对人体构成影响。人体很可能在某季节气候发生时，因某功能减弱，抵御温邪侵袭的能力下降，使温邪乘虚而入发为某病。这些就是以季节为线索辨病的依据。根据温病的这些病因学理论，平时应注意将不同季节气候发生的温病归类整理，熟记分清，这样在临床诊断时，就可迅速做出某种温病的初步考虑。

杨璞叶（徒）：何谓据证识病？临床如何做呢？

杨震（师）：据证识病，主要是以某种温病初起的临床证候为依据，结合疾病中期、后期的证候变化，参以特征证候进行辨病的一种方法。因为各种的不同温病，感受的病邪不一样，侵入途经不一样，邪犯部位不一样，病机传变不一样，其临床表现也不一样。熟悉并掌握了各种不同温病的基本临床特征，也就抓住了辨病的根本。

据证识病的基本步骤：一是首辨初证。温病据证识病，首先要抓初起证候特征。不同的温病，早期临床表现差别较大，特异性较高。随着病程的进展，这种特异性会降低，所以，识病抓初证，是温病诊断最重要的依据。只要熟悉掌握了每一种温病的初起证候特征，就如同抓住了西医急性传染病或急性感染性疾病的典型临床症状和体征一样。所不同的是西医所依据的这些特异性临床表现，大多不是出现在早期，而温病的初起证候却具有特异性的诊断价值。二是继辨变证。在首辨初证，完成了重要的诊断过程之后，还应结合温病的中期、后期或恢复期证候变化来进一步验证或确定诊断。因为不同的温病有自己不同的发展变化规律，尽管这种变化后的证候，都跳不出"卫气营血""三焦"辨证的范围，可致异病同证，但这些证候在不同的温病中出现的概率可以不同，出现的时间可以不同，出现的顺序可以不同，出现的轻重及兼夹症等也都可以各具特点，因此可于同中求异，找寻规律。不同的温病，中期证候有变化，后期证候有特点，将初证与中、后期变证结合起来，一般即可确立温病的诊断。

杨璞叶（徒）：临床该如何把握特征？

杨震（师）：各种温病在病变过程中，常常表现出一些特征性的证候，结合这些特征证候可以协助诊断和鉴别诊断，这就叫把握特征。除此之外，还可以参照不同温病的发病特点来完善诊断。例如风温病发病急，传变快，病程短，容易逆陷，也容易痊愈；湿温病起病缓，传变慢，病程长，缠绵难愈；疟疾病，寒战高热起病，或间日一发，或间两日一发，常休作有定时。

总之，温病学是我国人民和多种传染病斗争了几千年的经验总结，至今仍有实用价值，临床要不断实践，不断补充，使之提高。

杨璞叶（徒）：现代社会掌握温病辨证方法有什么意义呢？

杨震（师）：大家知道，各种急性温病温热性传染病来势急，发展快，虽现代医学已很发达，但多不易确诊。学习温病的辨证方法，对指导自己临床，尤其是对传染病的诊治很有意义。传染病多属温病范畴，临床工作中如遇新发传染病，西医多因病因短期内不能明确，或无特效治疗药物，治疗效果差，患者病情不能迅速缓解，传染源不能有效控制。但温病学在此类疾病的治疗中行之有效，这一点，我国在对"非典""甲流""禽流感""手足口病"

的诊治过程中已充分说明。其中关键的是掌握"卫气营血辨证""三焦辨证""病因病机"这3个重要温病辨证方法的有机结合。

杨璞叶（徒）： 您曾在流脑、流行性出血热、麻疹等疫情处理中积累了丰富的经验，请您指点温病辨证的方法、步骤。

杨震（师）： 我认为可循以下思路而行：

首先按"四分"立证。"四分"立证，是先按卫气营血辨证（简称四分辨证），确定温病病理阶段和范围的一种辨证方式。因为卫气营血辨证，是温病发生发展变化过程中病机及证候的高度概括，它的一个最重要的功能就是确定温病阶段和范围。所以卫气营血4个证候的确立，意味着不同病理阶段和范围的确定。按"四分"立证的时候，不仅要全面掌握"四分"辨证的内容，尤其是要熟悉"四分"辨证要点。一般说，卫分证的辨证要点是发热微恶风寒，口微渴；气分证的辨证要点是发热不恶寒，口渴苔黄；营分证的辨证要点是身热夜甚，心烦谵语，舌红绛；血分证的辨证要点是斑疹，急性多部位、多窍道出血，舌质深绛。熟悉掌握了"四分"辨证要点，临床要做出"四分"证候的辨证并不困难。需要注意的是，临床证候复杂多变，有的卫分证未罢已见气分表现，气分证尚盛，血分证又现，临床常有卫气同病，气营（血）两燔，卫营（血）同病，甚至有卫气营血俱病的复杂病理表现。例如伏暑初起，既有发热恶寒，头痛脉浮的卫表证候，又有心烦不寐，斑疹隐隐，舌红绛的营分证，甚或还可出现口鼻等多窍道出血的血分证候。这时既要谨守病机，又要能够知常达变。

再按"三焦"明证。"三焦"明证，是利用三焦辨证明确温病发生过程中三焦所属脏腑。三焦辨证，并不排斥四分辨证，四分辨证也需要脏腑部位的确定，二者相辅相成。所以，一般在明确了"四分"病理阶段之后，还要辨清具体的脏腑部位。三焦的病位划分，一般将手太阴肺、手厥阴心包划归上焦，此外，胸膈、头面、鼻咽等部位也归属上焦；中焦主要包括足阳明胃、手阳明大肠、足太阴脾，此外，膜原、胆腑等也归属中焦；下焦主要包括足少阴肾、足厥阴肝，此外，小肠、膀胱也划归下焦。按三焦辨证时，仍需要掌握三焦辨证的病理、证候、辨证要点等基本内容，特别是要掌握那些能够揭示某脏腑部位的特异性证候。例如，咳嗽就是手太阴肺的特异性定位证候，而脘痞苔腻则是足太阴脾的定位性证候。又如，腹满便秘与手阳明大肠病变密切相关，而惊厥抽搐定位足厥阴肝。如此，利用这些特异性证候，可以帮助我们较快地明辨病位，确立证型。

杨璞叶（徒）：还有哪些辨证要点须注意呢？

杨震（师）：还应结合病因确证。病因辨证是辨证不可缺少的内容，是论治的基本依据，在进行四分辨证和三焦辨证的同时，还应注意结合温病病因来确定，完善辨证。例如按四分辨证确定了卫分证后，还应进行卫分证的病因辨证。根据温病病因特点，辨明是什么温邪就诊断是什么病因的卫分证。三焦辨证也是一样，在确定脏腑部位的同时，也要结合病因，完善辨证。

除此之外，还要注意体质因素和兼挟病邪的辨证。需要说明的是，温病的诊断、辨证，并不排斥中医基本诊断辨证的方法和其他辨证理论，它是将温病诊断、辨证的方法与其他辨证和诊断的方法有机结合起来，使之更具条理性、规范性，更全面、更简捷。

八、叶氏温病治则在小儿手足口病中的应用

手足口病是由多种肠道病毒引起的常见传染病，以婴幼儿发病为主，以发热、口腔溃疡和疱疹为特征。临床如何辨治，用药有何特点，请教于师。

杨璞叶（徒）：近年来小儿手足口病极为常见，临床如何辨治呢？

杨震（师）：手足口病是一种儿童传染病，以夏秋季多见，归属祖国医学"外感湿热病"范畴，适用卫气营血辨证。病因为感受湿热疫毒，经口鼻而入，上熏口咽，发于手足，外透肌肤，发为皮疹，其疹型为斑丘疹、疱疹，出疹部位为手、足、臀部等皮肤及口

腔。因肺主皮毛、脾主口，且有"斑出阳明，疹出太阴"，故脏腑病位在肺在胃，肺气失宣，症见发热、咳嗽，并倦怠、恶心、便秘等；湿热阻滞中焦，脾运不健出现大便不畅，舌苔厚腻；正盛邪实，正邪剧争，则见发热；甚者可邪毒内陷，化燥入营血，而出现神昏谵语等危证，以至于气随血脱，出现高热、抖动、肢体痿软，甚则发生喘、脱，危及生命。

叶天士的《温热论》曰："在卫汗之可也……入血就恐耗血动血，直须凉血散血……"长期以来，该法则对温病卫气营血的辨治发挥了重要的指导作用，尤其在小儿手足口病的临证得到了颇多的启示。结合临床实践，认真解读，发现其寓意深刻。

杨璞叶（徒）： 可否详细讲授？

杨震（师）： 首先"在卫汗之可也"。"在卫"指温热邪气外袭，导致肺失宣肃，卫表郁滞之表热证。结合叶氏"温邪上受，首先犯肺……肺主气，其合皮毛，故云在表"之意，卫分证实指邪气在表，正气祛邪外出，正邪相争于表的病机状态，而非单一表里之分的"温病表证"。故治疗上"汗之"并非指用发汗药物，而应以辛凉轻解法，施以辛散、清凉、轻宣、透解，意不在发汗，而在宣透表邪，开其表郁，使卫分热邪外泄，肺卫得宣，营卫调和，腠理疏达，不发汗而得微汗，邪去病安。《温病条辨·解儿难》指出，小儿"脏腑薄，藩篱疏，易于传变；肌肤嫩，神气怯，易于感触"。又小儿为"纯阳之体""稚阴"之质，叶氏认为"小儿脏腑柔弱易受邪，外感内伤皆化火""小儿之阴，更虚于大人，阴虚者阳必扰"，故小儿更易感受温邪为病，更易出现伤津耗液之变。西医临床医生滥用或反复多次应用西药解热发汗，劫阴助邪，易生变证。此乃温病卫表证治法之大忌。临床予金银花、连翘辛凉轻解，使卫分热邪外泄，肺卫得宣，营卫调和。

其次"到气才可清气"。手足口病由卫表热证进一步发展到气分里热证，以里热炽盛为特点，是手足口病的重要表现。由于小儿正气未实，阴精未盛，"肺常不足""脾不足""肝常有余""肾常虚",故手足口病易感。本为湿热病机,气分证阶段更易传变,易夹风、火、痰、食、瘀而多邪为患。从临证来看,卫分证时短暂,甚则未见卫分证而邪已直趋入里化热,或陷心包,或伤津耗液,或耗血动血,或引动肝风,或夹食、夹痰、夹风、夹瘀,闭塞气机,蒙扰神明,出现多种变证,但临证尤以邪虐气营,稽留气分为多,伤耗津液常见。食滞气阻,动风神昏,营阴瘀滞,痰热困肺脾多为并病。因此,"到气才可清气"之"清气"包含辛寒清气法和苦寒直折法两大方面。辛寒清气法用于里热炽盛,邪热蒸腾发越之候,以辛寒药物清气分热,因其势而透邪热外达;苦寒直折法适用里热郁闭,气机不宣,邪热外达无路之候,以苦寒物折热清泄,更伍以行气宣郁之品,予金银花轻清透热、宣通气机,苦参清热燥湿。

再者"入血就恐耗血动血,直须凉血散血"。"入血"指邪热深入阴血,损伤血液;"耗血"是指温热之邪消耗血中津液,致血液凝稠瘀滞;"动血"是邪热迫血妄行而致的各种衄血。单就其证而言,"耗血"应养阴补血治疗,"动血"应给予止血,然叶氏"直须凉血散血"。"凉血"是指用入血分的寒凉药物清除血分温热之邪,以祛动血之根,耗血之源。"散血"有二义:一指养阴,二指活血。因温热之邪入血先劫血中之津,后致血凝为瘀,欲祛血中瘀滞必先复其营阴之津。凉血化瘀,可达"散血"之效。手足口病后期如邪毒内陷,化燥入营血,而出现神昏谵语,肺水肿、肺出血等重症表现,以至于气随血脱,危及生命,用茜草凉血活血,共奏"散血"之效,临床效果明显,重症发生率降低。

最后要强调,温病初起邪在肺卫,"汗之可也",因温为阳邪,易于伤中、劫液,采用辛凉解表,邪出热清,营卫调和,自然微微出汗而愈。而以"汗之",不是方法而是目的。小儿手足口病用西药发汗劫阴导致发生变证,乃是温病表证大忌。对邪入营卫中的凉血和散血是有讲究的,耗血和动血更不是单纯活血化瘀而能解决。用银翘辛凉解表,配苦参清气透热,加紫草凉血散瘀,才是共奏透营转气,泄热和营之效。

杨璞叶（徒）：您可否介绍具体的经验方来指导临床呢？

杨震（师）：临床我常用的经验方为"连紫汤"（紫草6g，苦参6g，金银花12g，连翘10g）。具体方法为，诸药加水100ml煎取20ml放置36℃左右，20min内直肠滴入，每日1次，治疗5d。具有凉血清热解毒，退热的作用，可用于小儿手足口病治疗。采用直肠滴入可避免患儿服药痛苦，增强疗效。

杨璞叶（徒）：选用中药灌肠治疗有何理论及临床意义？该组方的方义如何？

杨震（师）：婴幼儿系稚阴稚阳之体，感受疫毒后，病情变化迅速，宜早发现早治疗，防变证。本病病因为湿热疫毒，病位在肺在胃。因《黄帝内经·灵枢·经脉》云："肺手太阴脉，起于中焦，下络大肠"，"大肠手阳明之脉……下入缺盆络肺，下膈属大肠。"故肺与大肠之间生理功能、病理变化均存在密切关系。大肠包括直肠吸收药物后，通过经脉上输于肺，通过肺的宣发作用输布全身，从而达到治疗疾病的目的。基于"肺与大肠相表里"之理论，应用凉血解毒法，采用连紫汤直肠滴入治疗手足口病，既可宣肺热，亦可清胃热，上病下治。方用连翘清热解毒为君，金银花轻清透热、宣通气机为臣，苦参清热燥湿为佐，紫草凉血活血、解毒透疹、利尿润肠为使，使邪从二便排出，防止热毒传于血分。本方既治其本，又"既病防变"，体现了祖国医学"治未病"的思想，共奏清热透疹、解毒化湿之效。

考虑该病患儿口服药物多不依从，且因口腔疱疹，患儿多哭闹拒药，改用直肠给药吸收好，易于接受，也避免了胃肠道刺激，符合中医药简便廉验的特点，值得推广使用。

九、临证辨四逆

赵某，女，45岁。神疲欲睡，四肢末梢发凉3年余，加重半年。3年来工作不顺心，情志抑郁，口腔时有溃疡，大便偏稀，月经推后。舌淡暗，苔薄白腻，脉沉细。杨震先生临证辨治过程思路清晰，遂整理如下。

史艳平（徒）：该患者应如何辨治？

杨震（师）：该患者中医诊断为郁证，证属肝气郁结。治用四逆散疏肝和胃，调理气机，透达郁阳，再加自拟解郁汤（合欢皮、夜交藤、茜草、麦冬、佛手、郁金、炙甘草等）理气解郁。

史艳平（徒）：《伤寒论》少阴病篇第218条："少阴之为病，脉微细，但欲寐也。"与本患者症状相符，考虑应属少阴病，少阴寒化证。是否应用四逆汤治之？

杨震（师）：非也。该患者有但欲寐，脉微细，综合舌脉症属少阴病，但非少阴寒化证，而是少阴病类似证。《伤寒论》第318条："少阴病，四逆，其人或欬或悸，或小便不利，或腹中痛，或泄利下重者，四逆散主之。"

少阴病为"脉微细，但欲寐"，其性质为全身性的虚寒证，其正治法应为"急温之"，即扶阳抑阴，用四逆汤。但因少阴病在临床有寒化正治、热化变证、阳虚寒盛、各种兼证等的不同，所以治法也就相应不同。

四逆散证虽也有四逆，类似少阴病，但病机属少阴病从热化的变证。虽也有四肢逆冷，切不可误认为少阴病全身虚寒证，而是因肝胃不和，阳郁于里，不达四末，以致证见四逆。所以应用舒郁通阳、疏肝和胃的四逆散治疗。四逆汤的"汤"是荡涤阴寒、鼓动阳气以达四肢，四逆散的"散"是疏散郁热、行气通络以达四肢。证虽似而病机不同，所以治法迥异。

临床上经常见到神疲欲睡、四肢发冷、脉沉细之证，这些病和四逆散证很像，其病理都和"阳气"有关，但治法大不一样。比如：若为阳气衰竭，应用四逆汤；若为阳气耗散，应用桂枝加附子汤；若为阳热内郁，应用白虎汤或承气汤；若阳为血阻，应用当归四逆汤；若为阳虚脏寒，应用乌梅丸治之……本病的肢冷已3年，不属急证，脉虽沉细但有力，口腔还常有溃疡，应为肝胃气滞，阳郁不达四肢的四逆散证。因患者虽脉沉细，但非虚证，而是沉细有力，有力为实。究该患者所病成因，多因七情失调，恼怒伤肝而疏泄失常，影响厥阴气机，使肝胃（脾）不和，气机不畅，阳气郁遏于里，不能透达四末所致。所以，临床辨证要注意细节，掌握要点和病机本质，才能准确辨证论治。

史艳平（徒）：四逆散处方特点何如？可治疗哪些疾病？

杨震（师）：临床证明，患者服上方 20 余剂，四肢已不凉，精神好，心情愉悦，口腔溃疡已愈，治疗有效。

四逆散是中医调理肝胃（脾）的祖方，后世调和肝脾的名方如柴胡疏肝散、逍遥散等，皆在此方基础上衍化而成。方中柴胡为君，辛开，偏升；枳实为臣，苦降，泻三焦之火；白芍为佐，酸收，助肝用；甘草为使，甘缓，益脾和中，调和诸药。柴胡与枳实同用，疏肝理气之功倍增；白芍与甘草同用，可缓急止痛。共奏疏肝健脾，透解郁热，和中缓急之功。

本方临床可用于厥证、郁证、失眠、热证、胸胁痛、胃脘痛、梅核气、泄泻、痢疾、腹痛、乳痈、肠痈、乳癖、月经不调、痛经等，无论外感、内伤，证属肝胃气滞，肝脾不和者，皆可获效。现代临床将本方化裁用于自主神经功能紊乱、肝炎、肝硬化、脂肪肝、胃肠功能紊乱、慢性胃炎、消化性溃疡、胆囊炎、胆石症、慢性肠炎、结肠炎、肋间神经痛、肋软骨炎、心律失常、冠心病、低血压、阑尾炎、乳腺炎、乳腺增生症、甲状腺功能亢进、经前期综合征、附件炎、闭经、更年期综合征、不孕症等疾病，还用于传染性疾病，如布鲁氏杆菌病、流行性出血热等。具备本证病机者，皆有一定效果。

史艳平（徒）：在肝病患者中应用四逆散，临证该如何加减？

杨震（师）：四逆散主治传经热邪，阳气内郁之热或肝脾不和所致胸胁脘腹不舒等证，是治疗肝胃（脾）气滞的基本方。本方运用范围极其广泛，也是调节人体气机失常的首选方，在肝病中可作为基本方应用，合并其他疾病时均可加减化裁应用。具体总结如下：

1. **肝病各证**

肝郁脾虚——四逆散合自拟金砂散（疏肝健脾）。

附：金砂散（鸡内金、茯苓、砂仁、炒薏苡仁、白豆蔻）。

气滞血瘀——四逆散合青金丹香饮（理气活血）。

肝郁气滞——四逆散合越鞠丸（疏肝理气）。

肝胃不和——四逆散合自拟和胃汤（疏肝和胃）。

附：和胃汤（香橼、香附、连翘、枳壳、木蝴蝶）。

肝阴不足——四逆散合一贯煎（滋阴疏肝）。

阴虚肝郁——四逆散合滋水清肝饮（滋阴养血，清热疏肝）。

肝郁化火——四逆散合化肝煎（疏肝泄热和胃）。

肝郁血虚——四逆散合四物汤（养血疏肝）。

2. **肝病合并心病**

气滞痰瘀之胸痹——四逆散合栝楼薤白半夏汤（理气宽胸，通阳散结，化痰通络）。

血瘀气滞——四逆散合丹参饮（化瘀行气止痛）。

气滞血瘀——四逆散合自拟冠心Ⅱ号（行气活血）。

附：冠心Ⅱ号（红花、赤芍、降香、川芎、丹参）。

3. **肝病合并肺病**

痰壅气滞——四逆散合三子养亲汤（行气消痰）。

气壅痰阻——四逆散合止嗽散（宣肺理气，止咳化痰）。

4. **肝病合并胆病**

胆郁痰扰——四逆散合温胆汤（理气化痰，和胃利胆）。

少阳湿热痰浊——四逆散合蒿芩清胆汤（清胆利湿，和胃化痰）。

各类胆病——四逆散加三金（疏肝利胆）。

附：三金（鸡内金、郁金、金钱草）。

5. 肝病合并胃病

胃气不降——四逆散合自拟和胃汤（疏肝和胃）。

湿滞脾胃——四逆散合平胃散（燥湿健脾，行气和胃）。

脾胃气滞——四逆散合越鞠丸（行气解郁，消胀宽中）。

中焦虚寒——四逆散合附子理中丸（疏肝健脾，温中散寒）。

胃阴不足——四逆散合自拟滋脾饮（平肝扶脾，滋补脾阴）。

附：滋脾饮（生山药、白扁豆、莲子肉、炒薏苡仁、鸡内金、葛根、炒麦芽、生山楂、大枣等）。

肝脾失调——四逆散合异功散（和肝理脾）。

6. 肝病合并溃疡性结肠炎

四逆散合通澼汤加减（抑肝扶脾，化湿导滞）。

附：通澼汤（柴胡、白芍、枳实、甘草、陈皮、防风、白术、桔梗、白头翁、肉豆蔻、补骨脂、五味子、吴茱萸、薏苡仁、败酱草、蒲公英、忍冬藤、大黄等）。

四逆散合薏苡附子败酱散（泄热解毒，散结排脓）。

7. 肝病合并肾病

肝肾不足——四逆散合自拟补肝益肾汤（调补肝肾）。

附：补肝益肾汤（黄芪、黄精、生地黄、女贞子、枸杞子、菟丝子）。

肾阴亏损——四逆散合六味地黄丸（疏肝养阴益肾）。

肾阳不足——四逆散合金匮肾气丸（温补肾阳，化气行水）。

8. 肝病合并糖尿病

气阴两虚——四逆散合自拟玉参汤（益气养阴，疏肝清热）。

附：玉参汤（玉竹、苦参、乌梅、决明子、黄连、天花粉、郁李仁）。

阴虚阳浮——四逆散合镇阴煎（滋阴敛阳，平衡阴阳）。

9. 肝病合并头痛耳鸣

升降失常——四逆散合升降散（升清降浊，宣泄郁火）。

十、临证拾萃

跟师临证，随诊记下杨震先生 60 多年的临证体会，时时于医疗实践中检验之，实乃真言，更为珍言。整理如下：

郝建梅（徒）：您临证治病有哪些经验体会？

杨震（师）：临证治病有些大的原则需要掌握。

（1）治急性病要有胆有识，治慢性病要有法可守。

（2）急性病要注意"用"，"用"多偏阳；慢性病要注意"体"，"体"多偏阴。

（3）杂病应明升降，辨气机，要动起来，动力在肝；外感要知出入，辨邪正，要给邪出路，开阖在枢。

（4）中医治病应病证结合，以辨证论治为核心，有症治症，无症治病，病为基础。

（5）看病应明理，以理治病；用药应平淡，不要猎奇；应诊要注意"淡、雅、疏"。

（6）无证可辨时，可辨象，但见一象便是，不必悉具。

郝建梅（徒）：还有哪些要注意呢？

杨震（师）：治病要懂得"借势"。如秋季属金，秋敛、秋收，因此秋季用药要注意敛肺。敛肺用药除了酸敛外，还可以通大便，肺与大肠相表里，如火麻仁、郁李仁等乃常用之品。还可以滋肾水，金水相生。敛用之剂如麦门冬汤、一贯煎、百合汤、三才汤、生脉散等，为秋季常用之剂。敛肺之品可用于临床胆胃不降的病患，常规予降胆和胃不效，注意敛肺以降胆胃之气，就如河流不通，除疏通外，应用河水来冲刷，取增水行舟之意，如用百合汤（百合、台乌）治疗胃病。另如脾大，乃体之病，但不能一味活血化瘀，要注意养体以促用。敛用以治体，如一贯煎乃敛肺养肝，沙参、麦冬养肺，当归、川楝子治肝，生地、枸杞补肾，肺、肝、肾三阴并补，谓金水相生、肝肾同源之意，确属一首名方，乃深谙生克制化之机。

郝建梅（徒）：您在肝病诊治方面极具特色，只有掌握其精髓，做到融会贯通，临证才能应变自如，药到病除。我们在肝病辨治中要注意哪些？

杨震（师）：临床在肝病辨治中要注意以下几点：

（1）注意辨肝体与肝用。若肝体出现问题则较重，肝用出现问题相对轻。见肝用异常当知体阴之变，体阴不足当察肝用之病，如此才能与病机丝丝入扣。治疗上，肝用异常属实者，宜清疏息降以损其有余；体阴不足属虚者，当滋柔补养以补不足。如自身免疫性肝病是肝体出现问题，现在西药只解决"用"的问题，如用"熊去氧胆酸"解决汇管区胆汁郁积，不解决"体"之病。而中医是要从"体"治，如用三才汤、补肝颐气汤等均是解决"体"的问题，同时可加鳖甲、龟板、百合等。

（2）注意辨气血。临证治病，当明气血；气血分明，治自不同。如郁热相火属气分，以解郁合欢汤清解郁热；血热相火属血分，以茜兰汤凉血解毒等。再如四逆散、逍遥散、解郁汤，同样治肝郁之证，但四逆散、逍遥散走气分，而自拟的解郁汤走血分。

（3）肝病用药方面体会：

一是理气药慎久用，以防伤阴。肝气郁滞日久劫伤肝阴，而理气药大多香燥，更有伤阴之弊，故疏肝可用香附、郁金、青皮、橘叶之属。至于破气之剂，必须是初病体实者方可用，久病体虚者当慎之。

二是慢性肝病注意顾护肝阴，忌用燥药。如慢性肝病合并有瘙痒等皮肤病，治疗时要注重养肝血，滋肝阴，因长期瘙痒多为内风、虚风，少用疏风之剂。乌梅、百合为常用之品，乌梅酸甘养阴入肝经，为引领之品；百合润肺滋燥，调理气机，佐金平木，二药合用调气机，益肝血、平瘙痒，另加四皮（桑白皮、地骨皮、丹皮、白鲜皮）祛风清热止痒。

三是肝病中的湿热相火。湿热是病因，肝脏是病位，调治时应紧紧抓住肝郁与湿滞这一对主要矛盾，疏肝时应注意不要耗气伤阴，化湿时不要寒凉滞脾。调治宜采用芳香化浊，辛开苦降之法。

四是针对阴虚型肝硬化腹水，临床最易发生动风、动血之变证，治疗棘手。治疗须用滋阴而不敛邪、利水而不伤阴，可阻其肝风鸱张之势。此类多为顽固性腹水，虽胀苦急，然不要以利药图快，不用峻剂逐水，以免耗气伤阴之弊。盖破血逐瘀最伤正气，故不用攻破克伐之品，活血散瘀而不伤脉络，以防出血之变。通过标本兼治，不图近效而远功自建。

最后，我赠予徒弟们几句话，愿今后共勉："学而时习之，不亦说乎""学而不思则罔，思而不学则殆"。《诗经》云："如切如磋，如琢如磨"，汝可始成也。